FLENSBURGER HEFTE

Schwangerschaftsabbruch

Aus dem Inhalt

Liebe Leserinnen und Leser!

Anstatt des üblichen redaktionellen Vorwortes zum Heft finden Sie an dieser Stelle einen persönlichen Einleitungsartikel, der direkt in das nachstehende Interview überleitet.

Wer sich auch nur etwas intensiver mit der Problematik des Schwangerschaftsabbruchs auseinandersetzt, wird schon bald bemerken, in welches Dilemma sie oder er hineingerät, wenn nach einer griffigen Antwort gesucht wird, die dieses Problem löst. Sobald man sämtliche Fragen der Verhütung und vor allem das, was man aus der Anthroposophie wissen kann – die übersinnliche Vorbereitung der Geburt –, mit hinzunimmt, wird das Dilemma nur noch größer.

Vielleicht kann man mit dem heutigen Wissen noch keine Antworten finden, aber wir sind gehalten, nach ihnen zu suchen, denn handeln müssen wir, auch wenn wir die Antworten noch nicht kennen.

Eine Seele bereite sich über Generationen auf ihre Geburt vor, sagt Rudolf Steiner, indem sie ihre Vorfahren aus der geistigen Welt über längere Zeit beobachte. Wie paßt das mit der menschlichen Freiheit zusammen, der wir uns gewiß sind? Wohl kaum so, kann man annehmen, daß die Ungeborenen dafür Sorge tragen, daß alle jeweiligen Lebenspartner zusammenbleiben, Kinder zeugen usw. Man denke nur an alle Ehescheidungen und sonstigen Partnerschaftsbrüche. Was nun?

Auf der anderen Seite heißt es bei Rudolf Steiner, daß die Seelen sich kurzfristig und sehr flexibel eine Inkarnationsmöglichkeit suchen. Schon besser, denkt man vielleicht. Aber gibt es keine Seelen, die aus karmischen Gründen zu einem bestimmten Elternpaar wollen? Mit Sicherheit ist es doch so, daß bestimmte Erbanlagen benötigt werden, zum Beispiel ein musikalisches Ohr, um ganz bestimmte Aufgaben im Leben vollbringen zu können. Aber wenn das durch die modernen Lebensverhältnisse, durch die Umwelteinflüsse, Kriege, Nationalitätenkonflikte und Völkerwanderungen ins Chaos gerät, was im Grunde schon der Fall ist, und verhindert wird, gibt es dann überhaupt noch eine halbwegs geordnete übersinnliche Vorbereitung, oder muß man den Leib nehmen, der gerade am besten paßt?

Wie steht es mit der Verhütung? Manche Vertreter eines altertümlichen Denkens meinen ja, sie sei verwerflich, und wenn man schon nicht auf Geschlechtsverkehr verzichten wolle, so müsse man eben in Kauf nehmen, daß dann die Kinder kommen, die nun mal gerade kommen. Verhütung, so heißt es oft, verhindere die Inkarnationsmöglichkeit eines Kindes. Aber für wen soll so etwas gelten? Etwa nur für verheiratete Paare, womöglich erst recht für alle Partnerbeziehungen oder gar für die schnelle Liebe am Wegesrand? Wie steht es mit der schönen Frau, der ich im Omnibus begegne und mit der ich nicht schlafe? Verhüte ich da nicht auch? Verhindere ich da nicht unter Umständen eine Inkarnationsmöglichkeit? Was nun? Auf so einem flachen Niveau sollte man dieses Thema nicht diskutieren, wird nun so mancher entrüstet denken. Mag sein, aber zu einer befriedigenden Antwort bin ich damit noch lange nicht gekommen.

Nun schlagen wir wieder bei Rudolf Steiner nach: Die noch ungeborenen Seelen führen die Ehepartner zum Geschlechtsakt zusammen, um sich dann inkarnieren zu können, heißt es dort. So?! Das gilt aber nicht für mich, denke ich schnell. Und wer würde nicht so denken? Werden wir fremdbestimmt, sind wir nicht mehr Frau bzw. Herr der Lage, wann, wo und wie wir mit wem sexuell zusammen sind?

Auf der anderen Seite gibt es deutliche Erfahrungen eines personalen Wesens, das in seiner Anwesenheit während der Konzeption wahrgenommen wird, ja, weiter noch, das Partner und Partnerinnen zu ungewöhnlichen Zeiten zum Geschlechtsverkehr zusammenführte, dann als physischer Mensch konzipiert wurde, um schließlich geboren zu werden. Peter Petersen berichtet über diese Phänomene, Johannes Denger teilweise sogar aus eigenen Erfahrungen und viele andere Menschen auch. Also stimmt es doch, was Rudolf Steiner sagt! Oder?

Gilt das nun für jede Inkarnation oder nur für einige? Während des Golfkrieges wurden die kuwaitischen Frauen massenweise von den irakischen Soldaten vergewaltigt. Viele wurden schwanger und wegen der engstirnigen Moralvorstellungen dort aus der Familie verstoßen bzw. von dem eigenen Verlobten aus der Verlobung geschmissen, da sie ja nun geschändet waren. Viele von ihnen mußten zur Abtreibung ins Ausland reisen.

Wie viele Vergewaltigungen finden weltweit jedes Jahr statt? Ich weiß es nicht. Auf jeden Fall sind es unzählige. Jede vierte Frau – so schätzt man mittlerweile – ist als Kind oder Jugendliche vom eigenen Vater oder Onkel mißbraucht worden. Man denke nur an die 14jährige Irin, die unlängst, von dem Vater ihrer besten Freundin vergewaltigt, das hinterwäldlerische Rechtssystem der Irischen Republik ins Wanken gebracht hat, weil man ihr zuerst nicht einmal die Ausreise zur Abtreibung nach England erlauben wollte.

Nun rufen wir uns wieder Rudolf Steiners Worte ins Bewußtsein, daß die ungeborenen Seelen die Menschen zum Geschlechtsverkehr zusammenführen. Gilt dies auch für Kindesmißbrauch und Vergewaltigung, sofern dabei ein Kind gezeugt wird? Ich will mich gern der Einseitigkeit und Beschränktheit zeihen lassen, aber weder glaube ich, daß Rudolf Steiner das gemeint haben kann, noch glaube ich, daß dies überhaupt möglich ist. Ich will es einfach nicht glauben, auch wenn ich davon überzeugt bin, daß dies bei einer intakten Partnerschaft vorkommen kann. Warum auch nicht?

Vielerorts trägt man die Meinung, Abtreibung sei Mord, und bemerkt scheinbar nicht den Unterschied eines geborenen und eines noch nicht geborenen Menschen. Was man erreicht, ist ohnehin nur, daß man diffuse und beklemmende Schuldgefühle hervorruft. Nicht eine einzige Abtreibung wird man damit verhindern. Statt dieser einseitig verdammenden Gedanken wäre es heilsam, wenn man sich einmal dem Gedanken nahen könnte – ohne damit irgendeine Abtreibung zu rechtfertigen, ohne die schwere Situation, in die eine abgetriebene Seele gestoßen wird, zu verharmlosen –, daß das Kind vielleicht auch seinen ursprünglichen Eltern verzeiht, so wie Peter Petersen es von einem konkreten Fall berichtet.

Wir haben uns in diesem Heft bemüht, keinerlei Verurteilungen auszusprechen, verschiedene Standpunkte, scheinbar Widersprüchliches nebeneinander bestehen zu lassen. Es war unser Anliegen, auf der einen Seite die Nöte der Frauen – aber auch der Männer – darzustellen, die in einen Schwangerschaftskonflikt geraten, und keinem Menschen das Recht abzusprechen, die persönliche Entscheidung einer Abtreibung zu fällen. Gleichermaßen war es unser Bemühen, das Recht des Kindes zur Inkarnation deutlich zu machen, vor allem anhand der Aussagen Rudolf Steiners und anhand einer konkreten Gruppe, den Menschen mit Down-Syndrom, was wir im ersten Teil des Interviews mit Johannes Denger besprochen haben.

Ferner haben wir unser Augenmerk auch besonders auf konkrete Schicksale gelenkt: Jutta Konkel und Christine Pflug haben sieben Frauen und Männer interviewt, die eine oder mehrere Abtreibungen hinter sich haben. – Selbst wenn man sich für eine Abtreibung entscheidet, so ist dies für die meisten Betroffenen keine kurz zu absolvierende Tat, die dann schnell vergessen werden kann. Die seelischen Nöte, Schuldgefühle, tiefen Krisen, Partnerkonflikte, durch die die Betroffenen anschließend, oft auch viele Jahre später, durchgehen müssen, sind ein deutliches Zeugnis dafür, daß die Abtreibung meist ein schwerwiegender Eingriff in das Leben aller Betroffenen – Mütter, Väter, Kinder, Berater, Ärzte – ist. Von daher sollte man neu überdenken, ob eine gute Beratung, die alle diese Aspekte mit einbezieht, nicht durchaus sinnvoll und hilfreich sein kann.

Denn ein möglichst lückenloses Wissen kann niemals schädlich sein, sondern setzt diejenigen, die handeln müssen, instand, eine freie Entscheidung aus einer weitgehend umfangreichen Kenntnis aller Faktoren zu treffen. In diesem Sinne war es unser Anliegen, mit dieser Ausgabe der FLENSBURGER HEFTE möglichst viel Material vorzulegen, auch bewußt sich widersprechende Faktoren darzustellen und unlösbare Probleme zu problematisieren, damit jeder, der in eine Entscheidungssituation kommt, von der Schwergewichtigkeit des Themas berührt wird, aber auch zu einer freien und individuellen Entscheidung kommen kann.

Wolfgang Weirauch

Leserbriefe

Wir haben inzwischen die Möglichkeit, Leserbriefe in unserem monatlich erscheinenden Stellen-Magazin zu veröffentlichen. Schreiben Sie uns zu Themenstellungen der FLENSBURGER HEFTE, insbesondere natürlich zum Thema des vorliegenden Heftes! Wir werden Ihre Zuschrift entweder im Stellen-Magazin – nach Möglichkeit in einer Ausgabe, die dem Aboversand beigelegt wird – oder in sonst geeigneter Form publizieren. Auswahl und Kürzungen behalten wir uns vor.
Da das Stellen-Magazin auf erfreuliches Interesse gestoßen ist, ein Hinweis: Es ist – außer den jährlich vier Nummern im Aboversand – nur über die Ring und Simon GbR, Alt Fechenheim 87, D-6000 Frankfurt/M. 60, erhältlich (gegen DM 1,50 in Briefmarken).
Noch ein Hinweis in eigener Sache: Die FLENSBURGER HEFTE werden seit Heft 35 auf Papier mit chlorfrei gebleichtem Faserstoff gedruckt.

Rückkehr von einer langen Reise

INTERVIEW MIT JOHANNES DENGER
von Wolfgang Weirauch

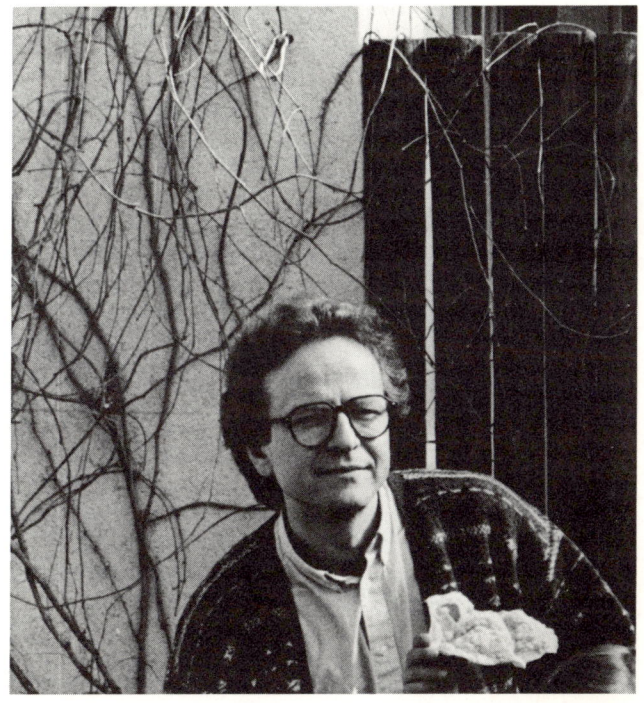

Johannes Denger, *geboren 1955 in Basel, verheiratet, Vater von drei Kindern. Arbeit in der Psychiatriepflege, Ausbildung zum Heilpädagogen auf anthroposophischer Grundlage; Klassenlehrer an der Freien Waldorfschule Hannover-Bothfeld. Seit 1988 Sekretär der Konferenz für Heilpädagogik und Sozialtherapie in Dornach, Schweiz. Redakteur der Zeitschrift „Seelenpflege in Heilpädagogik und Sozialtherapie", Mitherausgeber der Schriftenreihe „Heilpädagogik aus anthroposophischer Menschenkunde", Herausgeber des Buches „Plädoyer für das Leben mongoloider Kinder" (1990) und Autor von „Ideal und Wirklichkeit. Versuch über den Umgang mit Idealen am Beispiel der helfenden Berufe" (1992) im Verlag Freies Geistesleben, Stuttgart.*

Der Geist ist nicht krank

Wolfgang Weirauch: Rudolf Steiner hat den Begriff der Seelenpflege-bedürftigen Kinder geprägt. Was beinhaltet dieser Begriff?

Johannes Denger: Wenn man auf Kinder mit Behinderungen schaut, ist es allgemein üblich, diese Kinder aufgrund ihrer Behinderungen zu beurteilen, zum Beispiel bei einem autistischen Kind oder einem mit Down-Syndrom. Die Behinderung steht dabei im Vordergrund. Dieser Gesichtspunkt birgt die Gefahr des defektologischen Reduzierens eines Menschen, zum Beispiel auf seine Trisomie 21. Rudolf Steiner hat mit dem Begriff Seelenpflege-bedürftige Kinder einen krankheitsbildübergreifenden Begriff gegeben, der auf die positive Möglichkeit der Zuwendung hindeutet. Natürlich ist eine Störung in der Leiblichkeit vorhanden, aber es geht darum, daß diese Menschen Seelenpflege-bedürftig sind. Man kann also durch das Tor der Seele therapeutisch wirken, da die Schädigungen meist ohnehin nicht direkt angehbar sind.

W.W.: Man spricht im allgemeinen Sprachgebrauch häufig von geistig behinderten Menschen; der Begriff Seelenpflege-bedürftige Menschen legt dagegen nahe, daß der Geist gar nicht krank ist, sondern nur seine Hüllen. Ist dem so?

J. Denger: Ja, das ist in der Tat der Unterschied zur allgemein üblichen Betrachtungsweise. Rudolf Steiner macht uns darauf aufmerksam, daß der Geist nicht krank ist, sondern nur das Hüllenwesen im weitesten Sinne. Es gibt also in der Leiblichkeit Defekte, etwa am Gehirn, indem es nicht in der Lage ist, die Gedanken selbstlos zu spiegeln, sondern wie ein defekter Spiegel selber in Erscheinung tritt. Durch diese Hüllenprobleme kann der eigentliche Wesenskern des Menschen, der niemals krank ist, nicht gesund vermittelt in Erscheinung treten. Zu diesem Wesenskern können wir allerdings einen Zugang finden, indem wir mit ihm im therapeutischen Vorgang indirekt kommunizieren.

Es gibt ein Märchen, welches diesen Tatbestand sehr schön ausdrückt: „Das Eselein". In diesem Märchen geht es darum, daß der Esel im Laufe seines Lebens langsam seine Hülle ablegen kann, um dann als Prinz dazustehen.

W.W.: Wobei der Prinz der geistige Wesenskern des Menschen und die Eselshaut die defekte Leiblichkeit wäre?

J. Denger: Ja, das ist eine naheliegende Interpretation.

Risiken der pränatalen Diagnostik

W.W.: Immer erkenntnisreicher dringt man in den Bereich der pränatalen Diagnostik vor. Welche Möglichkeiten hat man heute auf diesem Felde, und was gehört bereits zu den Routineuntersuchungen schwangerer Frauen?

J. Denger: Es gibt meines Wissens über zwanzig Krankheitsgruppen, die man pränatal diagnostizieren kann, aber im wesentlichen geht es dabei um drei Bereiche: um das Feststellen der Trisomie 21, um die pränatale Geschlechtsbestimmung sowie um Stoffwechselkrankheiten. Quantitativ sind dies die drei wichtigsten Bereiche, die man pränatal untersucht. In bezug auf die Techniken ist man laufend in einem Fortschritt begriffen, aber die heute übliche Technik ist die Fruchtwasserpunktion.

W.W.: Können Sie die Fruchtwasserpunktion kurz schildern?

J. Denger: Zwischen der 14. und 16. Woche wird in der Regel Fruchtwasser entnommen, und zwar indem man mit Lokalanästhesie durch die Bauchdecke mit einer Nadel punktiert. Das Ganze ist nur unter Ultraschallüberwachung möglich, weil man sehen muß, wie der Embryo liegt, wo die Nabelschnur ist usw. Es wird also Fruchtwasser entnommen, daraufhin werden Gewebeanzüchtungen vorgenommen, so daß nach der herkömmlichen Methode ca. zwei bis drei Wochen nach der Entnahme ein Befund vorliegt. Im Fruchtwasser haben sich Zellen des Embryos abgeschuppt, aufgrund derer man die Befunde herleiten kann.

W.W.: Können Sie die Begriffe Trisomie 21 und Down-Syndrom kurz definieren?

J. Denger: Bei diesem Krankheitsbild handelt es sich um dasjenige, was man auch als Mongolismus bezeichnet hat. Der mehr technische Begriff ist Trisomie 21, der Begriff Down-Syndrom weist auf den Entdecker John Langdon-Down. Es handelt sich darum, daß das 21. Chromosom nicht als Paar auftritt, sondern eben dreifach. Das ist das bis in die Chromosomen, also bis ins Physische abgedrückte Krankheitsbild. Natürlich hat man dieses Krankheitsbild auch schon vorher wahrgenommen, weil diese Menschen ein sehr auffälliges Äußeres haben, weil sie gewisse Begrenzungen im kognitiven Bereich aufweisen. Das Problem sehe ich darin, daß man im Sinne des Reduktionismus Trisomie 21 vorgeburtlich identifizieren kann und aufgrund dieser Identifikation reflexartig darauf reagiert. Mit anderen Worten, man erhält einen abstrakten Laborbefund, nicht aber die volle Wirklichkeit eines Menschen.

W.W.: Welche Risiken stecken Ihrer Meinung nach in der pränatalen Geschlechtsbestimmung?

J. Denger: Die pränatale Geschlechtsbestimmung ist zum einen für das Identifizieren bestimmter Krankheiten, wie zum Beispiel Muskelschwund, wichtig. Hierbei kann man nicht die Krankheit selber identifizieren, wohl aber ob es ein Junge oder ein Mädchen ist. Und hier gibt es bestimmte Formen, die von den Frauen weitergegeben werden, bei ihnen nicht ausbrechen, wohl aber bei 50 % der männlichen Kinder dieser Frauen. Wenn so etwas in einer Familie vorliegt, wurde bis vor kurzem festgestellt, ob es eine Jungen- oder eine Mädchenschwangerschaft ist. Wenn es eine Jungenschwangerschaft war, so konnte man mit 50%iger Wahrscheinlichkeit davon ausgehen, daß diese Krankheit ausbrechen würde, so daß die Eltern oft mit einer Abtreibung einverstanden gewesen sind. Dieser Fall wird heute etwas zurückhaltender gehandhabt, denn eine Muskelschwunderkrankung ist zwar eine erhebliche Beeinträchtigung, heißt deswegen aber noch lange nicht, daß dieser Mensch nicht lebensfähig ist.

Auf der anderen Seite ist die pränatale Geschlechtsbestimmung sehr prekär, weil in Ländern, in denen eine Knabenschwangerschaft mehr gilt als eine Mädchenschwangerschaft, diese pränatale Geschlechtsbestimmung dazu mißbraucht wird, die Mädchenschwangerschaften abzutreiben. Da gibt es eine immense Dunkelziffer, zum Beispiel im indischen Bereich.

W.W.: Oder in China, wo man nur ein Kind haben darf. Das würde dann dazu führen, daß sehr viel weniger Mädchen geboren würden als Jungen.

J. Denger: Genau.

W.W.: Kann man das auch schon im mitteleuropäischen Raum beobachten?

J. Denger: Die Ärzte in Deutschland, die auf diesem Gebiet tätig sind, haben untereinander eine Vereinbarung, daß man das Geschlecht des Kindes nicht vor Ablauf der Frist preisgibt. Damit möchte man vermeiden, daß die Menschen nur aus dem Grunde, keinen Jungen oder kein Mädchen haben zu wollen, abtreiben. Man gibt das Geschlecht nur dann bekannt, wenn damit Risiken, wie zum Beispiel der Muskelschwund, verbunden sind.

Daran wird deutlich, daß wir durch diese Möglichkeiten, die aus einer positiven Gesinnung heraus erforscht worden sind, in einen bisher aus guten Gründen im Verborgenen liegenden Bereich des Vorgeburtlichen, des Uterus hineinleuchten können und dadurch in Entscheidungssituationen kommen, die früher gar nicht aufgetreten sind und denkbar waren.

Der Schock bei einem positiven Befund

W.W.: Nehmen wir an, man stellt bei der Routineuntersuchung Trisomie 21 fest, so wird dies sicherlich ein Schock für die Mutter sein. Werden die Eltern zu so einem frühen Zeitpunkt eher geneigt sein, dieses Kind abzutreiben, als wenn sie zu einem späteren Zeitpunkt von dieser Krankheit erfahren hätten?

J. Denger: Die erste Frage, die die Ärzte immer von den Eltern gestellt bekommen, ist, ob das Kind gesund sei und ob alles dran sei. Das ist natürlich sehr verständlich, und der Wunsch nach einem gesunden Kind ist völlig legitim und normal.

Wenn bisher ein Kind mit Down-Syndrom geboren wurde, so konnte das von der Mutter sehr unterschiedlich akzeptiert werden. Ein Schock war es zunächst immer, das ist ganz klar! Deswegen hängt es sehr davon ab, wie die Ärzte und das angestellte Fachpersonal auf die Mutter ein- und mit der gesamten Situation umgehen können. Da gibt es eindrückliche Schilderungen, sowohl im positiven wie auch im negativen Sinne.

Zwar gab es immer diesen ersten Schock, aber dann setzte der Prozeß des Akzeptierens ein, einfach deswegen, weil das Kind geboren war, weil es auch ein Menschenwesen ist, weil es die Mutter braucht, weil die Mutter, die Eltern letztlich doch sagen, daß es ihr Kind ist. So heißt es auch in dem Eselein-Märchen: „Er soll unser Sohn und Erbe sein." Das Kind bzw. das Eselein wird also in einem zweiten Schritt akzeptiert. (Der erste Schritt im Märchen heißt, daß man das Eselein „ins Wasser werfen" solle, damit es „von den Fischen gefressen" würde.) Dieser *Prozeß des Akzeptierens* ist im Fall der pränatalen Diagnostik nicht möglich, denn das Ganze rückt in das Abstrakte eines Laborbefunds, zweitens ist die Zeit für einen Prozeß nicht vorhanden, denn wenn abgetrieben werden soll, muß das relativ rasch geschehen. Obwohl man bereit ist, und das ist ein ganz wesentlicher Kritikpunkt von mir, diese Zeiten bei Kindern mit Behinderung fast bis ins Endlose zu erweitern. Rechtlich gesehen behandelt man also den potentiell Behinderten in bezug auf die Abtreibung ungleich, er hat nicht diesen Rechtsschutz von drei Monaten.

W.W.: Bis zu welchem Monat wird abgetrieben?

J. Denger: Mir sind Fälle bekannt, bei denen bis in den fünften oder sechsten Monat hinein abgetrieben worden ist, in Einzelfällen sogar bis zum achten Monat, also einem Zeitpunkt, zu dem es für die Mutter sehr gefährlich wird.

W.W.: Wann erfuhr man in Zeiten, bevor die Fruchtwasserpunktion möglich wurde, von der Tatsache eines behinderten Kindes während der Schwangerschaft, zum Beispiel durch Ultraschall?

J. Denger: Die Entwicklung des Ultraschalls verlief etwa parallel zu der der Fruchtwasserpunktion, vielleicht etwas früher. Heute ist es mit dem Ultraschall anhand bestimmter Stigmen möglich, zum Beispiel einer dicken Nackenhaut, Hinweise auf eine eventuelle Trisomie 21 zu bekommen. Das ist aber kein sicheres Kennzeichen, sondern nur ein Hinweis, die Fruchtwasserpunktion unter Umständen auch bei Frauen, die nicht im Risikoalter sind, durchzuführen. Mit dem Ultraschall kann man die Trisomie 21 nicht feststellen. Insofern stellte man diese Behinderung früher bei der Geburt fest, manche leichtere Formen wurden auch erst innerhalb der ersten Monate nach der Geburt entdeckt, indem man einen bestimmten Verdacht bekam, aufgrund dessen man entsprechende Untersuchungen durchführte.

Nötigung zur Abtreibung

W.W.: Wenn die Fruchtwasserpunktion zur Regel wird, welche Frau wird dann noch ihr Kind austragen, wenn Trisomie 21 festgestellt wird, bzw. kennen Sie Fälle, in denen eine Frau ganz bewußt ein mongoloides Kind ausgetragen hat?

J. Denger: Erfolgt eine Schwangerschaft ab dem 38. Lebensjahr einer Frau, bei Verdachtsmomenten auch schon ab 35, so empfiehlt man nachdrücklich die Fruchtwasserpunktion mit einer etwaigen Abtreibung. Es ist noch nicht Pflicht, diese Untersuchung zu machen, obwohl es schon vorgekommen ist, daß, wenn ein Arzt vielleicht nicht die unbedingte Notwendigkeit einer Routineuntersuchung sieht und dann später ein Kind mit Trisomie 21 geboren wird, dieser Arzt von den Eltern rechtlich belangt werden kann. Es gibt einen Fall in England, bei dem ein Arzt lebenslang zu Unterhaltszahlungen für ein Kind mit Down-Syndrom verpflichtet worden ist. Man kann sich vorstellen, was das für ein Klima unter den Ärzten schafft, so daß sie natürlich eher dazu neigen, nachdrücklich eine Punktion zu empfehlen, als das Gegenteil. – Zum zweiten müssen die Mütter, die mit einem Kind mit Down-Syndrom spazierengehen, immer wieder die Äußerungen der Menschen entgegennehmen, wie zum Beispiel: „Das ist doch heute gar nicht mehr nötig!" Dadurch kommen die Eltern in eine Art Rechtfertigungssituation hinein. Deswegen ist es nicht abwegig, wenn man befürchtet, daß irgendwann in Zukunft Versicherungsleistungen bei Menschen mit Trisomie 21 nicht mehr gezahlt werden. Es könnte also sein, daß die Eltern dann für die zusätzlichen Kosten aufkommen müssen und das Solidaritätsprinzip durchbrochen wird.

Zum zweiten Teil Ihrer Frage: Es gibt Fälle, allerdings seltene, in denen die Mutter bewußt ein Kind mit Down-Syndrom ausgetragen hat. Im Falle, daß der Befund positiv ist, steht natürlich die Frage einer Abtreibung an. Im Grunde geht man davon aus, daß Eltern, die diese Untersuchung machen lassen, auch mit der Abtreibung einverstanden sind, obwohl sie sich natürlich noch einmal entscheiden müssen, wenn es soweit ist. Es gibt aber konkrete Fälle, die aus der Literatur bekannt sind, in denen die Eltern noch einmal in sich gegangen sind und dieses Kind bewußt angenommen haben. Natürlich kann man sich vorstellen, was diese ganze Entscheidungsfrage vor allem für die Mutter an seelischer Belastung während der Schwangerschaft mit sich bringt.

W.W.: Können Sie etwas über die Motive dieser Menschen sagen, vor allem, wenn es keine Anthroposophen sind?

J. Denger: Was ich aus der Literatur wahrgenommen habe, hat mit Anthroposophen nichts zu tun. Es können Menschen sein, die konfessionell gebunden sind. Ich denke, das Hauptmotiv ist, daß es auch schon in diesem frühen Stadium des werdenden Lebens möglich ist, zu diesem Kind eine Beziehung aufzunehmen. Eigentlich hat man diese Beziehung immer, aber man erwacht in diesem Moment dafür, und dieser seelisch-geistige Dialog mit dem kommenden Kind kann einen dahin führen zu sagen: Da ist jemand, der offensichtlich kommen will, und ich kann nicht sagen: Tut mir leid, bei Nichtgefallen schicke ich die Sendung zurück.

Zusammenhänge von Down-Syndrom und Industrialisierung

W.W.: Haben Sie statistische Zahlen, ob die Geburten von behinderten Kindern seit der Möglichkeit der Fruchtwasserpunktion zum Beispiel in Deutschland oder der Schweiz zurückgegangen sind?

J. Denger: Nach meiner Wahrnehmung gibt es keine verläßlichen Statistiken, aber Tendenzen, die sehr interessant sind. Beispielsweise hat man geglaubt, daß das Down-Syndrom so gut wie verschwinden würde, wenn man die Risikogruppe der Frauen erfaßt. Interessanterweise ist dies allerdings überhaupt nicht der Fall, denn man hat in letzter Zeit festgestellt, daß 60 % der Kinder mit Down-Syndrom nicht von der Risikogruppe geboren werden.

W.W.: Liegt da eine Verschiebung vor?

DR. HAUSCHKA HANDCREME

Vitalisierung, Pflege und Schutz für beanspruchte Haut

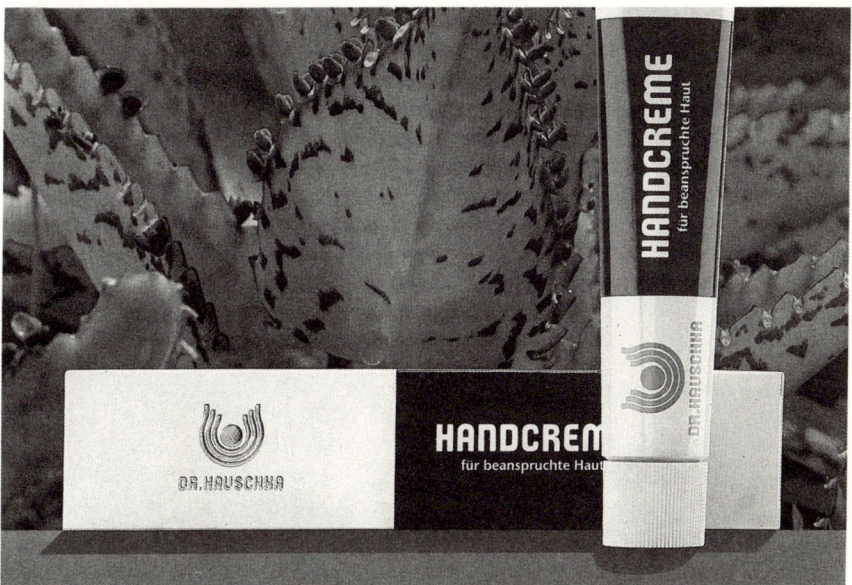

Dr. Hauschka Handcreme unterstützt die Lebensprozesse der Haut durch eine Komposition natürlicher Substanzen. Ein rhythmisierter Heilpflanzenauszug aus Bryophyllum entfaltet eine tiefgreifend anregende Wirkung auf die Feuchtigkeitsregulierung und Regenerationskraft der Haut.

Dr. Hauschka Kosmetik
aus der Natur für den Menschen

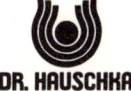

DR. HAUSCHKA

HC/3.92/FH/SPE

J. Denger: Wenn dem so wäre, wäre es unglaublich spannend. Natürlich müßte man dazu verläßliche Statistiken aus früheren Zeiten haben, und da dürfte der Schwachpunkt liegen. Andererseits kann es so sein, daß, weil die meisten Kinder von Müttern zwischen 20 und 35 Jahren geboren werden, trotz eines geringen *prozentualen* Anteils von Kindern mit Down-Syndrom aus dieser Gruppe von Müttern, es insgesamt immer noch 60 % wären.

W.W.: Man müßte also prozentuale Vergleiche der Zeit vor den Routineuntersuchungen mit der Zeit nach den Routineuntersuchungen durchführen, um zu sehen, ob die Anzahl der Kinder mit Trisomie 21 bei den Müttern unter 35 Jahren angestiegen ist.

J. Denger: Richtig. Es gibt auch noch einen ganz anderen Gesichtspunkt, denn der Altersgesichtspunkt ist nur der eine, wenn auch signifikanteste. Es gibt auch Untersuchungen, die belegen, daß Trisomie bei einer allgemein geschwächten Situation der Eltern auftreten kann. Zum Beispiel gibt es den tragischen Zusammenhang, daß die Häufigkeit solcher Geburten bei Menschen, die aus den KZs entlassen worden sind, ziemlich groß war. Es kommt auch bei sehr jungen Müttern vor.

W.W.: Es wäre interessant festzustellen, ob in Ländern, in denen die Routineuntersuchung noch nicht so weit fortgeschritten ist wie in der Bundesrepublik Deutschland, zunehmend Kinder mit Down-Syndrom geboren werden, was nicht unmöglich ist, wenn man den Gedanken aus der Anthroposophie ernst nehmen will, daß eine bestimmte Seele in einem entsprechenden Leib zur Welt kommen will.

J. Denger: Das ist natürlich eine Hypothese, aber ich halte es für möglich. Allerdings kenne ich eine Untersuchung, die in diese Richtung weist und auch noch auf einen Zusammenhang hindeutet, der in der allgemeinen Down-Syndrom-Forschung nicht aufgegriffen wird, der aber von Karl König, dem Begründer der Camphill-Bewegung, als denkbar angenommen worden ist. Diesen Gedanken möchte ich gerne vermitteln.

Karl König sagt, daß das Auftreten des Down-Syndroms sehr viel mit den Lebensbedingungen des modernen Menschen zu tun hat, mit der Industrialisierung. König meint feststellen zu können, daß überall dort, wo die Industrialisierung auftrat – ausgehend von England, dann auf Mitteleuropa übergreifend –, parallel die Kinder mit Down-Syndrom auftraten. Das ist die andere Seite des Problems. Es hat auch einen zivilisatorischen Hintergrund im Sinne der Schwächung der Regenerationskräfte.

In diesem Zusammenhang ist es erwähnenswert, daß es aus den sechziger Jahren eine Untersuchung der Bantu, einem Stamm aus Afrika, gibt. Diejenigen Bantu, die in den Städten wohnten, wiesen prozentual gleich viele Kinder mit Down-Syndrom auf wie alle übrigen Stadtbewohner, während in der sehr ursprünglich lebenden Landbevölkerung der Bantu dieses Phänomen fast unbekannt ist. Das ist natürlich ein Rätsel, das uns zu der Frage führt, was die Mission einer solchen Krankheit in unserer Zeit sein könnte.

Als ich ein ganz junger Heilpädagoge war, riet mir ein Arzt von diesem Beruf ab, weil es seiner Meinung nach ein Beruf ohne Zukunft sei, denn die Wissenschaft würde diese Krankheiten in den Griff bekommen. Dahinter steht das positivistische Bild der Medizin, daß eine Krankheit auf jeden Fall etwas zu Bekämpfendes sei. Behinderung wird ohnehin mit Krankheit gleichgesetzt, was ein sehr fragwürdiges Unterfangen ist. In diesem Zusammenhang ist es interessant, und das würde in die Richtung Ihrer Frage deuten, daß erfaßbare Behinderungsformen wie das Down-Syndrom im Rückzug befindlich sind, während dagegen andere nicht so greifbare Borderline-Situationen, auch autistische oder psychotische Formen, im Zunehmen sind, so daß wir tatsächlich solche Verschiebungen feststellen können.

Langsam, aber herzlich

W.W.: Welches Erscheinungs- bzw. Krankheitsbild hat ein Mensch mit Down-Syndrom?

J. Denger: Diese Menschen sind auffällig. Man kennt sie, sie sind sozusagen der Inbegriff dessen, was man unter „geistiger Behinderung" versteht. Sie begegnen einem zum Beispiel in der Straßenbahn, beim Einkaufen oder anderswo. Sie besitzen oft eine große Offenheit, indem sie auf einen zukommen und einen ansprechen. Das Auffällige ist, daß diese Stigmen nicht obligat sind, selbst die Trisomie 21 nicht. Es gibt also Menschen, die ganz starke Stigmen aufweisen, aber keine Trisomie 21 haben, und es gibt Menschen, die eine Trisomie 21 haben und ansonsten völlig unauffällig sind. Wenn aber Trisomie 21 vorliegt, dann tritt in der Regel das Erscheinungsbild auf, welches man Mongolismus genannt hat.

Hierzu gehört ein meist ovales Gesicht, ein offenstehender Mund, eine schräge Augenstellung. Sie haben oft eine große Zunge, die auch herausschaut, die meist sehr rissig und schrundig ist, sie haben in der Regel eine flache Nase und einen ebenfalls flachen Hinterkopf. An den Händen zeigen sie die sogenannte Vier-Finger-Furche, meist sind ihre Finger sehr kurz, die Gelenke überstreckbar, woraus eine große Beweglichkeit, fast Schlaffheit in den Gelenken resultiert. Allgemein weisen sie eine etwas plumpe Erscheinung auf, einen kurzen Hals, sind sehr rumpfbetont. Oftmals haben diese Menschen Herzfehler, sind also von der Kreislaufseite leicht überbelastet, so daß man mit ihnen zum Beispiel auf Wanderungen vorsichtig sein muß. Das ist das äußere Erscheinungsbild.

Von der Art und Weise, wie sie sich in der Entwicklung zeigen, sind sie verlangsamt. Also alles, was in bestimmten Rhythmen abläuft, kommt wesentlich später, zum Beispiel das Kopfheben, das Sitzen und das Sichaufrichten, auch das Gehen. Alles ist verlangsamt, ist aber meistens möglich, so daß man schon in einem frühen Alter sinnvolle unterstützende Maßnahmen ergreifen kann. Das ist der Sinn der therapeutischen Früherziehung. Auch das Sprechen und Lernen setzt oft verspätet ein, wobei man sagen muß, daß die Spanne sehr weit ist: Es gibt

Kinder, die nie zum Sprechen kommen, andere erlernen einige wenige kurze Sätze, und es gibt Kinder, die in Ausnahmefällen bis hin zum Tagebuchführen kommen und sich sehr gut unterhalten können. Auffallend ist in dem kognitiven Bereich, daß im Umgang mit Zahlen eine große Schwäche vorliegt. Oft kann kaum über drei bzw. fünf hinaus gezählt werden.

W.W.: Es fehlt also die Gabe, abstrakt zu denken?

J. Denger: Richtig, dagegen haben die Kinder mit Down-Syndrom eine große Gabe, bildhaft zu denken, und eine Phantasie, die gelegentlich mit ihnen durchgeht.

W.W.: Bleiben sie seelisch auch auf einem frühen Entwicklungsstadium stehen?

J. Denger: Das Kindsein ragt sehr viel weiter in ihre seelische Entwicklung hinein als bei den anderen Menschen, was sich oftmals auch in einer großen Herzlichkeit und Offenheit zeigt. Die Nachahmung, die bei uns sogenannten Normalen ab einem gewissen Zeitpunkt verschwindet, besteht bei den Menschen mit Down-Syndrom oftmals bis ins hohe Alter.

W.W.: Über Menschen mit Down-Syndrom wird oft berichtet, sie brächten Sonnenkräfte oder ein warmes Element in ihre Umgebung. Liegt das an diesem längeren Bewahren des Kindheitszustandes?

J. Denger: Ja. Ohne es irgendwie idealisieren zu wollen, denn es ist auch Teil des Krankheitsbildes, tragen sie in eine menschliche Gemeinschaft Kräfte der Herzlichkeit und Offenheit hinein, die gerade dann sehr wichtig sind, wenn man auf der anderen Seite auch Menschen mit Autismus betreut. Alles hängt letztlich mit dem Rätsel der Dreigliederung des Organismus zusammen, der Denkpol bzw. Nerven-Sinnespol und der Stoffwechsel-Gliedmaßenpol sind bei den Mongoloiden sehr schwach entwickelt. Dadurch – gegebenenfalls – tritt die Mitte an sich in den Vordergrund, wobei man in bezug auf die Dreigliederung des Organismus betonen muß, daß die Mitte nicht als dritter Pol zu bezeichnen ist, sondern als Resultat des Zusammenwirkens der beiden anderen Pole zu verstehen ist.

Die meisten Menschen laufen heute durch die überbetonte Ausbildung des Intellekts mit sehr strukturierten Vorstellungen herum, die auf Kosten der Mitte gehen, und dadurch, daß diese strukturierten Vorstellungen bei den Menschen mit Down-Syndrom wegfallen, leben sie viel mehr im Hier und Jetzt. Deswegen können uns diese Menschen auf eine Qualität hinweisen, die wir verloren haben, die wir zukünftig erneut wieder erlangen müssen, wenn auch nicht in naiver Weise. Ich denke dabei an die Qualität des Sich-Öffnens für den anderen Menschen.

Den Vergreisungskräften entgegenwirken

W.W.: Wie gehen Sie therapeutisch mit diesen Menschen um, damit sie aus ihrer Einseitigkeit ein wenig herauswachsen?

J. Denger: Ich habe vorhin den defektologischen Standpunkt Trisomie 21 kritisiert, auf der anderen Seite gibt es auch das polare Extrem, daß von den „goldigen Mongölchen" gesprochen wird, die einfach zu der menschlichen Gemeinschaft dazugehören. Das ist eine Unsitte, die auch in unseren anthroposophischen Kreisen nicht unverbreitet ist.

W.W.: Das war ja dereinst sogar im *Spiegel* zu lesen ...

J. Denger: Richtig, im Hohlspiegel, zitiert aus dem *Goetheanum*. Vielleicht klingt es etwas hart, aber das ist die Kehrseite der Medaille der Defektologie. Denn auch hier nimmt man nicht die Individualität richtig wahr, und wie bei den anderen Vertretern das Krankheitsbild antipathisch ist, so wird hier das Krankheitsbild sympathisch gemacht. Das halte ich für verhängnisvoll, denn so macht man einen Menschen mit Down-Syndrom zum Narren.

Es geht also darum, therapeutisch zu erkennen, daß hier eine Einseitigkeit vorliegt und daß man ihnen helfen kann, wenn man diese dauernde Spontaneität und Offenheit etwas zu strukturieren hilft. Deswegen ist jede Art von Unterricht und Rhythmus hilfreich. Zusätzlich zu der Struktur ist es auch noch wichtig, diesen Menschen Inhalte zu vermitteln. Man hat ja beobachtet, daß die meisten dieser Menschen vor dem Zweiten Weltkrieg noch während oder kurz nach der Pubertät gestorben sind. Daß sie heute länger leben, ist nur zu einem Teil auf den medizinisch-technischen Fortschritt zurückzuführen, also daß man zum Beispiel Herzfehler beheben kann. Denn sehr vieles hängt auch davon ab, daß man diese Menschen im Sinne des Unterrichtens seelisch anspricht, daß man gemeinsam auf eine Zukunft hinblickt und sie nicht einfach sich selbst überläßt. Überläßt man diese Menschen sich selbst, so setzt eine Frühvergreisung ein, und sie verabschieden sich sehr bald wieder von der Erde.

W.W.: Es greifen also dann die Alterungskräfte schneller durch?

J. Denger: Das ist ohnehin der Fall, auch heute noch, so daß oft, spätestens ab der Lebensmitte, eine Vergreisung eintritt. Damit muß man auch rechnen, wenn man mit ihnen zusammenlebt, daß man sie arbeitsmäßig nicht mehr überfordert. Die ältesten Menschen, die ich gekannt habe, wurden knapp 60 Jahre alt, und das ist schon ein sehr hohes Alter für einen Menschen mit Down-Syndrom.

W.W.: Daraus folgt dann also, daß durch die therapeutischen Maßnahmen innerhalb der Heilpädagogik diese vergreisenden Kräfte eingedämmt bzw. eine Zeitlang zurückgehalten werden?

J. Denger: Genau, alles was sie in der frühen Kindheit an Bildhaftigkeit aufnehmen, die ihnen entspricht, ist für sie seelische Nahrung, die sie auch über spätere Lebensphasen hinüberträgt. Auch hier scheint mir wieder das Wesentliche zu sein, daß man am Extrem das Prinzip verstehen lernt, denn was hier für diese Menschen lebenswichtig ist, lebenserhaltend ist, ist es natürlich auch für das Seelisch-Geistige eines jeden Menschen gleichermaßen. Rudolf Steiner beschreibt, daß alles, was man zum Beispiel in der ersten Schulzeit an Bildhaftem aufnimmt, zu einem späteren Zeitpunkt als tragender seelischer Untergrund in der Biographie vorhanden ist.

„Die Mörder sind noch unter uns"

W.W.: In dem Moment, in dem man bei der Fruchtwasserpunktion Trisomie 21 feststellt, ergibt sich die Frage – aus der Sicht vieler Mediziner – nach lebenswertem oder lebensunwertem Leben. Was beinhalten diese Begriffe, woher stammen sie und welche Konsequenz steckt letztendlich in ihnen?

J. Denger: Gerade in den letzten drei bis vier Jahren bemerken wir ein beängstigendes Zunehmen der Diskussion über diese Begriffe. Sie sind historisch belastet, vor allem durch die Zeit des deutschen Faschismus, während der die „Aktion Gnadentod" dazu führte, daß man diese Unterscheidung radikal getroffen hat. Die jüngste Forschung schätzt, daß während dieser „Aktion Gnadentod" ca. 200.000 Menschen euthanasiert wurden, weil es Menschen mit Behinderungen waren und sie dem Volksganzen angeblich zur Last fielen. Zusätzlich wurden etwa 350.000 Menschen sterilisiert, so daß sie nicht ihre „negativen Erbfaktoren" weiterreichen konnten. Heute bemerkt man, daß diese Aktion kein vernachlässigbarer Nebenschauplatz des Krieges war, sondern daß man wie „geübt" bzw. „getestet" hat, wie weit man auf diesem Gebiet, auch gegenüber der Bevölkerung, gehen kann. Den Krankheitsbegriff hat man dann auch auf Zigeuner, Arbeitsscheue und andere ausgedehnt, letztlich auch auf das Judentum. Man hat also den Juden den Status des Kranken gegeben. Hitler bekam den Ehrentitel „Arzt des deutschen Volkes" zugesprochen, und selbst an der Rampe standen Ärzte, was natürlich vollkommen absurd war, denn diese Unterscheidungskriterien, die dort gehandhabt wurden, hatten mit Arztsein überhaupt nichts mehr zu tun. Es wurde immer unter dem Deckmantel der Krankheitsbekämpfung sortiert.

Deswegen müssen wir heute ganz sensibilisiert sein, wenn diese Begriffe des lebenswerten bzw. lebensunwerten Lebens wieder hochkommen. Denn man hatte – denken Sie an Mitscherlich und Dörner – nach dem langen Schweigen mit dem Begriff „Trauerarbeit" unter anderem versucht, die Rolle der Psychiatrie während des Dritten Reiches aufzuarbeiten, und hatte gehofft, damit etwas bewältigt zu haben, aber jetzt kommt auf kaltem Wege die ganze Geschichte wieder hoch, wenn auch sicherlich mit anderen qualitativen Vorzeichen. Es ist heute natürlich eine vollkommen andere Situation, trotzdem sind wir wieder so weit, daß wir die Frage des lebenswerten bzw. lebensunwerten Lebens beantworten müssen. Ist dieses konkrete Leben, das dort entsteht, lebenswert oder nicht?

W.W.: Was für ein Geist steckt hinter diesen Menschen, die derartige Fragen aufwerfen und beantworten wollen?

J. Denger: Natürlich ist es die Frage, ob sie es wollen oder müssen. An dieser Stelle möchte ich einen Satz aus einer *Spiegel*-Serie zitieren: „Viele hielten den Nationalsozialismus für nichts anderes als für angewandte Biologie." („Die Mörder sind noch unter uns". *Spiegel*-Serie in Nrn.25–28/1988). Dieses kleine Sätzchen aus der Serie über Euthanasie ist der Schlüssel zu dem Gemeinsamen von heute und gestern. Natürlich ist es nicht so, daß die heutigen Forscher Nationalsozialisten wären, das wäre ein Kurzschluß, sondern es ist so, daß sowohl das nationalsozialistische Gedankengut als auch unser heute praktiziertes Wissenschaftsverständnis eine gemeinsame Wurzel haben, und zwar im einseitig verstandenen Darwinismus. So etwas liegt dann vor, wenn man den Menschen lediglich reduktionistisch als Biomasse ansieht, die man willkürlich manipulieren kann.

Heute kommen wir gar nicht darum herum, diese Unterscheidungen zu treffen, denn die Forschung hat uns diese Möglichkeiten aufgedeckt. Das Verblüffende ist – und das ist kein pessimistisches Weltbild, welches ich hier verbreiten möchte – , daß die Argumente von damals und heute praktisch identisch sind. Wenn man die Argumente, die in den Nürnberger Ärzteprozessen vorgebracht wurden, mit denen vergleicht, die heute in der Pränataldiagnostik gebraucht werden, so sind sie fast identisch. Es sollen dem sozialen Ganzen Kosten erspart werden, der Familie psychologische Schwierigkeiten, und letztlich soll dem betroffenen Individuum Leid erspart werden. Das waren damals wie heute die hauptsächlichen Leitmotive.

Die Wucht der Wertneutralität überrollt den einzelnen Menschen

W.W.: Jeder Mensch, der in die Situation kommt, ein behindertes Kind zu bekommen, wird notwendigerweise vor die Situation gestellt, die Entscheidung zu treffen, ob er dieses Kind will oder nicht. Hat man überhaupt das Recht zu sagen, daß ein Leben lebensunwert ist? Woher nimmt man die Kriterien; muß nicht jeder Mensch selber entscheiden, ob sein Leben lebenswert ist oder nicht, gleich welche Behinderung er hat?

J. Denger: Man kommt hier eindeutig in willkürlich gesetzte Maßstäbe hinein, denn wie Sie schon sagen, daß da jemand kommt, ist eine Tatsache. Es gibt also einen Willen zur Welt, der sich manifestiert hat und den man einbeziehen müßte. Die Betrachtung eines behinderten Menschen fällt unmittelbar auf mich zurück. Wenn ich einen anderen Menschen betrachte und entscheide, ob dessen Leben lebenswert ist, dann impliziert das, daß ich einen ganz exakten Wertmaßstab habe, und die Frage fällt auf mich zurück. Wenn wir diese Frage so großzügig an Menschen mit Behinderungen stellen, so kommen wir nicht darum herum, auch wenn wir sie natürlich verdrängen können, diese Frage wirklich auf uns zu richten. Wir müssen uns fragen, was denn an unserem Leben lebenswert ist bzw. nicht.

So kann man sich zum Beispiel vorstellen, daß ein Radikalökologe sagt, die Welt wäre ein Paradies, wenn es nur den Menschen nicht gäbe. Er könnte deshalb die Frage stellen, ob das Leben im Industriezeitalter bei der derzeitigen Umweltbelastung wirklich noch lebenswert ist. Das ist natürlich eine radikale Sicht, aber es wird sofort zurückgefragt werden müssen, was der jeweilige Maßstab des einzelnen Menschen ist. – Die Frage nach dem Sinn des Lebens beantwortet letztlich jeder mit seinem Lebenslauf.

Da kommen wir nun bei der Betrachtung der Trisomie 21 zu einem Problem, welches Karl Friedrich von Weizsäcker exemplarisch ausgearbeitet hat, nämlich das Problem der modernen Wissenschaft überhaupt, das Problem der *Wertneutralität*. Wie ich schon vorhin versuchte anzudeuten, gibt es eine Gesamtwirklichkeit eines Menschen mit Down-Syndrom. Aus dieser Gesamtwirklichkeit fokussiere ich die Trisomie 21 und reduziere nun in der Regel meine Entscheidung bezüglich des Lebenswertes auf Trisomie 21: Ja oder Nein.

W.W.: Was sagt Weizsäcker?

J. Denger: Er führt aus, daß die Beschränkung auf das, was an einer Erscheinung zählbar, meßbar und wiegbar ist, eben Wertneutralität, zunächst eine Tugend ist. Er nennt sie die Tugend der Distanz zu den eigenen Wünschen. Das bedeutet, daß man nicht irgend etwas in die Dinge hineinträgt, sondern objektiv forscht und sich durch das belehren läßt, was sich aus der objektiven Forschung manifestiert. Aber – und jetzt kommen wir auf den springenden Punkt – die moderne Wissenschaft, so Weizsäcker, ist sich in der Regel nicht bewußt, daß sie damit eine neue Norm schafft, denn Wertneutralität selbst ist eine neue Norm, hat aber von sich nicht dieses Selbstverständnis. Das führt dazu, daß sie von sich das Selbstverständnis hat, die Wirklichkeit als Ganzes zu erfassen, ohne sich klarzumachen, daß das überhaupt nicht der Fall ist. Es können zum Beispiel mit zähl-, meß- und wiegbaren Methoden überhaupt nicht die seelischen und geistigen Qualitäten erforscht werden.

Und jetzt praktisch: In der Pränataldiagnostik hat man das exemplarisch vor sich: Es wird wertfrei geforscht, die wertfreie Forschung ermöglicht eine entsprechende Technik, alle moralischen und ethischen Fragen werden außen vor gelassen, und zwar bewußt, denn man will ja wertfrei forschen, und nun kommt diese ganze Fragestellung mit Macht auf den einzelnen Menschen zu. Und das ist mein Kritikpunkt: Wir lassen die einzelnen Mütter, das einzelne Elternpaar, den einzelnen Arzt heute alleine mit dieser auf sie zukommenden Frage nach dem Lebenswert eines Menschen. Wie und nach welchen ethischen Kriterien soll denn nun diese Dreierkonstellation entscheiden?

Eine freie Entscheidung ist nur möglich, wenn ich umfassend informiert bin

W.W.: Das ist ein Ungleichgewicht: auf der einen Seite der riesige schwergewichtige Block der wertfreien Wissenschaft, auf der anderen das Individuum, das in wenigen Tagen darüber entscheiden muß, ob es ein Kind mit Trisomie 21 behalten oder abtreiben lassen will. Die wertneutrale Wissenschaft wird in der nächsten Zeit selbstverständlich mit gleichem Gewicht vorhanden sein; wie kann man demgegenüber den anderen Pol, das Individuum, das sich entscheiden muß, stärken, damit es weitere Argumente und Tatsachen – ethische, seelische und geistige Qualitäten – in seine Entscheidungskriterien mit einbezieht?

J. Denger: Das Problem ist, daß die Menschen, die diese Entscheidungen treffen, meist während ihres gesamten Lebens keinen Kontakt zu Menschen mit Down-Syndrom gehabt haben; auch für die Ärzte ist es interessanterweise meist ein abstraktes Krankheitsproblem. Selbstverständlich muß die Entscheidungsfreiheit bei den Eltern liegen, trotzdem bin ich der Ansicht, daß eine wirkliche freie Entscheidung nur dann möglich ist, wenn ich umfassend informiert bin. Zu diesem Informationshintergrund gehört eben auch, daß man mit Menschen spricht, die Erfahrungen haben, respektive Menschen kennenlernt, die selbst Betroffene sind. Dazu gibt es einige zarte Anfänge, zum Beispiel eine Initiative in Tübingen, wo die Ärzte, die ja auch ihre Überforderung erleben, gerne solchen Elternorganisationen die Hand reichen. Hier haben die betroffenen Eltern die Möglichkeit, mit anderen betroffenen Eltern ins Gespräch zu kommen, um einmal zu erfahren, was denn eigentlich dieses Abstraktum Trisomie 21 lebenspraktisch bedeutet. Wenn diese aktuell betroffenen Eltern dann Gemeinschaften erleben, die ähnliche Schicksale bereits durchtragen, dann beziehen sie Bereiche mit ein, die normalerweise sonst von der sogenannten Wertneutralität ausgeschlossen worden wären.

Deswegen müßte es unser Bemühen sein, nicht nur von der Alternative Abtreibung oder nicht zu sprechen, sondern daß man auch versucht, sich auf ein konkretes Schicksal einzulassen, das nicht notwendigerweise in eine Sackgasse verlaufen muß, denn es gibt zum Beispiel auch noch die Adoption. Derzeit gibt es in der Bundesrepublik mehr adoptionswillige Eltern für ein Kind mit Down-Syndrom als Kinder vermittelt werden können. Ferner fühlt man sich in diesen Gemeinschaften nicht alleingelassen, man weiß, daß es entsprechende Elterninitiativen gibt, Früherziehung usw. Selbst wenn es bei dem betroffenen Paar zu der Entscheidung Abtreibung kommt, meine ich, daß diese betroffenen Eltern dann ihre Entscheidung auf einem viel reichhaltigeren Hintergrund getroffen haben, wenn sie etwas über die Lebensrealität dieser Menschen mit Down-Syndrom erfahren haben.

W.W.: Natürlich hinkt die ganze Angelegenheit etwas, weil diese umfangreiche Information in der akuten Phase – die ja höchstens einige Wochen andauert – kaum möglich sein wird. Vorher werden sich die meisten Menschen nicht mit diesen Fragen befassen, plötzlich aber stehen sie vor der Situation, ein Kind mit Down-Syndrom zu empfangen oder nicht.

J. Denger: Das ist natürlich völlig richtig. Deswegen ist die Arbeit dieser Elterninitiativen auch mehr oder weniger eine Sisyphusarbeit und verglichen mit dem, was sonst abläuft, nur ein Tropfen auf den heißen Stein. Trotzdem wird an dem ganzen Problem deutlich, welchen Zwangscharakter entsprechende Techniken haben können. Es geht nicht darum zu sagen, daß unbedingt alle Menschen mit Down-Syndrom zur Welt kommen müssen. Das ist kein kategorischer Imperativ, von dem ich ausgehen möchte, sondern es geht darum, daß wir menschlich auf die Situation dieser betroffenen Eltern hinschauen. Menschlich hinschauen heißt in diesem Falle nicht, ihnen nur die Möglichkeit zur Abtreibung zu bieten, sondern ihnen auch klarzumachen, in welche Sachzwänge sie hineingebracht worden sind und wie es später in ihrer Biographie aussehen kann, wenn sie sich wegen der gebotenen Eile zu einer Abtreibung entscheiden und erst hinterher bemerken, was sie eigentlich gemacht haben.

Unser Leben bekam durch das behinderte Kind einen tieferen Sinn

W.W.: Würden Sie sagen, daß es immer Egoismus ist, wenn ein Elternpaar ein Kind mit Down-Syndrom nicht haben will?

J. Denger: Nein, gewiß nicht. Es gibt aber bei diesem Problem eine gesell-schaftliche Tendenz des Machbaren, sich alles aussuchen zu können, sich alles im Kaufhaus bestellen zu können und sich auch aussuchen zu können, welches Kind zu einem kommt; im Extrem bis zur Haarfarbe und zum Geschlecht. Aber im Einzelfall geht es wohl kaum so oberflächlich zu, sondern sehr viel tiefgreifender, zum Beispiel, daß sich ein Paar fragt, wie diese besondere Belastung eines behin-derten Kindes die jeweilige Partnerschaft beeinflussen wird, auch, ob man sich in der Lage sieht, zu diesem Kind eine Beziehung aufzubauen. Sehr ernst wird häufig auch die Frage genommen, was aus dem Kind wird, wenn man selber – also die jeweiligen Eltern – nicht mehr lebt. Das sind konkrete Tatsachen, die die jeweiligen Eltern über Jahrzehnte ganz anders belasten als bei einem gesunden Kind. Das muß man ganz ernst nehmen, und deswegen bin ich auch überhaupt nicht auf der Seite derjenigen Vertreter, die dogmatisch auf dem „Recht auf Leben" pochen und dabei mitunter über Leichen gehen.

W.W.: Auf der einen Seite haben wir nun das Recht des Kindes zur Inkarnati-on, auf der anderen Seite das Recht der Eltern, sich für bzw. gegen ein Kind zu entscheiden. Diese beiden Pole bzw. diese drei Menschen müssen nun zusam-menfinden. Nehmen wir an, ein Kind habe sich über längere Zeit hinweg darauf vorbereitet, bei einem bestimmten Elternpaar zur Geburt zu erscheinen, bzw. es würde in die Biographie dieses Paares passen, ein behindertes Kind zu empfan-gen. Die Eltern trauen sich dies nun aber nicht zu und treiben es ab. Haben Sie Beobachtungen gemacht, daß die Eltern durch das Empfangen eines behinderten Kindes etwas lernen sollten, was nun wegen der Abtreibung nicht geschehen kann, daß aber dann im späteren Leben metamorphosierte Ereignisse in der Biographie dieser Eltern eintreten, anhand derer sie die gleichen Lernschritte durchmachen können, wie sie sie an und mit einem behinderten Kind gemacht hätten?

J. Denger: Natürlich kommt man anhand dieser Fragen immer in einen speku-lativen Bereich, deswegen drehe ich die Problemstellung einmal um und betrach-te sie von der anderen Seite. Diese andere Seite ist die Erfahrung. Und da können wir feststellen, daß ganz viele Eltern eines behinderten Kindes sagen, daß dieses Kind aus ihrem Leben nicht mehr wegzudenken ist. Man hört, daß die Eltern durch schwere Krisen gegangen sind, daß sie am Rande der Verzweiflung waren, daß sie im ersten Augenblick schockiert waren, aber daß ihr Leben erst durch dieses behinderte Kind einen tieferen Sinn bekam. Vorher plätscherten sie vielleicht an der Oberfläche herum, und erst mit diesem Kind stellten sie sich die echten Lebensfragen. Diese Eltern fragten sich nach dem Sinn des Schicksals, woher sie kommen, wohin sie nach dem Tode gehen, und stellten auch in bezug auf ihr eigenes Leben ernstzunehmende Fragen. So etwas kann man belegen, und diese Erfahrungen können einen immer wieder beeindrucken, wenn man mit Eltern zu tun hat. An dieser Stelle zeigt sich vielleicht der Sinn einer bestimmten Inkarnation eines Kindes bei einem bestimmten Elternpaar.

Zum zweiten Teil Ihrer Frage, ob entsprechende Ereignisse metamorphosiert im späteren Leben auftreten, könnte ich mir vorstellen, daß das so sein könnte, kann Ihnen aber keine konkreten Beispiele nennen. Es könnte höchstens sein, daß jemand, der die Situation pragmatisch mit einer Abtreibung löst, damit er die Bahn frei hat, damit er Karriere machen kann, damit die Partnerschaft nicht belastet ist, doch nach einiger Zeit merkt, daß er diese Abtreibung nicht verarbeitet hat und etwa in eine schwere Depression kommt. Die Aufarbeitung des Psychotherapeuten – und hier hat Peter Petersen reiche Erfahrungen – zeigt, daß diese Depressionen stark mit dieser nichtbewältigten Abtreibung zusammenhängen.

W.W.: Wobei ich meine Frage nicht so gemeint habe, daß man in den moralischen Druck gerät, jedes Kind, das zu einem kommen will, auch zu empfangen, sondern daß man sich Lernprozesse, die man sich vorgeburtlich zum Beispiel mit dem Aufziehen eines Kindes vorgenommen hat, nun trotzdem stellvertretend in anderen Lebenssituationen durchmachen muß. Was Sie von denjenigen Eltern, die ein behindertes Kind aufgezogen haben, berichteten, daß sie sich Sinnfragen des Lebens gestellt haben, könnte ja ganz genauso bei denjenigen Eltern auftreten, die das Kind abgetrieben haben, sich nun aber diese Sinnfragen anhand anderer Ereignisse, die stellvertretend in ihrem Leben erscheinen, stellen. Das würde dann bedeuten, daß sich diese Menschen die gleichen Sinnfragen stellen, aber nicht weil sie abgetrieben haben, sondern weil sie sich vorgeburtlich vorgenommen haben, gewisse Lernschritte in diesem Leben zu vollziehen.

J. Denger: Ich halte das für gut möglich, sogar für sehr wahrscheinlich, kann aber dazu nicht aus Erfahrung sprechen.

Der Inkarnationswillen zu einem behinderten Leib – die freie Entscheidung des Menschen, diesen zurückzuweisen

W.W.: Ich möchte noch einmal das Recht – nicht im juristischen Sinne – der Eltern, ein Kind nicht haben zu wollen, betrachten. Ich meine, daß man nicht davon ausgehen darf, daß jedes Kind zu jedem Zeitpunkt bei jedem Elternpaar zur Geburt kommen dürfte, wenn es das nur so will. Sicherlich muß man auch denken, daß es einige bzw. viele Fälle gibt, wo behinderte Kinder zur Welt kommen, was aber nicht von vornherein im Sinn dieses Schicksals gelegen hat.

Ich denke dabei an Situationen, wo durch die Auswirkungen des modernen zivilisatorischen Lebens und ihren katastrophalen Folgen – zum Beispiel beim radioaktiven Fallout durch Tschernobyl – physische Leiber mißgebildet werden, was von vornherein nicht im Sinne des jeweiligen Schicksals dieser Menschen gelegen haben kann. Beziehen wir die anthroposophischen Gedanken mit ein, so kann man kaum davon ausgehen, daß sich eine Seele vorgenommen hat, in so einen behinderten Leib hineinzuschlüpfen, weil diese Katastrophe aus der Freiheit bzw. durch die Schlamperei des Menschen entstanden ist. Es sei denn, eine Seele entscheidet sich nach der Tschernobyl-Katastrophe ganz bewußt, in einen dadurch mißgebildeten Leib hineinzuschlüpfen, obwohl es nicht in ihrem Schicksal gelegen hat. Sehen Sie es als angemessen an, daß bei solchen Fällen die Eltern ein Recht darauf haben, eine Seele nicht in einem solchen Leib zur Inkarnation kommen zu lassen?

J. Denger: Ich würde grundsätzlich keinen Unterschied zwischen dem Schicksal und den Dingen machen, die uns durch die moderne Zivilisation zustoßen. Ich glaube nicht, daß man so denken kann, daß alles, was zum Beispiel vor der Tschernobyl-Katastrophe gewesen ist, Schicksal war, und nun diese Katastrophe in die jeweiligen Schicksale hineinpfuscht. Diese Katastrophen gehören meines Erachtens zum Zeitenschicksal dazu. Schicksal wird also auch durch die modernen Technologien mitbestimmt und verwirklicht. Deswegen würde ich nicht sagen, daß es nicht grundsätzlich im Schicksal dieser unglaublich vielen Kinder liegt, die von dem radioaktiven Fallout betroffen sind. Denn diese Menschen haben sich in diese Zeit hinein inkarniert, und in dieser Zeit wird auch dieser enorme Risikoaufwand mit den Kernkraftwerken betrieben, und wenn so ein Kernkraftwerk in die Luft gehen sollte, so ist dies auch Teil der derzeitigen Lebenssituation. Verstehen Sie recht, ich meine dies auf gar keinen Fall im Sinne des Fatalismus, daß, wenn so etwas geschehen sollte, dies geschehen mußte, und schon gar nicht als Rechtfertigung für die Betreiber! Aber ich würde diese Risikofaktoren des modernen Lebens durchaus im weitesten Sinne in das Schicksal der heutigen Menschen mit einbeziehen. Rudolf Steiner faßt den Schicksalsgedanken ja sehr radikal auf: Jemand geht an einem Haus vorbei und ein Ziegelstein fällt ihm auf den Kopf, was Rudolf Steiner so interpretiert, daß man sich dergleichen vorgeburtlich vorgenommen hat, man es also selber ist, der sich diesen Ziegelstein auf den Kopf fallen läßt. Betrachtet man das Leben auf diese radikale Weise, so kann man sagen: Nichts, was mir begegnet, hat nichts mit mir zu tun. Oder anders gesprochen: In allem, was mir begegnet, begegne ich mir selbst.

W.W.: Das sehe ich noch ein wenig anders, denn das, was Sie eben ausgeführt haben, trifft meines Erachtens nur auf das zu, was man sich karmisch vorbereitet hat. Wie Sie schon sagen, schmeißt man sich den Ziegelstein selber auf den Kopf oder man nimmt sich vor, konkreten Menschen zu begegnen oder auch ein Leben in einem behinderten Leib zu durchleben. Nun gibt es aber auch Situationen, die ganz aus Freiheit entstehen, die aus dem Nichts geschaffen werden, was demzufolge mit dem Karma bzw. Schicksal nichts zu tun haben kann, wenn wir das daraus entstehende Karma einmal draußen vor lassen. Dazu rechne ich auch eine derartige Katastrophe wie die von Tschernobyl, und ich denke nicht, daß sich ein Mensch über längere Zeit hinweg vorgenommen haben kann, sich in einem durch radioaktiven Fallout beschädigten Leib zu inkarnieren. So etwas kann man sich höchstens erst dann vornehmen, wenn dieser Leib vorhanden ist bzw. die Möglichkeit entsteht, daß durch die durch den Fallout geschädigten physischen Leiber der Eltern ein geschädigtes Kind bekommen können, sofern eine Konzeption stattfindet. Hier würde ich Unterscheidungen von dem normalen Gang einer Inkarnation vornehmen wollen. Wenn ich von diesem radioaktiven Fallout betroffen wäre und in der konkreten Situation stände, ein Kind zu zeugen, so müßte ich mich fragen, ob man die Verantwortung übernehmen darf, überhaupt ein Kind zu zeugen, bzw. wenn es trotz aller Verhütung doch kommt, es eventuell abzutreiben. Dies ist nur eine Frage, bleibt natürlich in jedem Fall freie Entscheidung eines jeden Elternpaares. Natürlich ist es letztendlich – wie Sie sagen – Menschheitsschicksal, mit dem wir umgehen müssen, aber sollte man nicht irgendwo eine Grenze ziehen?

J. Denger: Unbedingt. Ich wollte mit meinen Ausführungen nur auf das Menschheitsschicksal aufmerksam machen, keine Rechtfertigung dafür geben, daß etwa der einzelne aus der individuellen Verantwortung entlassen wäre. Aber Rudolf Steiner benutzt den Schicksalsbegriff ja auch so, daß alles ständig in Verwandlung begriffen ist, daß immer im Jetzt auch die Möglichkeit der Verwandlung vorhanden ist und auch neues Schicksal gebildet werden kann. Schicksal hat nicht nur den auf die Vergangenheit gerichteten Aspekt.

W.W.: Das wäre natürlich ein neuer Gesichtspunkt: Es entstehen durch radioaktiven Fallout geschädigte physische Leiber, und weil diese entstanden sind, nehmen sich inkarnationswillige Seelen vor, gerade in diese zu inkarnieren.

J. Denger: Natürlich ist es für mich ein Unterschied, ob ich bewußt ein höchstwahrscheinlich belastetes krankes Kind zeuge oder nur allgemein davon ausgehe, ein Kind zu zeugen, und dann aber die Form, in der dieses Kind zu mir kommt, ablehne. Im Grunde kann ich mir nicht vorstellen, daß jemand bewußt in eine Situation geht, von der er weiß, daß er unter größter Wahrscheinlichkeit ein geschädigtes Kind zeugt. Das würde wohl heißen, das Prinzip zu überreizen.

Ohne sie gäbe es keine Genies

W.W.: Was ist der tiefere Sinn einer Inkarnation in einem behinderten Leib, mit Einbeziehung des anthroposophischen Gedankenguts?

J. Denger: Dazu gibt es von Rudolf Steiner verschiedene Hinweise. Zum Beispiel sagt er, daß es kaum ein Genie gäbe, wenn dieser Mensch nicht vorher irgendwann einmal durch eine behinderte Inkarnation durchgegangen sei. Dieser interessante Hinweis aus der Geisteswissenschaft kann einen nachdenklich stimmen, und man kann versuchen, angenommen es wäre so, ein Gefühl dafür zu entwickeln, womit das zusammenhängen könnte. Ein Genie prägt besondere Fähigkeiten aus, was könnte für ihn so entscheidend dafür sein, vorher durch eine behinderte Inkarnation zu gehen?

Das hat einen aktiven und einen passiven Aspekt. Ein Mensch mit Behinderung ist ein wenig in der Situation wie ein Hochspringer, der sich beim Training Gewichte anlegt, um in dem Moment, in welchem er die Gewichte ablegt, mehr Kraft für sein Vorhaben zur Verfügung zu haben, als er es hätte, wenn er nur unter normalen Bedingungen trainiert hätte. Das ist der eigentliche Begriff des Handicap, den man auch aus dem Sport kennt, also unter erschwerten Bedingungen anzutreten. Wenn sich ein Behinderter das Gehen wirklich erobern muß, macht er ganz andere innere Entwicklungsprozesse durch, als wenn das mehr oder weniger von selbst gelernt werden kann. Im Überwinden des Hindernisses werde ich mein Fähigkeitswesen mehr entwickeln.

Die andere Seite ist die, daß solch ein Mensch – im Sinne des Passiven – die Möglichkeit hat, ganz viele Menschen auf sich zu beziehen, d.h. es entstehen ganze Dorfgemeinschaften oder Heime um so ein Schicksal herum. Wenn man den Zusammenhang auf dem Hintergrund des Schicksals sieht, ist die relative Passivität des Behinderten nur eine scheinbare, vielmehr webt er aktiv an dem Schicksalsnetz; ganze Biographien gruppieren sich um ein derartiges Individuum. Vielleicht soll ein Mensch, der in einem Leben sehr negative Erfahrungen gemacht hat, während des Lebens als Behinderter die selbstlose Zuwendung vieler Menschen erfahren, so daß er wieder Vertrauen in andere Menschen gewinnen kann. Aber das sind ganz subtile Denkrichtungen, die sich erst dort konkretisieren, wo man über eine bestimmte Biographie spricht und das Bild dieses Schicksals vor sich entstehen läßt. Es ist keine Beweisführung.

Wenn ein Mensch mit einem Behinderten zusammenlebt, sei es als Betreuer, als Elternpaar oder sonstiger Angehöriger, und er langsam Vorstellungen in die Richtung des eben Gesagten entwickelt, daß dieses Schicksal in der näheren Umgebung des Behinderten eine Relevanz hat, dann wird er diesem Menschen ganz anders begegnen. Wenn er die Idee des geistigen Wesenskernes erst einmal gefaßt hat, der geistigen Intaktheit der Entelechie, dann schafft er auch die Voraussetzungen für das momentweise Aufblitzen eines gegenseitigen Verstehens. Das ist natürlich keine Alltagserfahrung, sondern kommt im Laufe von vielen Jahren nur einige Male vor. – In solchen Momenten bemerkt man, daß dieser geistige Wesenskern vorhanden ist, und auf dieser Basis des gegenseitigen Vertrauens, auf diesem Teppich des Wissens entsteht der Dialog: „Du und ich, wir beide arbeiten zusammen." Dieser Dialog, der äußerlich völlig unterbunden sein kann, findet auf seelisch-geistiger Ebene statt, und dadurch erhält man auch den therapeutischen Zugang zu dem behinderten Menschen und für sich selbst die Kraft, so eine Aufgabe durchzutragen. Denn bei der Schwerstbehinderung entsteht immer wieder die Frage, was man machen kann, „wenn man nichts machen kann". Diese weiteren Gesichtspunkte sind einfach existentiell und befähigen mich, schicksalsbegleitend zu wirken.

Wir werden unsere physischen Leiber austauschen

W.W.: Rudolf Steiner eröffnet eine Zukunftsperspektive: Normalerweise bereitet man lange Zeit vor einer neuen Geburt einen Geistkeim zur Bildung eines neuen physischen Leibes im Zusammenwirken mit höheren Hierarchien entsprechend seinem Karma vor. Nun kann es aber sein, daß dem Menschen kurz vor der Konzeption zukünftig die Möglichkeit eröffnet wird, in den physischen Leib eines Menschen zu schlüpfen, den man schwer geschädigt hat, und ihm seinen eigenen zu geben. Er drückt dies mit folgenden Worten aus:

„Wir sind ja immer der Gefahr ausgesetzt, durch das, was wir vollbringen, andere Menschen zu schädigen. Das Urteil über dasjenige, was wir einem anderen Menschen angetan haben, wird ganz besonders hell leuchten in diesem Momente, wo wir noch im Ätherleib sind, wo wir noch nicht den physischen Leib bezogen haben. Da aber wirkt in Zukunft auch das Licht des Michael und die Liebe des Christus. Und wir werden in die Lage versetzt, eine Änderung in unserer Entscheidung herbeizuführen, den Leib, den wir zubereitet haben, einem anderen zu übergeben und selber denjenigen Leib zu übernehmen, der bereitet worden ist von dem, den wir besonders geschädigt haben. Das ist der gewaltige Übergang, der von unserer Zeit in die Zukunft hinein in bezug auf das geistige Leben der Menschen stattfindet.

Wir werden in der Lage sein, in einen Leib einzuziehen, der von einem Menschen hat zubereitet werden müssen, den wir besonders geschädigt haben; und der andere wird in der Lage sein, in unseren zubereiteten Leib einzutreten. Und dadurch wird das, was wir auf Erden werden vollbringen können, in einer ganz anderen Weise sich karmisch ausgleichen können als sonst. Wir werden gewissermaßen als Menschen in die Lage kommen, unsere physischen Leiber auszutauschen.

Die Erde könnte niemals ihr Ziel erreichen, wenn nicht das eintreten würde; niemals würde sonst auf der Erde die Menschheit ein Ganzes werden können. Und das muß sein! Es muß für die Erdenentwickelung eine Zeit kommen zur Vorbereitung von zukünftigen planetarischen Zuständen der Erde, in der es unmöglich ist, daß der einzelne irgend etwas auf der Erde genießt auf Kosten des anderen. Geradeso wie sich das einzelne Blatt oder das einzelne Blütenblatt der Pflanze als ein Glied der ganzen Pflanze fühlt und Leid und Freude der ganzen Pflanze miterlebt – bildlich gesprochen –, so muß eine Zukunft über die Erde kommen, in der der einzelne kein Glück haben will auf Kosten des Ganzen, in der er sich als ein Glied der ganzen Menschheit fühlt. Das aber hat sein geistiges Äquivalent darin, daß wir für die anderen den physischen Leib zubereiten lernen." (Rudolf Steiner: Geistige Zusammenhänge in der Gestaltung des menschlichen Organismus. GA 218, Dornach 1972, 19.11.1922, S.176 f.)

Daraus folgt zweierlei: Daß man andere Menschen so schädigen kann, daß es zumindest im nächsten Leben für sie zur Folge haben kann, daß sie in einem behinderten Leib zur Welt kommen, und zweitens, daß in einem behinderten Leib

Menschenindividualitäten vorhanden sein können, die sich geopfert haben. Eröffnet das nicht ganz neue Perspektiven bei der Betrachtung behinderter Menschen?

J. Denger: Unbedingt. Man muß auf diesem Gebiet sehr vorsichtig sein, gerade gegenüber den Seelenpflege-bedürftigen Menschen, weil sie hier sehr empfindlich reagieren. Denn wenn man ihnen gegenüber eine Haltung von Ursache und Wirkung, Schuld und Behinderung hat, dann wäre das fatal. Zum Beispiel geistert ja in der Welt herum, daß die Anthroposophen angeblich sagen, daß jeder Behinderte ein Mensch sei, der in einem früheren Leben schuldig geworden sei. In dieser Verkürzung ist das natürlich ein katastrophales Urteil.

Das, was Rudolf Steiner in dieser von Ihnen verlesenen Aussage darstellt, kann ich natürlich nicht kommentieren, aber als dankbare Anregung entgegennehmen. Es ist ja so, daß dieser Geistkeim vor der Verbindung mit einem physischen Leib riesig groß zu denken ist und daß sich dadurch alle Menschen im Vorgeburtlichen geistig erleben, und dieser Zustand sollte in metamorphosierter Weise auch auf der Erde geschaffen werden. Dieser Zustand kann allerdings nur durch das Individuum aus der Freiheit heraus entstehen, indem es an Freud und Leid seines Nächsten teilnimmt. Ich müßte also eine Beziehung zu meinem Mitmenschen entwickeln, in der ich zwar seinen Schmerz nicht direkt spüre, es mir aber doch unerträglich ist, ihn leiden zu sehen. Aber ich muß aus Freiheit dahin kommen, dieses Leiden des anderen Menschen als mein eigenes Leiden aufzufassen.

Der Geistkeim umgibt sich vor der Inkarnation wiederum mit seinen Hüllen – dem Astralleib, dem Ätherleib, letztlich auch mit dem physischen Leib –, und diesen Vorgang kann man als einen Prozeß des Vergessens bezeichnen. Vorher hatte man die Überschau, man sieht vielleicht seine künftigen Eltern, alles wird vergessen, dann aber bei der Leibbildung erinnert. Die Leibbildung ist eine Art unbewußte Erinnerung dessen, was vorher in den Leib hinein vergessen wird. Von daher könnte ich die Aussage Rudolf Steiners verstehen, daß in einem letzten Moment der Leibbildung, also kurz vor der Konzeption, ein Entschluß gefaßt werden kann, in einen anderen physischen Leib hineinzuschlüpfen. Wenn wir so etwas als denkbar ansehen, dann wirft das noch ein ganz anderes Licht auf den Schicksalszusammenhang, zumindest wie er sein könnte, zwischen einem Behinderten und einem Betreuer.

Und mit diesem Hintergrund müssen wir auch die Tatsache bedenken, was geschieht, wenn sich so ein Mensch, der sich mit einem behinderten Leib verbunden hat, nicht inkarnieren kann. Man nimmt ihm nicht nur die Möglichkeit, diese spezifischen Erlebnisse auf Erden zu haben, sondern man nimmt dem Menschen, der sich bewußt in einen behinderten Leib inkarnieren wollte, die Möglichkeit des karmischen Ausgleichs.

Aber ich möchte noch einmal betonen, daß der Boden, auf dem wir uns jetzt bewegen, hypothetisch ist, aber als Stimmungshintergrund genommen, macht er noch einmal die Verantwortung deutlich, wenn wir pragmatisch mit der Abtreibungsfrage umgehen.

W.W.: Können Sie ein Beispiel nennen, wie man einen Menschen in einem Leben so schädigen kann, daß er deswegen in einem nächsten Leben in einem behinderten Leib erscheinen muß?

J. Denger: Rudolf Steiner schildert, daß, wenn ein Mensch einen großen Teil seines Lebens zum Beispiel in einem Turm gefangen sitzt, er dann bestimmte Sinneserfahrungen an der Außenwelt nicht machen kann, die aber notwendig sind, um sich im nächsten Leben einen neuen gesunden Leib aufbauen zu können.

W.W.: Der Kontakt zur Außenwelt, die Sinneswahrnehmung und der zwischenmenschliche Kontakt sind also Faktoren, die die Grundlage zum Aufbau eines neuen Leibes in der vorgeburtlichen Vorbereitung abgeben?

J. Denger: Richtig. Daran wird auch deutlich, wie wichtig alles das ist, was auf dem Gebiet der therapeutischen Sinnesschulung getan wird. Deswegen kann man sich auch vorstellen, daß ein Mensch, der über große Zeiten seines Lebens diese gesamten Erfahrungen nicht machen kann, in einem nächsten Leben in einem behinderten Leib erscheinen muß. Nun stelle man sich vor, daß ein Mensch einen anderen, vielleicht ungerechtfertigterweise, in ein Gefängnis bringt, so ist er mitverantwortlich dafür, daß dessen Leib im nächsten Leben nicht sinngemäß aufgebaut werden kann.

Mit den Göttern zusammen weben wir an unserem Erdenmenschen

W.W.: In bezug auf die Vorbereitung des physischen Keimes durch den Geistkeim stellt Rudolf Steiner folgendes dar:

„Das ist das große Geheimnis, daß die Himmelsbeschäftigung des Menschen darinnen besteht, den großen Geistkeim für den späteren Erdenmenschen selber zu weben mit den Geistern der höheren Hierarchien zusammen. Und jeder weben wir – aber in riesiger Geistgröße in dem Geistkosmos darinnen – das Gewebe unseres eigenen Erdenmenschen, der wir dann sind, wenn wir wiederum zum Erdenleben heruntersteigen. Unsere Arbeit ist eine mit den Göttern gemeinsam geleistete Arbeit an dem Erdenmenschen.

Wenn wir hier auf Erden vom Keim sprechen, so stellen wir uns etwas Kleines vor, das dann groß wird. Wenn wir aber davon sprechen, wie in der geistigen Welt der Keim des physischen Erdenmenschen vorhanden ist, denn der physische Keim, der im Leibe der Mutter gedeiht, ist nur das Abbild dieses Geistkeimes, wenn wir von dem Geistkeim sprechen, so ist der riesig groß, ist der ein Weltenall, und alle andern Menschen sind in dieses Weltenall verflochten. Man könnte sagen: Alle sind an demselben Orte und doch der Zahl nach voneinander verschieden. – Und dann verkleinert er sich immer mehr. Und wir machen das durch in der Zeit, die wir zwischen dem Tode und einer neuen Geburt durchmachen, daß wir zuerst als Weltenall groß den Geistkeim des Menschen bilden, der wir werden. Dann wird dieser Geistkeim immer kleiner und kleiner, er involviert seine Wesenheit immer mehr und mehr, und er ist es, der dann im Leibe der

Mutter sein Abbild schafft." (Rudolf Steiner: Menschenwesen, Menschenschicksal und Weltentwickelung. GA 226, Dornach 1978, 17.05.1923, S.35 f.)

Was ist eigentlich dieser Geistkeim?

J. Denger: Ich kann nur sagen, was ich davon verstanden habe. Die Frage, wie ein Mensch eigentlich entsteht, wird heutzutage ja ganz minutiös untersucht, bis in kleinste Feinstrukturen hinein. Im Grunde ist man heute immer geneigt, das Eigentliche im Kleineren und im noch Kleineren zu suchen. Man steht dann aber vor der Rätselfrage, wie sich dieses kleine einfache Urprinzip in die Lage versetzen kann, sich komplex zu entwickeln. Rudolf Steiner schildert ein ganz wichtiges Moment, was man auch heute naturwissenschaftlich festgestellt hat, nämlich die Chaotisierung der Materie. Im Moment der Befruchtung geht die Materie durch einen Zustand des Chaos und wird auch mit Hilfe des Geistkeimes dafür zubereitet, daß sich die Individualität inkarnieren kann. Und der Geistkeim ist es, der diese komplexe Materie vorbereitet und mitgestaltet, weil die Materie niemals aus sich heraus fähig wäre, ein Individuum aufzunehmen. Und im Moment des chaotisierten Zustandes liegt die Möglichkeit des Eingreifens und Gestaltens. Rudolf Steiner unterscheidet auch die Verbindung des Geistkeimes mit der Materie von dem tatsächlichen Einziehen des Individuums in den physischen Leib, was bei ihm je nach verschiedener Darstellung etwa um den 17. Tag herum geschieht. Das hängt auch mit der Nidation zusammen, die etwa am 14. Tag stattfindet. Erst vom 14. bis 17. Tag an kann demzufolge von einer Individualisierung gesprochen werden.

Das vorgeburtliche Interesse für die eigenen Vorfahren

W.W.: In vielen Vorträgen spricht Rudolf Steiner darüber, daß eine Seele aus der geistigen Welt über Generationen die Ahnen bis hin zu dem Elternpaar beobachtet, als dessen Kind es letztendlich erscheinen wird. Er drückt dies unter anderem folgendermaßen aus:

„In dem Momente, wo die geistige Welt gewissermaßen in ihren Individualitäten ineinander verschwimmt und der Mensch die geistige Welt im allgemeinen wahrnimmt, erwacht in ihm das Interesse für die Erdenwelt wiederum. Dieses Interesse für die Erdenwelt tritt in einer ganz besonderen Weise ein. Es tritt nämlich in bestimmter Weise, in konkreter Weise auf. Man fängt an, ein Interesse zu bekommen an ganz bestimmten Menschen, die da unten auf der Erde sind, und wiederum an deren Kindern und deren Kindern wiederum. Während man früher nur ein Himmelsinteresse hat, bekommt man jetzt ein merkwürdiges Interesse, wenn die geistige Welt zur Offenbarung wird, an gewissen Generationenfolgen. Das sind die Generationenfolgen, an deren Ende dann die eigenen Eltern stehen, die einen gebären werden, wenn man wiederum herabsteigt zur Erde. Aber man bekommt schon lange vorher für die Voreltern Interesse. Man verfolgt die Generationenreihe bis zu den Eltern hinunter, und zwar verfolgt man sie nicht bloß im

Zeitenverlaufe, sondern wenn dieser Zustand der Offenbarung zuerst eintritt, da sieht man schon wie prophetisch die ganze Generationenreihe vor sich. Da sieht man durch die Generationen, durch die Menschenfolge Urururgroßvater, Ururgroßvater, Urgroßvater, Großvater und so weiter, man sieht den Weg, den man auf die Erde hinunter machen wird, in Menschengenerationen vor sich. Nachdem man zuerst in den Kosmos hineingewachsen ist, wächst man später in die reale, in die konkrete Menschengeschichte hinein." (ebd., S.38 f.)

Man fragt sich natürlich, wie es angehen kann, daß man Generationen von Ureltern beobachtet, wenn man doch voraussetzen möchte, daß die Partnerwahl auf Erden ganz und gar, die Zeugung von Kindern weitgehend bzw. teilweise aus Freiheit geschieht. Daraus folgt, daß die Ahnenreihe gar nicht festgelegt sein kann. Hinzu kommt noch der Tod einzelner Menschen in dieser Ahnenreihe durch nichtkarmisch bedingte Unglücksfälle, sei es Krieg, Selbstmord, eine radioaktive Katastrophe oder vieles mehr. Wie kommen wir aus diesem Dilemma heraus?

J. Denger: Ich kann wiederum nur sagen, was mein Verständnis der Sache ist. Man sollte nicht nur in Raum-Zeit-Dimensionen denken, wie sie auf der Erdenwelt herrschen. Ich könnte mir vorstellen, daß dieses Nacheinander in der Zeit, wie es auf der Erde herrscht, in der geistigen Welt nicht vorhanden ist. Ähnlich ist es auch mit dem Räumlichen, man durchdringt sich in der geistigen Welt. Vielleicht kann man sich vorstellen, daß man bei anderen Zeitverhältnissen eine Vorschau auf das Zukünftige hat, also auch Generationenfolgen überschauen könnte, und daß man deswegen auch das Interesse an ganz bestimmten Eltern hat.

Es gibt zwei Formen der Vererbung, zum Beispiel daß ein musikalisches Ohr weitergegeben wird, so daß es für jemanden, der im Musikalischen viel leisten will, eine Voraussetzung ist, in einen derartigen Erbstrom hineinzutauchen, wo die physikalischen Anlagen dafür als Möglichkeit gegeben sind. Auf der anderen Seite gibt es eine geistige Vererbung, bei der man als Individualität an etwas anknüpft, was man im ureigensten Sinne selber ist. Insofern kann ich mir vorstellen, daß sich eine derartige Individualität einen Erbstrom sucht, um das verwirklichen zu können, was für diese Individualität aus ihrer Überschau notwendig ist.

Auf der anderen Seite sagen Sie, daß auf der Erde Freiheit herrscht, Partner fänden sich aus Freiheit. Dazu muß man meines Erachtens mit hinzunehmen, wie Rudolf Steiner sich ausdrückt, daß es heute kaum noch Menschen gibt, die im karmischen Sinne nicht miteinander zu tun haben. Fast überall gibt es schicksalsmäßige Verbindungen. Natürlich empfindet man es heute als fürchterlich, wenn es karmisch vorbestimmt wäre, wessen Partner man würde. Auf der anderen Seite könnte man sagen: Suche ich nicht diesen bestimmten Menschen und finde ihn dann auch vielleicht? Besteht die Freiheit nicht vielleicht gerade darinnen, daß ich dies alles, Gott sei Dank, vergessen habe? Dann ergeben sich bestimmte soziale Verhältnisse der Menschen untereinander auf Erden, man trifft einen bestimmten Menschen und weiß von ihm genau: Der ist es! Ist das nun Illusion oder berührt das eine Tiefenschicht, aus der heraus ich vielleicht gerade den richtigen Menschen treffe? Aber das ist natürlich eine große Rätselfrage. Besteht die Freiheit nicht gerade darin, vergessen haben zu dürfen, jetzt aber in diesem Freiraum zu suchen, wo die wirkliche Signifikanz der Begegnung liegt?

Die Freiheit des Menschen bringt Chaos, aber schafft Neues

W.W.: Ich sehe, was Sie meinen, möchte meine Frage aber noch ein wenig präzisieren. Sicherlich sind die meisten Menschen deswegen auf irgendeine Weise karmisch miteinander verbunden, weil sie in einem der vielen Leben etwas gemeinsam zusammen erlebt haben, insofern ist die Begegnung der Menschen untereinander meist keine aus Freiheit. Aber dann tritt die Freiheit ein, denn ich bin es, der entscheidet, ob ich mit einem entsprechenden Partner zusammen sein will, ein Kind zeugen will usw. Das ist die Freiheit, die in Zukunft immer ausgeprägter wird, früher war dies wahrscheinlich anders. Hinzukommend denke ich, daß die Partnerwahl gerade dann am günstigsten sein wird, wenn die beiden nichts miteinander im karmischen Sinne zu tun gehabt haben. Denn dann ist das Moment der Freiheit in der Gestaltung einer Beziehung am größten. Ehen und Partnerschaftsbeziehungen werden zunehmend auseinanderdriften, wenn die Menschen aus dem letzten Leben vieles miteinander auszukochen haben. Selbst wenn man denken würde, daß man sich aus dem Vergessen heraus einen ganz bestimmten Partner sucht – und dies wäre angenommenerweise das Elternpaar, auf welches sich eine inkarnierende Seele im Vorgeburtlichen vorbereitet hätte – , dann geht der Kurs heutzutage schon in die Richtung, daß jede zweite Ehe zerbricht, die sich trennenden Partner jeweils wieder neue Partner finden usw. usf. Da aber eine Trennung einer Partnerschaft wohl kaum karmisch vorgenommen sein kann, dürfte es bereits aus rein statistischen Gründen fast unmöglich sein, daß noch mehr als einige wenige Paare vorhanden sind, auf die sich eine Seele im Vorgeburtlichen vorbereitet hat und die dann letztendlich als Kind bei diesen Eltern zur Welt kommen kann. Durch das heutige Durcheinander in den menschlichen Beziehungen kommt der Mensch immer wieder in die Situation, in einer neuen Beziehung zu stehen, auch ein Kind zu zeugen, und diese neue Beziehung ist eine, auf die sich ein Ungeborenes nicht über Generationen hat vorbereiten können, denn die alte Beziehung ist aus Freiheit heraus beendet worden, die neue wird wiederum aus Freiheit ergriffen.

J. Denger: Ich bin dabei immer etwas vorsichtig, auch wenn ich das Paradoxon ganz deutlich sehe. Ich denke, daß man im Laufe des Lebens dafür ein Gefühl entwickelt, was Sie angesprochen haben, daß man zunehmend deutlicher wahrnimmt, ob der Mensch, dem man begegnet, jemand ist, dem man schon einmal in einem letzten Leben begegnet ist, oder ob es eine völlig neue Begegnung ist. Das hat aber nach meinem Verständnis nichts mit der aktuellen Freiheitsfrage zu tun, denn zusammengeführt – und so habe ich auch Sie verstanden – werden wir aus Vergangenheitsbedingungen. Aber in jedem Begegnungsmoment ist aktuell die Freiheit vorhanden, nämlich mit der Frage, was wir jetzt daraus machen. Karma verstehe ich so, und da unterscheidet sich die Anthroposophie von den östlichen Anschauungen, daß ich die Freiheit in jedem Moment konkret neu löse. Das ist für mich der Moment, wo aus Gegenwärtigem zukünftiges Karma entsteht.

W.W.: Darüber spricht Rudolf Steiner zum Beispiel, wenn er die vier Wände bzw. den Rahmen eines Hauses darstellt, in dem man sich frei bewegen kann. Die Bewegungs- und Entscheidungsfreiheit im Inneren des Hauses wird nicht durch die notwendig gegebenen Wände beeinträchtigt. Man wird sich nicht durch den Rahmen eines Hauses in seiner Freiheit eingeschränkt fühlen. Ähnlich stelle ich mir eine Beziehung vor, die karmisch ist, man begegnet sich aus Notwendigkeit, entscheidet aber in dieser Beziehung völlig aus Freiheit und fühlt sich in dieser Freiheit nicht durch die Notwendigkeit der Begegnung eingeschränkt. Aber bei der Schilderung Rudolf Steiners, daß sich die Seelen, die sich inkarnieren wollen, über mehrere Generationen auf ihre Vorfahren vorbereiten, geht es ja nicht um diesen Freiheitsraum im Inneren des Hauses, sondern gerade um den Rahmen. Denn man beobachtet ja laut Rudolf Steiner ganz konkrete Menschen, die, wenn seine Darstellung absolut zutreffen würde, aus Notwendigkeit zusammentreffen und zusammenbleiben würden. Eine solche Begegnung aus Notwendigkeit ist aber meines Erachtens aufgrund des Chaos innerhalb der Beziehungen heutzutage kaum noch möglich.

Man kann diese Darstellungen Rudolf Steiners natürlich ohne weiteres stehenlassen, sollte nur gleichzeitig bedenken, daß er oftmals scheinbar widersprüchliche Darstellungen in der gleichen Sache gibt und daß er dann immer absolut spricht, was man aber nicht absolut nehmen sollte. Das Ganze ergibt sich meist nur dann, wenn man die verschiedenen Darstellungen einer Sache zu einem komplexen Bild zusammenfaßt.

Eine Möglichkeit, aus dieser scheinbar absoluten Darstellung Rudolf Steiners herauszukommen ist die, daß diese übersinnliche Vorbereitung der Seele auf seine Inkarnationsmöglichkeit über viele Jahrhunderte bzw. über viele Generationen reicht, so daß, wenn wir die Seelen nehmen wollen, die heute geboren werden, wir im Grunde sagen müßten, daß schon über viele viele Jahrhunderte hinweg diese Vorbereitung vonstatten gegangen ist. Daß in der geistigen Welt andere Zeitverhältnisse herrschen, lasse ich einmal weg. Das heißt aber, daß die Vorbereitung zu einer Zeit begann, in der das Chaos von heute noch gar nicht vorhanden war, denn das ist in seiner extremen Form wohl erst innerhalb der letzten hundert Jahre eingetreten. Selbst diejenigen Seelen, die heute geboren werden, können also diese Vorbereitung trotzdem getroffen haben, stehen dann aber heute vor der Situation, daß die Inkarnationsmöglichkeit, auf die sie sich vorbereitet haben, für die meisten Menschen heute nicht mehr möglich sein wird. Das wäre einer der möglichen Auswege aus dem Paradoxon. Insofern müßte man die generationenlange Vorbereitung der vorgeburtlichen Seele als eine Grundveranlagung anschauen, die aber in der heutigen Zeit individuell anders wird.

J. Denger: Ja, dem kann ich zustimmen. Vielleicht wäre es auch noch eine Hilfe, den Begriff Chaos nicht nur als völliges Durcheinander aufzufassen, sondern wie bei der Befruchtung als Potenz, als riesigen Möglichkeitsraum zur Schaffung von Neuem. Insofern kann man auch für dieses Chaos Ordnungsprinzipien annehmen. Es ist nur noch nicht zu einer großen überformenden Struktur gekommen. Aber das Chaos ist nicht einfach nur ein Durcheinander. Man muß es so denken, daß in diesem Chaos feinste Strukturen sind, so daß kleinste Ursachen die größten Wirkungen nach sich ziehen.

Herumsausende Astralglocken

W.W.: Eine weitere und ganz andere Darstellung gibt Rudolf Steiner, wenn er von glockenförmigen Astralgebilden spricht, die in der Astralwelt herumsausen: „Außer diesen Gestalten sieht der Seher noch eine ganz besonders merkwürdige Art von Gebilden; es sind glockenförmige Gebilde, die mit riesiger Schnelligkeit den Astralraum durchfliegen und durchschießen. Das sind die noch nicht verkörperten, aber nach Verkörperung hinstrebenden Menschenkeime. Die Zeit und der Ort sind eigentlich ziemlich bedeutungslos für diese zur Verkörperung hinstrebenden Menschenkeime, weil sie sich so leicht bewegen können. Sie sind mannigfaltig gefärbt und umgeben von einer Farbenatmosphäre, an einer Stelle sind sie rot, an der anderen blau, mitten drinnen funkelt ein gelbleuchtender Strahl. Es sind dies also die eben aus dem Devachan in den Astralraum hineinkommenden Menschenkeime. Was ist da geschehen? Der Mensch hatte den höheren Astralleib und die Früchte der verschiedenen Leben als Kausalleib mit sich ins Devachan genommen und nun sammelt er eine neue 'Astralmaterie' um sich herum. Es ist das gleichsam, wie wenn herumgestreute Eisenspäne sich ordnen nach den Kräften eines Magnets. Je nach den innewohnenden Kräften sammelt der Mensch die Astralmaterie um sich herum; bei einem guten Vorleben sammelt er anderes Material als bei einem schlechten. Das glockenförmige Gebilde nun ist der frühere Kausalleib, die Kräfte des früheren Astralleibes und der neue Astralleib. Der Keim soll nun nicht mehr den alten Astralleib finden, sondern er soll sich einen neuen Astralleib bilden aus der undifferenzierten Astralmaterie, so daß dieser Vorgang von dem Menschen selbst abhängig ist: je nach den Kräften des vergangenen Lebens ist die Form und Farbe des neuen Astralleibes. Das ist eine Tatsache, die man wohl beachten muß. Warum schießen diese Menschenkeime mit solch rasender Schnelligkeit dahin? Weil das Elternpaar gesucht werden muß, das nach Charakter und nach Familienverhältnissen zu dem Menschenkeime paßt. Die Schnelligkeit ermöglicht es, daß das Elternpaar gefunden wird. Der Menschenkeim kann in diesem Moment hier, im nächsten schon in Amerika sein ...

Nicht immer kann ein Elternpaar gefunden werden, das ganz genau zu dem Menschenkeim paßt; es kann immer nur das am besten passende herausgesucht werden. Und ebensowenig kann ein physischer Leib gebaut werden, der ganz genau zu dem Ätherleib des Menschenkeimes paßt. Eine völlige Harmonie kann es nie geben. Daher rühren die Zwiespalte im Menschen zwischen Seele und Körper." (Rudolf Steiner: Vor dem Tore der Theosophie. GA 95, Dornach 1964, 26.08.1906, S.48 f.)

Können wir daraus nicht entnehmen, daß es genausogut möglich ist, daß man sich erst kurz vor, bei oder kurz nach der Konzeption ein geeignetes Elternpaar sucht? Und wird diese Schilderung nicht auf die meisten Inkarnationsmöglichkeiten in der heutigen Zeit zutreffen? Hinzu kann man auch noch die eine Schilderung Rudolf Steiners über den einen konkreten Fall einer Abtreibung – einer medizinischen Indikation – nehmen, wo er unter anderem davon spricht, daß sich das Karma des abgetriebenen Kindes in Kürze wieder ordnen würde.

J. Denger: Was ich an dieser Stelle noch erwähnen möchte, ist eine Tatsache, die mich unlängst erschüttert hat, als ich hörte, daß die Abtreibung nach Herz-Kreislaufversagen und Krebs die dritthäufigste Todesursache ist. Und das im Zeitalter der Verhütungsmittel!

Wenn man jetzt einmal auf die Verhütungsseite schaut, so kann man als Paar doch erleben, daß es ein besonderer Moment ist, wenn man ein Kind konzipiert. So etwas kann auch in einer Verhütungssituation auftreten. Daran kann und muß man die Frage anknüpfen: Wollte da jetzt jemand kommen? Was geschieht jetzt mit ihm? Insofern kann ich mir eine Brücke von dem eigenen Erleben zu dem bilden, was Rudolf Steiner in dieser von Ihnen verlesenen Äußerung schildert. Denken wir an die ungeheuer vielen Abtreibungen – in den verschiedenen Ländern sind das bis zu einem Drittel oder sogar bis zur Hälfte sämtlicher Geburten –, nehmen wir noch alle Verhütungen hinzu, so kommen wir dabei in eine Gesamtlage, die das nahelegt, was Sie gerade angesprochen haben. Ich denke an eine gesamtmenschheitliche Chaotisierung, aus der sich aber eine Neuordnung ergeben kann. Vielleicht hängt auch das immer mehr entstehende weltumspannende Bewußtsein damit zusammen, daß diese sich inkarnierenden Seelen gar nicht mehr im Regionalen, Volks- oder Rassemäßigen bleiben, sondern daß viel größere Durchmischungen von vornherein stattfinden. Das könnte ich mir vorstellen.

W.W.: Ich denke da genauso. Es gibt noch eine andere Schilderung, wo Rudolf Steiner ausspricht, daß diese Astralgebilde sich jetzt in Budapest und weniger später in New York befinden. Und warum soll man sich nicht statt in Ungarn in den USA verkörpern? Mit diesem Gedanken kommt man völlig los vom Volks- und Rassemäßigen und kann international denken.

J. Denger: Genau. Das Bedeutungsvollere für uns normale Menschen, die diese Tatbestände nicht seherisch verifizieren können, ist dabei, in eine Stimmung zu kommen, die für mich überhaupt erst einen Fragenraum erschließt, für den ich vorher vollkommen blind gewesen bin. Konkret biographisch gesprochen wäre ich zum Beispiel mit 19 Jahren sicherlich der Meinung gewesen, wenn meine Freundin ein Kind bekommen hätte, daß wir dieses hätten abtreiben müssen, weil ich noch keine Ausbildung hatte, mein Leben noch nicht geregelt war usw. Das wäre damals für mich gar keine Frage gewesen. Aber wenn man diese weiterführenden Gedanken in sich aufnimmt und erwägt, ergibt sich ein ganz anderer Horizont, der die eigene Frage- und Entscheidungssituation erheblich differenziert.

Das Kind führt seine Eltern zum Geschlechtsakt zusammen

W.W.: Nun äußert Rudolf Steiner aber auch, daß das Kind kurzfristig seine Eltern wählt, die Eltern auch zum Geschlechtsakt zusammenführt. Er stellt dies folgendermaßen dar:

„Nun müssen wir noch ein wenig das besprechen, was die Seele da unten anzieht, und das, was sich verkörpern will. Sie wissen, der Fortpflanzung entspricht eine gewisse Summe von Gefühlsimpulsen, mehr oder weniger geistiger Liebesimpulse, Liebessympathie. Dem Fortpflanzungsvorgang geht voraus eine Liebessympathie, die der Hellseher wahrnimmt als ein Hinundherwogen von astralen Kräften, ein Hinundwiderspielen von astralischen Strömungen zwischen Mann und Frau. Es lebt da etwas, was sonst nicht vorhanden ist, wenn der Mensch allein ist; das Zusammenleben der Seelen selber drückt sich aus in dem Hinundherwogen der astralischen Strömungen. Nun ist aber jeder Liebesvorgang individuell. Jedes Lieben geht im Hinundwiderspiel von einer besonderen Individualität aus. Und nun spiegelt sich darinnen, vor aller irdischen Befruchtung, vor dem physischen Akt in dem Liebesbegehren, in diesem astralischen Hinundherspielen die Individualität, die Natur des Wesens, das wieder auf die Erde heruntersteigt. Das ist das Besondere der einzelnen Liebesakte. So daß man sagen kann: Vor der physischen Befruchtung, da beginnt schon das zu wirken, was aus der geistigen Welt heruntersteigt; das Zusammengeführtwerden von Mann und Frau wird von der geistigen Welt mitbestimmt. Hier spielen in einer intimen wunderbaren Weise Kräfte aus der geistigen Welt mit. Und dasjenige, was heruntersteigt, sich heruntersenkt, ist im allgemeinen von Anfang an gebunden an das Ergebnis der Befruchtung. Durchaus ist es nicht so, daß erst nach einer gewissen Zeit irgendeine Individualität sich damit verbindet. Vom Moment der Befruchtung an ist diese heruntersteigende Individualität mit dem Resultat der physischen Fortpflanzung zusammengehörig. Ausnahmen gibt es allerdings auch da. In den ersten Tagen nach der Befruchtung wirkt freilich diese geistige Individualität, die herunterkommt, noch nicht auf die Entwickelung des physischen Menschen ein, aber sie ist sozusagen dabei, sie ist schon mit dem sich entwickelnden Embryo verbunden. Das Eingreifen geschieht etwa vom achtzehnten, neunzehnten, zwanzigsten und einundzwanzigsten Tage an nach der Befruchtung; da arbeitet dann schon mit dem werdenden Menschen das, was heruntergestiegen ist aus einer höheren Welt. So daß von Anfang an vorbereitet wird, nach den früheren Fähigkeiten, jenes feine, intime organische Gewebe, das notwendig ist, wenn die menschliche Individualität den physischen Leib als Instrument gebrauchen soll. Daß der Mensch eine Einheit ist, rührt davon her, daß das kleinste Organ dem ganzen Organismus entspricht, das heißt, auch das Kleinste muß von einer gewissen Art sein, damit das Ganze so sein kann, damit es geschehen kann, daß schon vom achtzehnten bis einundzwanzigsten Tage an das Ich an der Ausgestaltung des physischen und des Ätherleibes mitwirkt." (Rudolf Steiner: Das Prinzip der spirituellen Ökonomie im Zusammenhang mit Wiederverkörperungsfragen. GA 109/111, Dornach 1965, 07.06.1909, S.200 ff.)

Wenig später fährt er fort: „Das sich verkörpernde Individuum führt die sich Liebenden zusammen. – Das Urbild, das sich verkörpern will, hat sich ja die Astralsubstanz angegliedert, und diese Astralsubstanz wirkt nun hinein in die Liebesleidenschaft, in das Liebesgefühl. Das, was unten auf der Erde hin und wider wogt als astralische Leidenschaft, das spiegelt in sich wieder das Astralische des heruntersteigenden Wesens. Also der astralischen Substanz von oben kommt das astralische Gefühl der Liebenden entgegen; es wird beeinflußt von der Substanz dessen, was zur Verkörperung niedersteigt." (ebd., S.204)

Diese Darstellung Rudolf Steiners würde mit dem übereinstimmen, was verschiedene Menschen als pränatale Wahrnehmungen erfahren haben, nämlich daß bei der Konzeption ein konkreter Mensch anwesend war bzw. daß sogar die Erfahrung gemacht worden ist, daß das jeweilige Paar in ungewöhnlichen Situationen zum Geschlechtsakt zusammengeführt worden ist. Auf der anderen Seite muß man natürlich ganz vehement die Frage stellen, wenn dem wirklich so ist, wo dann die Freiheit des Menschen bleibt. Ich erwähne diese Fakten auch nur deswegen, damit man sich ein vollständigeres Bild des Gesamtzusammenhanges machen kann, meine aber auf jeden Fall, daß man nicht davon ausgehen sollte, daß jede Zeugung von einem inkarnationswilligen Wesen gesteuert würde. Haben Sie Erfahrungen, die mit dem, was Rudolf Steiner in diesem Zitat ausführt, übereinstimmen?

J. Denger: Meine Frau und ich, wir haben drei Kinder, und bei einem Kind haben wir das ganz konkret wahrgenommen. Bei allen Dreien haben wir erlebt, daß sie sich vorher angekündigt haben – also nach der Konzeption, aber bevor wir wußten, daß es zur Schwangerschaft gekommen war –, und zwar durch Träume. Nun neigen wir beide überhaupt nicht zum Spintisieren, ich selber träume wenig, aber im Zusammenhang mit unseren drei Kindern traten ganz dezidierte Träume mit Wahrbildern ein. Bei unserer ältesten Tochter war dies ein stahlblauer Himmel mit weißen Wolken, es erschien ein weißes Segelschiff mit geblähten Segeln, mit einem nach vorne spitz zulaufenden weißen Wimpel, und dieses Schiff tauchte durch die Wolken nach unten auf die Erde hinab. Nach diesem Traum bin ich tief davon überzeugt aufgewacht, daß wir ein Kind erhalten würden, und wenige Tage später hat sich dies auch bestätigt. In einem anderen Fall hat meine Frau von einer Kirsche geträumt. Bevor sie wußte, daß sie schwanger war, träumte sie, daß sie im Spital läge, wo ihr eine Schale mit einer großen roten dunklen Kirsche gezeigt wurde. Bei unserem dritten Kind, unserem Sohn, haben wir bereits bei der Konzeption gemerkt, daß wir nicht alleine waren. Für mich ist es einfach schön, so etwas erlebt zu haben.

Natürlich stellt man sich in diesem Zusammenhang auch die Frage, wie das mit Kindern ist, die kommen wollten, aber die man nicht empfangen hat. Auf der anderen Seite, ich sage es noch einmal, möchte ich auf diesem Gebiet weniger spekulativ vorgehen, sondern vielmehr so, daß ich mir der Möglichkeit dieser Zusammenhänge bewußt werde und aus meinem Erfahrungshintergrund sage, daß ich dies entweder nachvollziehen kann oder auch nicht.

Es ist für mich auch nicht befremdlich im Sinne der Freiheitsfrage, sondern ein Zeichen, daß es nicht nur den Mann und die Frau gibt, sondern daß es offensichtlich noch einen Dritten gibt, der einen Willen zur Welt besitzt. Es gibt da jemanden, der noch mit im Spiel ist, und daß es in diesem Moment nicht nur um zwei, sondern um drei Wesen geht, empfinde ich nicht als Beeinträchtigung, sondern als Bereicherung. Trotzdem bin ich frei, sind alle Menschen frei zu sagen, daß sie gewillt sind, diesen Dritten zu empfangen, und zwar im Sinne eines Gastes, der kommen will.

Was machen die Ungeborenen bei Kindesmißbrauch und Vergewaltigung?

W.W.: Trotzdem sollte man nicht ein gewisses negatives Bild verdrängen, was sich unmittelbar in diesem Zusammenhang eröffnet: Wenn Rudolf Steiner schildert, daß die Ungeborenen die Menschen zum Geschlechtsakt zusammenbringen, so ist das sicherlich wieder nur *ein* Gesichtspunkt, denn die gesamte Angelegenheit bekommt sofort einen unangenehmen Nebengeschmack, wenn man an eine konsequente Verhütung denkt, bei der trotzdem ein Kind kommt, wenn ferner der Vater seine Tochter mißbraucht und in Folge dabei auch ein Kind entsteht oder überhaupt bei allen Vergewaltigungen. Oder soll man denken, daß die Menschen zu solchen Taten durch die Ungeborenen getrieben werden?

J. Denger: Das würde ich natürlich nicht so sehen, denn aus eigener Erfahrung weiß man, daß man rein aus sexueller Freude mit einer Frau zusammenkommen kann, und das hat natürlich vollauf seine Berechtigung, ist aber meiner Ansicht nach vollkommen von diesen drei von mir geschilderten Ausnahmesituationen zu unterscheiden. Im Sinne der Bedürfnisbefriedigung wird Sexualität praktiziert, ohne daß dabei von vornherein ein Wille eines Dritten vorhanden sein muß. Deswegen würde ich auch denken, daß dieses Zusammenführen zweier Menschen nicht bei jeder Konzeption der Fall ist.

Jeder Mensch hat natürlich sofort Verständnis dafür, wenn eine Frau bei Mißbrauch oder Vergewaltigung abtreibt, meistens wird auch abgetrieben. Aber selbst bei diesen Zusammenhängen gibt es beeindruckende Beispiele von Frauen, die dann sagen, obwohl sie von dem Vergewaltiger niemals wieder etwas hören wollen, daß sie ihr Kind trotzdem aufnehmen werden. Das ist wiederum das Spannende an der ganzen Angelegenheit, und hier liegt auch die Chance unserer Zeit, wenn wir derart bewußt mit diesen ganzen Dingen umgehen dürfen. Es hat eben aufgehört, daß diese Vorgänge einfach nur über uns kommen. Denn jeder Mensch hat die Entscheidung gefällt, jeder hat die Möglichkeit, dieses Kind nicht zu empfangen, wenn er es nicht will. Im Grunde können wir sagen, daß jedes Kind, das heute zur Welt kommt, gewollt ist.

Bürgerliche Weltsicht und Anthroposophie

Thomas Höfer

*„Pauschalurteile, endgültige Antworten, die wir au-
toritativ nur entgegenzunehmen brauchen, gibt es
nicht mehr. Jeder ist letztlich aufgerufen, selbst sich
um Erkenntnis zu bemühen, um für sich selbst entscheiden zu können." (Hoffmeister, S.12)*

**Gedanken zum Buch von Max Hoffmeister: Die übersinnliche Vorbereitung
der Inkarnation. Erkenntnisgrundlagen zur Frage der Wesenheit des Ich
und der Regelung der Empfängnis. Verlag Die Pforte, Basel, 2. wesentlich
ergänzte und erweiterte Auflage 1991, 266 Seiten, 13 Abbildungen, kart.**

Der aktuelle Hintergrund, vor dem die Problematik des Schwangerschaftsabbruchs diskutiert wird, ist die bevorstehende Neuregelung des § 218, die durch
die Vereinigung der beiden deutschen Staaten notwendig geworden ist. Die
Brisanz dieses Themas kann durch die erstaunliche Tatsache beleuchtet werden,
daß es nicht möglich war, im Einigungsvertrag zu einer abschließenden gesetzlichen Regelung des Schwangerschaftsabbruchs zu kommen und lediglich vorgeschrieben werden konnte, daß bis Ende 1992 eine für alle Teile Deutschlands
einheitliche Regelung gefunden sein muß. Im Klartext heißt das: Hätte man auf
einer Klärung im Einigungsvertrag bestanden, wäre die deutsche Vereinigung
womöglich erheblich verzögert worden. So kämpfen im geeinten Deutschland
Theologen beider Konfessionen, Ärzte, Juristen, Politiker, Lebensschutzgruppen,
Feministinnen, Frauen und Männer um eine Neugestaltung des erstmals 1871 im
Deutschen Reichsstrafgesetzbuch formulierten § 218: Verschärfung oder Abschaffung? Indikation oder Fristenlösung? Plichtberatung oder freie Verantwortlichkeit? Welche Lösung ist die beste?

Nur *eine* Äußerung Steiners zum Schwangerschaftsabbruch

In dieser aktuellen Situation der Unsicherheit erwarten viele der Anthroposophie nahestehende Menschen berechtigterweise Hilfestellung bei der Beurteilung
des Schwangerschaftsabbruchs. Was kann aus der Anthroposophie Rudolf Steiners hierzu beigetragen werden? In direkter Weise hat Steiner sich m.W. nur ein
einziges Mal zur Abtreibung geäußert, bezogen auf einen speziellen Fall:
„Auf die Frage, ob man bei einer Schwangerschaftsunterbrechung, die man zur
Rettung der Mutter vornimmt, in das Karma der Mutter und in das Karma des
Kindes eingreift, ist zu sagen: daß beide Karmas zwar in kurzer Zeit in andere

Bahnen gelenkt, aber bald wieder durch den Eigenverlauf in die entsprechende Richtung gebracht werden, so daß von dieser Seite von einem Eingreifen in das Karma kaum gesprochen werden kann. Dagegen findet ein starker Eingriff in das Karma des Operierenden statt. Und dieser hat sich zu fragen, ob er voll bewußt auf sich nehmen will, was ihn in karmische Verbindungen bringt, die ohne den Eingriff nicht dagewesen wären. Fragen dieser Art sind aber nicht generell zu beantworten, sondern hängen von der Besonderheit des Falles ab, gleich manchem, das ja auch im rein seelischen Kulturleben einen Eingriff in das Karma bedeutet und zu tiefen, tragischen Lebenskonflikten führen kann."[1]

Für eine generelle Beurteilung von Schwangerschaftsabbrüchen ist diese Textstelle allerdings denkbar ungeeignet, da sie sich nur auf den karmischen Aspekt bei medizinischer Indikation bezieht und Steiner selbst ausdrücklich betont, daß jeder Fall gesondert betrachtet werden muß. Bedenkt man, daß diese Äußerung 1924 gemacht wurde, die medizinische Indikation aber erst 1927 in die Reichsgerichtsbarkeit Eingang gefunden hat und Abtreibung bis 1926 mit bis zu 5 Jahren Zuchthaus bestraft wurde, muß sie für diese Zeit als ausgesprochen fortschrittlich gewertet werden.

Ein anderer möglicher Weg, doch zu einer anthroposophisch fundierten Aussage zum Schwangerschaftsabbruch zu kommen, könnte darin bestehen, das Verhältnis eines Kindes zu seinen Eltern anhand der Aussagen Rudolf Steiners zu untersuchen. Hier verspricht das Buch von Max Hoffmeister wertvolle Hilfe, denn es stellt die über das Gesamtwerk Rudolf Steiners verstreuten Aussagen zur Geburtsvorbereitung der menschlichen Individualität in systematischer Ordnung zusammen. Hoffmeister selbst versteht sein Buch als Arbeitsmaterial für den anthroposophisch orientierten Leser – es setzt also die Kenntnis der Anthroposophie voraus –, das durch sorgfältige Nachweise aller gebrachten Zitate eine Überprüfung und Erweiterung durch eigenes Nachlesen ermöglicht. Das eigene Nachlesen der Steiner-Texte in ihrem Originalzusammenhang ist übrigens sehr zu empfehlen, da durch die systematisch-thematische Ordnung Hoffmeisters Vortragspassagen, die unmittelbar zusammengehören, auseinandergerissen wurden, so daß der Gesamtduktus des Originals mitunter verlorengeht. Die Erweiterungen, die dem Textteil der ersten Auflage als Anhang beigefügt sind, wobei durch Zahlenverweise die entsprechenden Zusammenhänge hergestellt worden sind, ergänzen das bereits in der ersten Auflage gelieferte Material, so daß ein recht umfassender Überblick über Fragen der Inkarnation und ihrer Vorbereitung gegeben wird, der zudem mit Hilfe eines Sach- und Namensregisters leicht zu erschließen ist.

Die Zeit zwischen Geburt und Tod

Aus anthroposophischer Sicht ist zunächst zu berücksichtigen, daß ein Mensch nicht nur ein biologisches und seelisches Wesen ist, sondern über einen geistigen

Wesenskern verfügt und daß sich der Mensch wiederholt auf der Erde inkarniert. Die menschliche Individualität besteht also bereits vor der Konzeption und ist in ihrer geistigen Existenz unabhängig von den leiblichen Eltern auf der Erde, als deren Kind es sich inkarniert. Das bedeutet aber nicht, daß zwischen Eltern und Kind keine Beziehung bestünde. Zum Verständnis der Zusammenhänge soll an dieser Stelle auf das Leben zwischen Tod und einer neuen Geburt näher eingegangen werden, auch wenn dabei über das im Buch von Max Hoffmeister Dargestellte hinausgegangen wird.

Nach dem Tod trennt sich der Mensch nach und nach von seinen Hüllen, mit dem Tod zunächst vom physischen Leib. Übrig bleiben Ätherleib, Astralleib und Ich. Der Ätherleib löst sich als nächstes. Während dieses Ablösungsprozesses erlebt der Mensch ein Erinnerungstableau seines Lebens und das Fortgehen seiner Vorstellungswelt.

„Während dieser Zeit ist eine allmählich verblassende Erinnerung an das ganze eben verflossene Leben vorhanden ... Diese Zeit ist für verschiedene Menschen verschieden. Sie hängt davon ab, wie stark die Kraft ist, mit welcher bei einem Menschen der Astralleib den Ätherleib an sich hält, welche Gewalt der erste über den zweiten hat ... Ungefähr so lange als ein Mensch sich im äußersten Falle, wenn es sein muß, wach erhalten kann, so lange dauert nach dem Tode die Erinnerung an das eben verflossene Leben, das heißt der Zusammenhalt mit dem Ätherleib."[2]

In seiner weiteren Entwicklung breitet sich der Mensch, größer und größer werdend, im Kosmos aus, so daß er quasi im Kosmos aufgeht. „Dann tritt derjenige Zeitpunkt ein, wo der Mensch sich nicht mehr als eine Einheit erscheint, sondern wo gewissermaßen der Mensch sich als eine Vielheit erscheint, wo der Mensch sich so erscheint, daß die eine Tugend, die eine Eigenschaft gewissermaßen nach dem einen Stern hin sich bewegt, die andere nach dem andern Stern, wo der Mensch sein Wesen in die ganze Welt verteilt wahrnimmt."[3]

Der Mensch entfernt sich von der Erde, streift sein Erdenleben Stück für Stück ab und erlebt sich als Teil der geistigen Welt, als ein „Geist unter Geistern"[4].

An die Ablösung des Ätherleibes schließt sich zunächst eine Zeit an, in der der Mensch sein Leben in umgekehrter Zeitfolge, vom Ende des Lebens bis zum Beginn, durchmacht, und zwar aus der Persektive der Menschen, denen er in seinem Leben begegnet ist. Ein Verbrecher erlebt seine Taten also aus der Sicht seiner Opfer. Dieses Zurückerleben, auch Kamaloka genannt, dauert etwa ein Drittel der Zeit des Erdenlebens.

Rudolf Steiner schildert, daß dieser Rückblick im Bereich der geistigen Mondes geschieht, zu dem der Mensch inzwischen, sich von der Erde entfernend, aufgestiegen ist. Der geistige Mond ist, wie auch die geistige Sonne, nicht mit dem astronomischen Himmelskörper identisch. Ausgehend von einem geozentrischen Weltbild mit der Erde als Mittelpunkt, reicht die Mondenspäre vom Mittelpunkt der Erde in den Kosmos hinein bis etwa zur Umlaufbahn des physischen Mondes. Für die anderen Himmelskörper ist es entsprechend.

Während der Mensch rückblickend sein verflossenes Erdenleben schaut und erlebt, nimmt er eine moralische Beurteilung seines Erdenlebens vor, aus der heraus sich ein geistiger Leib, auch moralischer Leib genannt, bildet. „Ein guter Mensch bekommt einen schönleuchtenden moralischen Leib, ein schlechter einen übelleuchtenden moralischen Leib."[5] Dieser Leib wird beim weiteren Aufstieg des Menschen in die Region der geistigen Sonne in der Mondensphäre zurückgelassen. Damit ist auch der Astralleib abgelegt.

Der Geistkeim

In der Sonnenregion ist das oben bereits angedeutete Endstadium der Ausdehnung erreicht – der Mensch ist im Kosmos ausgebreitet. Jetzt schafft der Mensch zusammen mit geistigen Wesen höherer Hierarchien an dem Urbild seines menschlichen physischen Leibes. „Der Mensch ist Geist unter Geistern. Aber dasjenige, was er als seine Welt jetzt erblickt, ist das Wunder der menschlichen Organisation selber als Kosmos, als ganze Welt ... Der Mensch ist die Welt. Und an dieser Welt, die eigentlich der Mensch ist, sind wir beschäftigt. So wie wir Maschinen bauen, Buchhaltungen anlegen, Röcke machen, Schuhe machen, wie wir irgend etwas schreiben auf der Erde, wie wir also dasjenige zusammenweben, was man den Inhalt der Zivilisation nennt, so weben wir dort, aber zusammen mit den Geistern der höheren Hierarchien und mit den entkörperten Menschen, an der Menschheit. Wir weben die Menschheit aus dem Kosmos heraus. Hier auf Erden sind wir fertiger Mensch. Dort legen wir den Geistkeim des Erdenmenschen ... Wenn wir hier auf der Erde von Keim sprechen, so stellen wir uns etwas Kleines vor, das dann groß wird. Wenn wir aber davon sprechen, wie in der geistigen Welt der Keim des physischen Erdenmenschen vorhanden ist, denn der physische Keim, der im Leibe der Mutter gedeiht, ist nur das Abbild dieses Geistkeimes, wenn wir von dem Geistkeim sprechen, so ist der riesig groß, ist der ein Weltenall, und alle andern Menschen sind in dieses Weltenall verflochten ... Und dann verkleinert er sich immer mehr. Und wir machen das durch in der Zeit, die wir zwischen dem Tode und einer neuen Geburt durchmachen, daß wir zuerst als Weltenall groß den Geistkeim des Menschen bilden, der wir werden. Dann wird dieser Geistkeim immer kleiner und kleiner, er involviert seine Wesenheit immer mehr und mehr, und er ist es, der dann im Leibe der Mutter sein Abbild schafft."[6]
Erst dadurch, daß der Geistkeim sich mit der befruchteten Eizelle verbindet und diese nach seinem Vorbild gestaltet, wird aus der Eizelle ein menschlicher Organismus. Der Geistkeim ist aber nicht das Vorbild für den individuellen physischen Leib des Menschen, sondern für das Modell, quasi das Urbild des physischen Leibes eines Menschen. Alle Menschen schaffen sich daher auch gleiche Geistkeime. „Der physische Leib des Menschen wird individuell erst dadurch, daß der Ätherleib ihn durchzieht. Der physische Leib eines jeden Menschen würde gleich dem physischen Leib eines andern Menschen sein, denn in

der geistigen Welt weben sich die Menschen schlechthin gleiche Geistkeime für ihren physischen Leib."[7]

Sehnsucht nach dem Menschsein

Bisher hat sich der Mensch in der Zeit zwischen Tod und neuer Geburt von der Erde entfernt. Jetzt, etwa in der Mitte der Zeit zwischen Tod und neuer Geburt, dreht sich die Entwicklung um, der Mensch wendet sich wieder vom Kosmos ab und der Erde zu. „Und der Zeitpunkt ist angelangt, wo wir den Übergang zwischen dem Tod und einer neuen Geburt suchen müssen, von dem Kosmoswerden des Menschen zum Menschwerden des Kosmos. Wir sind aufgestiegen, indem wir uns immer kosmischer und kosmischer fühlen. Ein Zeitpunkt kommt – ich habe ihn in meinen Mysterien genannt die große Mitternachtsstunde des Daseins –, wo wir fühlen: Wir müssen wieder Mensch werden."[8] Einige Seiten weiter heißt es: „Vorher waren Sie in Ihrem Selbst so, daß Sie gewissermaßen eins waren mit der geistigen Welt, die Sie in ihren Individualitäten erlebten. Jetzt fühlen Sie die geistige Welt gewissermaßen nur wie eine allgemeine Geistigkeit. Aber Sie fühlen sich stärker. Es erwacht die Intensität des eigenen Selbstgefühles. Und damit tritt langsam und allmählich im Menschen wiederum das Bedürfnis auf nach einem neuen Erdendasein."[9] Von diesem Zeitpunkt an bereitet der Mensch seine neue Inkarnation auf der Erde vor.

Der Mensch wählt seine Ahnenreihe

An diesem Punkt kommt das zum Tragen, was ich oben schon angedeutet habe: Zwar ist der Mensch eine autonome geistige Individualität, aber er hat eine besondere Beziehung zu seinen Eltern. Er inkarniert sich auf der Erde nicht als Kind irgendwelcher Eltern, sondern als Kind ganz bestimmter Eltern, deren Entwicklung er über Generationen vor seiner Geburt verfolgt.

„Man fängt an, ein Interesse zu bekommen an ganz bestimmten Menschen, die da unten auf der Erde sind, und wiederum an deren Kindern und an deren Kindern wiederum. Während man früher nur ein Himmelsinteresse hat, bekommt man jetzt ein merkwürdiges Interesse, wenn die geistige Welt zur Offenbarung wird, an gewissen Generationenfolgen. Das sind die Generationenfolgen, an deren Ende dann die eigenen Eltern stehen, die einen gebären werden, wenn man wiederum herabsteigt zur Erde. Aber man bekommt schon lange vorher für die Voreltern Interesse. Man verfolgt die Generationenreihe bis zu den Eltern hinunter, und zwar verfolgt man sie nicht bloß im Zeitenverlaufe, sondern wenn dieser Zustand der Offenbarung zuerst eintritt, da sieht man schon wie prophetisch die ganze Generationenreihe vor sich."[10]

Der Mensch in der geistigen Welt sucht sich seine konkreten Eltern also selbst aus. Er entscheidet, als Kind welcher Eltern er sich auf der Erde inkarnieren will.

Damit das geschehen kann, greift er aus der geistigen Welt in die Generationen-folge ein. Steiner schildert dies einmal am Beispiel Goethes.

„Lange bevor ein Mensch ins physische Dasein tritt, steht er schon in einer geheimnisvollen Verbindung mit der gesamten Ahnenreihe. Und warum in einer Vorfahrenreihe ganz bestimmte Vorfahren auftreten, das rührt davon her, daß aus dieser Ahnenreihe – vielleicht erst nach Jahrhunderten – ein ganz bestimmter Mensch hervorgehen soll. Dieser Mensch, der da nach Jahrhunderten vielleicht aus einer Ahnenreihe hervorgehen soll, regelt von der geistigen Welt aus die Eigenschaften seiner Ahnen. Goethe also ... zeigt die Merkmale seiner Vorfahren, weil er sich von der geistigen Welt aus fortwährend damit zu schaffen gemacht hat, seine Eigenschaften den Ahnen einzupflanzen. Und so wie es für Goethe gezeigt wurde, tut es jeder Mensch."[11]

Ähnlich äußert sich Steiner, wenn er sagt: „Das sich verkörpernde Ich führt die sich Liebenden zusammen ... Wenn wir diesen Gedanken ganz durchdenken, so müssen wir sagen: Der sich wiederverkörpernde Mensch ist durchaus beteiligt an der Wahl seiner Eltern."[12]

Sich verkörpern, wenn sich eine Gelegenheit bietet

So absolut, wie der Vorgang hier geschildert wird, kann er nicht ablaufen. Schon aus logischen Gründen ist es nicht möglich, daß jeder Mensch über Gene-rationen seine Ahnenreihe plant, da dann festgelegt wäre, wann welche Frau mit welchem Mann wann welches Kind bekommt, und das über Generationen hin-weg. Denkt man dies zu Ende, wäre die gesamte Menschheitsentwicklung von dem Moment an, in dem der erste Mann mit der ersten Frau schlief, in allen Details vorherbestimmt. Aber auch Steiner schildert an anderer Stelle, daß andere Abläufe möglich sind, so daß davon auszugehen ist, daß die Aussage „wie bei Goethe, so bei allen Menschen" nicht absolut zu nehmen ist. Die Widersprüche in den Aussagen erklären sich dadurch, daß die Dinge von Steiner jeweils von einer anderen Seite und jeweils individuell angeschaut wurden. Zu dem Vorgang, wie er bei Goethe geschildert ist, gibt es also viele Alternativen.

Zum einen ist es möglich, daß sich eine Individualität früher auf der Erde inkarniert, als sie es vorgesehen hatte, weil gerade zu einem bestimmten Zeit-punkt ein geeigneter Leib zur Verfügung steht. Eine Individualität mit musikali-scher Veranlagung wird sich in einem Leib zu verkörpern suchen, der es ihr möglich macht, ihre Anlagen auszuleben. „Es ist also selbstverständlich, daß diese Individualitäten sich hingezogen fühlen werden zu einer Familie mit musi-kalischem Ohr, mit einer körperlichen Anlage, die es der Individualität ermög-licht, sich auszuleben. Die Familie unten auf dem physischen Plan übt eine Anziehungskraft aus für die Individualität oben im Devachan. Vielleicht würde die Individualität noch zweihundert Jahre oder länger im Devachan verbleiben; vielleicht ist ihre Devachanzeit noch nicht ganz abgelaufen. Aber weil auf dem physischen Plan ein geeigneter physischer Leib ist, wird sich die Individualität jetzt verkörpern ... Solche Regeln liegen der Verkörperung zugrunde. Sie hängt nicht allein davon ab, ob eine Individualität oben zur Verkörperung drängt, sondern auch davon, was für eine Anziehungskraft von oben ausgeübt wird."[13]

Hier wird die oben so streng geschilderte Kausalität sogar auf den Kopf gestellt. Die Eltern schlafen nicht miteinander, weil eine Individualität sich verkörpern will, sondern eine Individualität muß sich verkörpern, weil gerade zwei Menschen miteinander schlafen und weil dadurch ein geeigneter Leib entsteht.

An wieder anderer Stelle schildert Steiner das Geschehen noch offener. Die sich zur Verkörperung anschickenden Individualitäten sausen durch den Astralraum um die Erde und inkarnieren an geeigneter Stelle. Die näheren Umstände, Volk, Sprache, Familienbande etc., spielen da überhaupt keine Rolle. Das Inkarnationsgeschehen paßt sich völlig dem Geschehen auf der Erde an.

„Der Hellseher sieht überall in der astralen Welt solche Seelen, die sich verkörpern wollen. Raum- und Zeitverhältnisse in der astralen Welt sind allerdings anders als in der physischen Welt. Eine solche Seele kann sich mit riesiger Geschwindigkeit bewegen im astralen Raum, und sie wird von besonderen Kräften hingetrieben an den Ort, wo ein für diese Seele richtig konstruierter physischer und Ätherleib erzeugt wird. Eine Entfernung wie die zwischen Budapest und New York spielt da gar keine Rolle. Zeitverhältnisse kommen überhaupt nur soweit in Betracht, als durch sie die irdischen Möglichkeiten der besten Verkörperungsbedingungen erreicht werden können. Von der Erde kommt dieser Seele, die wie eine von oben nach unten sich verbreiternde Glockenform aussieht, wenn sie den Astralraum durchfliegt, das Physische entgegen, das von der Vererbungslinie her geschaffen ist."[14]

Eine geistige Gesetzmäßigkeit aus den Aussagen Steiners aufstellen zu wollen, ist also schon wegen ihrer Widersprüchlichkeit nicht möglich. Es müßte jeweils der Einzelfall hellseherisch angeschaut werden, um überhaupt eine gültige Beurteilung vornehmen zu können. Alles andere ist Spekulation.

Die Verbindung der Individualität mit dem Embryo

Es sei noch kurz der restliche Inkarnationsprozeß geschildert. Je mehr sich der Mensch wieder der Erde zuwendet, desto mehr steigt er wieder aus dem Sonnenbereich in den Mondenbereich herab. Hier nimmt er den moralischen Leib, den er beim Aufstieg zurückgelassen hat, wieder an sich. Gleichzeitig geht allmählich der Kontakt zum eigenen Geistkeim verloren. Im Moment der Konzeption auf der Erde, in dem Augenblick also, in dem Spermazelle und Eizelle im mütterlichen Organismus miteinander verschmelzen, verbindet sich der Geistkeim mit dem physischen Keim, während die Individualität noch in der geistigen Welt bleibt. Das weitere geschieht wie folgt:

„Der Geistkeim des physischen Leibes ist schon hinuntergegangen, man ist selber in der geistigen Welt. Da tritt eine starke Entbehrung ein, ein starkes

Entbehrungsgefühl. Man hat seinen Geistkeim des physischen Leibes verloren. Der ist schon unten. Der ist am Ende der Generationenreihe angekommen, die man gesehen hat. Man ist noch oben. Gewaltig macht sich da die Entbehrung geltend. Und diese Entbehrung, die zieht jetzt aus aller Welt die geeigneten Ingredienzien des Weltenäthers zusammen. Nachdem man schon den Geistkeim des physischen Leibes auf die Erde hinuntergeschickt hat und als Seele, als Ich und als astralischer Leib, zurückgeblieben ist, zieht man aus dem Weltenäther Äthersubstanz zusammen und bildet den eigenen Ätherleib. Und mit diesem eigenen Ätherleib, den man gebildet hat, vereinigt man sich etwa in der dritten Woche, nachdem die Befruchtung auf Erden eingetreten ist, und vereinigt sich mit dem leiblichen Keim, der sich nach dem Geistkeim in der geschilderten Weise gebildet hat."[15]

In den Äther- und Astralleib ist vor der Vereinigung mit dem physischen Keim noch der moralische Leib, den man in der Mondensphäre zurückgelassen hatte, eingewoben worden, wodurch das Karma für das neue Leben mit aufgenommen wird. Da der moralische Leib ein guter oder schlechter sein kann, werden sich auch Individualitäten mit entsprechendem Karma inkarnieren. Nicht jedes Kind ist also das süße, niedliche Wesen, das es zu sein scheint, sondern in ihm kann als Individualität ein wahrer Erzschuft mit finsteren Hypotheken stecken. Mit der dritten Schwangerschaftswoche ist mit dem in der Mutter heranwachsenden Embryo eine vollgültige menschliche Individualiät verbunden – sofern der Mutter nicht ein Wechselbalg im Grimmschen Sinne untergeschoben wurde..

Keine allgemeingültigen Aussagen

Mein Ausgangspunkt war die Frage nach einem anthroposophischen Beitrag zum Schwangerschaftsabbruch. Da es keine allgemeinen Aussagen Steiners hierzu gibt, habe ich versucht, die Voraussetzungen für eine Verkörperung eines Menschen aus anthroposophischer Sicht darzustellen. Hierbei ist deutlich geworden, daß es keine allgemeine Gesetzmäßigkeit gibt, eine solche wäre nur spekulativ zu konstruieren. Verfügt man nicht über okkulte Fähigkeiten, die es einem ermöglichen, die Voraussetzungen der sich inkarnierenden Individualität zu schauen, wird man von dem ausgehen müssen, was real wahrnehmbar ist, sprich vom konkreten Einzelfall.

Dennoch versuchen einige Anthroposophen aus der Tatsache, daß sich in einer Schwangerschaft eine Individualität ankündigt und sich zu einem relativ frühen Zeitpunkt mit dem Embryo verbindet, den Schluß abzuleiten, daß die Mutter diese auch zur Welt bringen muß, schließlich sei sie aus der geistigen Welt schon vor Generationen auserwählt worden. Die Mutter habe die Pflicht, das Kind auszutragen. „Es muß auch von den Pflichten, nicht nur von den Rechten derjenigen gesprochen werden, die das Leibeshaus der bauwilligen Individualität substantiell zu errichten haben, nämlich von den Eltern."[16]

Wider die Unmoral

Ich komme jetzt wieder auf das Buch von Hoffmeister zurück, in dem nicht nur die Aussagen Steiners zusammengestellt sind, sondern auch zum Teil bemerkenswerte Schlüsse aus diesen gezogen werden. Da wird nicht nur die Abtreibung, sondern auch gleich die Verhütung suspekt, denn auch wer verhütet, verhindert möglicherweise eine Inkarnation. „Heute scheint man in vielen Kreisen, auch offensichtlich in anthroposophischen, die Ansicht zu vertreten, daß vor Beginn einer Schwangerschaft die Eltern in ihrer Entscheidung bezüglich der Empfängnis frei seien, d.h. die Elternpersönlichkeiten könnten frei entscheiden, ob sie ein Kind haben wollen oder nicht. Die Anwendung antikonzeptioneller Mittel stände ihnen völlig frei.“[17] Hoffmeister ist offensichtlich nicht dieser Meinung. Wer, wenn nicht die Eltern, sollen denn darüber entscheiden, wann Kinder kommen? Die UN haben bereits 1968 ein Recht auf Familienplanung, das als Menschenrecht bewertet wird, verabschiedet, das heißt, jedes Paar oder jede alleinerziehende Mutter muß selbständig über die Anzahl ihrer Kinder und den Abstand zwischen den Geburten entscheiden können. Die Menschen im allgemeinen dürfen nach Hoffmeister offensichtlich dieser Auffassung sein, die Anthroposophen müßten es aber eigentlich besser wissen – oder weshalb sonst werden sie extra erwähnt? Ginge es aber nach Hoffmeister, wäre bereits Verhütung verwerflich, egal ob durch antikonzeptionelle Mittel oder durch Enthaltsamkeit. „Der Abtreibungsparagraph 218 wurde bisher nicht von der Empfängnisverhütung berührt, weil bei letzterer noch keine Leibesfrucht vorliegt.“[18] Das wäre ja auch noch schöner! Sollen wir uns dem vermeintlichen Willen der geistigen Welt, den Herr Hoffmeister und Gleichgesinnte aus einseitigen Interpretationen Rudolf Steiners spekulativ ableiten, willenlos unterwerfen und dem Geschlechtsverkehr frönen, was das Zeug hält, nur damit alle willigen Individualitäten auf die Welt kommen können?

Gründe für Verhütung und Abtreibung

„Die Frage stellt sich dann, ob die Eltern in ihrer Entscheidung, ob sie ein Kind haben wollen oder nicht, oder wenigstens derzeit nicht, wirklich so ganz frei sind, wie es gern postuliert wird, ob die von ihnen geltend gemachten Gründe für die Anwendung von antikonzeptionellen Mitteln unter Berücksichtigung der sie anschauenden, auf sie zukommenden Geistwesenheit, die ihr Kind werden möchte, ausreichend, wirklich notwendig sind. Solche Gründe können tatsächlich vorliegen, wie z.B. die Gesundheit der Mutter, die Pflichten gegenüber ihren anderen Kindern und auch gegenüber ihrem Mann usw. hat, wenn also durch Siechtum und Tod der Mutter nicht zu verantwortendes Schicksal für die Angehörigen entsteht.“[19]

Eine Frau, die mit einer Schwangerschaft ihre Gesundheit gefährdet und deshalb unter Umständen den Pflichten gegenüber ihrem Mann und ihren Kindern (als wenn eine Frau nicht auch Rechte hätte) nicht mehr nachkommen könnte, darf immerhin verhüten, abtreiben aber keineswegs. Und wenn sie trotz aller Vorsichtsmaßnahmen doch schwanger wird? Muß sie sich dann dem Leben des Kindes opfern, da sein Wille zum Leben selbst einer Verhütung widerstanden hat?

Hier wird die ganze Phantasielosigkeit Hoffmeisters deutlich. Der Wunsch, keine Kinder zu haben, kann viele Gründe haben, deren Legitimität niemand prinzipiell anzweifeln kann. Es genügt eigentlich, wenn eine Frau keine Kinder haben möchte, weil sie Kinder nicht mag. Ihr Enthaltsamkeit zu empfehlen, ist ein Zeichen von kleinbürgerlicher Moral und Lustfeindlichkeit. Selbst bei der derzeit in Westdeutschland geltenden Indikationenregelung sind mehr Gründe für einen legalen Abbruch vorgesehen. Gefahr für das Leben der Mutter, eine Beeinträchtigung ihrer physischen und seelischen Gesundheit (medizinische Indikation), Erbschäden des Kindes (eugenetische Indikation), Schwangerschaft infolge einer Gewalttat (kriminologische Indikation) und andere schwerwiegende Notlagen (soziale Indikation) werden im Text des § 218 dezidiert genannt, womit das Gesetz mehr Menschlichkeit und Verständnis signalisiert als mancher Anthroposoph, der selbst eine Vergewaltigung noch als vom Inkarnationswillen der Individualität gelenkt sehen möchte.

Familienplanung unerwünscht

Nach Hoffmeister wirft das Instrument der Familienplanung sogar ernsthafte Probleme auf. „Wieder ein anderer Aspekt ist die Einschränkung der Kinderzahl, die neue Probleme aufwirft. Die große Zahl des Nachwuchses kann zu einer sozialen Belastung führen, die die Frage entstehen läßt, ob man diese Belastung auf sich nehmen will. Dieses Problem dürfte aber heute relativ selten auftreten, und zwar infolge des Kindergeldes und des höheren Lebensstandards auch der unteren Volksschichten."[20] Daß die hohe Kinderzahl früherer Zeiten auch durch die hohe Säuglings- und Kindersterblichkeit bedingt war, so daß nur wenige Kinder überlebten, und daß Familien in soziale Not, Hunger und Elend gerieten, als durch den medizinischen Fortschritt mehr Kinder überlebten und diese von ihren Eltern nicht mehr ernährt werden konnten, ist Herrn Hoffmeister offenbar unbekannt. Mit höherer Kinderzahl nahm übrigens auch die Zahl der Abtreibungen zu. Und heute? Unser Planet wird kaum viel mehr Menschen verkraften, als er im Augenblick beherbergt. Kinderreichtum ist längst kein positiv besetzter Wert mehr, höchstens noch in Anthroposophenkreisen, die zu verklemmt sind, um über Verhütung zu reden. Eine Frau mit mehr als drei Kindern hat es heute schwer, zu sich selbst zu finden. Wer ihr rät, doch am heimischen Herd nach Selbstverwirklichung zu streben, sollte sich fragen, ob er es dulden würde, wenn andere ihm Vorschriften für die eigene Lebensgestaltung machen möchten, oder ob er bereit wäre, die Stelle einer solchen Frau einzunehmen, damit sie ihre Wege gehen kann.

Noch etwas deftiger als Hoffmeister formuliert Lore Degeller in ihrer Rezension des Hoffmeisterbuches: „Denn nur durch den Ausblick auf die vorkonzeptionelle und embryonale 'Biographie' des Kindes können die biographischen Hindernisse von Seiten der Mutter – sprich: sog. Not-Situationen (wo gibt es diese heute bei uns, selbst bei 10 Kindern?) ins rechte Licht gerückt werden. Freiheit ist eine wichtige Errungenschaft, aber nur auf bzw. vor dem Hintergrund einer entsprechenden Bewußtseins- und Erkenntnisgrundlage. Da diese heute fehlt, kann es sich bei unserer Thematik im allgemeinen nur um eine Fehlinterpretation des Begriffs Freiheit und damit um 'Willkür' handeln."[21] Kinder, die in der Bundesrepublik Deutschland in Obdachlosenheimen wohnen, weil die Eltern keine Arbeit haben und wegen ihrer großen Kinderzahl keine Wohnung bekommen, gibt es in den Augen von Frau Degeller offenbar nicht. Frauen, die um ihr Leben und das ihrer Kinder fürchten, weil der Mann im Suff auf sie einzuschlagen pflegt, auch nicht. Vielleicht gehen Frau Degeller die Augen auf, wenn alle Notleidenden der Bundesrepublik eines Tages auf ihrer Fußmatte stehen.

Frau Degeller, Ärztin, hat ein klares Menschenbild: Für sie ist Abtreibung eine „ethisch-moralische Fehlentwicklung", ebenso wie Selbstmord und Sterbehilfe; bei der Jugend schließlich macht sie „ungehemmte soziale Triebe" aus.[22] Schlimm genug, daß es Menschen mit einem derart engstirnigen Weltbild gibt, daß sie aber die Anthroposophie als Rechtfertigung benutzen, ist schlicht widersinnig, denn so wird Anthroposophie für eine bürgerlich-dogmatische Ideologie vereinnahmt, anstatt unvoreingenommene, wirklichkeitsgemäße und individuelle Erkenntnis zu ermöglichen.

Der eugenetische Okkultismus

Rudolf Steiner schildert, daß sich bei den Menschen im Osten eine Fähigkeit ausbilden wird, bewußt Konzeptionen zuzulassen oder auch nicht. Er nennt diese Fähigkeit den „eugenetischen Okkultismus".

„Und eine Fähigkeit wird sich entwickeln, die ich nennen möchte die eugenetische Fähigkeit. Und diese eugenetische Fähigkeit wird sich vorzüglich entwickeln bei den Menschen des Ostens, bei den Menschen Rußlands und des asiatischen Hinterlandes ... Eugenetische Fähigkeit nenne ich die Heraushebung der Menschenfortpflanzung aus der bloßen Willkür und dem Zufall. Innerhalb der Bevölkerung des Ostens wird sich nämlich ein instinktiv helles Wissen entwickeln, welches Kenntnis davon haben wird, wie mit gewissen kosmischen Erscheinungen parallel laufen müssen die Gesetze der Population, die Gesetze der Bevölkerung; wie man, wenn man im Einklang mit gewissen Sternenkonstellationen die Empfängnis einrichtet, dadurch Veranlassung gibt, gut gearteten oder übel gearteten Seelen den Zugang zur Erdenverkörperung zu verschaffen."[23] In der Zukunft wird also – zumindest zunächst bei einem Teil der Menschheit – genau das eintreten, was heute kritisiert wird: Das Inkarnationsgeschehen wird von den

Menschen auf der Erde in die Hand genommen, und zwar nicht aus bewußter Erkenntnis, die in Freiheit errungen wurde, sondern aus einem instinktiven Hellsehen heraus. Wer will beurteilen, ob nicht auch die Abneigung heutiger Frauen gegen Kinder, die sich zu einem bestimmten Zeitpunkt unerwünscht ankündigen, mitunter aus tieferen Quellen gespeist wird?

Zum Abschluß

Eine allgemeine Gesetzmäßigkeit ist aus der Anthroposophie nicht abzuleiten, auch wenn andere anderes behaupten. Es sei allen sogenannten Anthroposophen empfohlen, sich die Haltung Rudolf Steiners anzueignen, stets auch von der sozialen Wirklichkeit auszugehen, auch wenn diese nicht den eigenen Vorstellungen entspricht. Wie sieht diese Realität aus?

„Keine zum Abbruch ihrer Schwangerschaft entschlossene Frau konnte jemals daran gehindert werden, ihre Absicht auszuführen. Wo dies versucht wurde und wird, haben Frauen schon immer den Ausweg zu illegaler Hilfe oder zu teilweise lebensgefährlichen Praktiken der Selbstabtreibung gesucht und gefunden. Deshalb lag und liegt die Entscheidung über den Abbruch einer ungewollten Schwangerschaft faktisch ohnehin bei den Schwangeren selbst und bei niemandem sonst."[24]

Wozu eine entwürdigende Strafgesetzregelung, die nur zur Diskriminierung von Frauen führt? Wem nützt staatlicher Zwang über Frauen? Die Folgen eines Schwangerschaftsabbruchs haben Frauen ohnehin zu tragen, gesundheitlich und seelisch. Müssen sie auch noch kriminalisiert werden?

Die übereifrigen Anthroposophen sollten sich fragen, welche Fähigkeiten der Mensch auf der Erde entwickeln soll, und dazu gehört sicher nicht ein blinder Gehorsam gegenüber einer geistigen Welt, die sich im Konkreten auch noch weitgehend der eigenen Anschauung entzieht, der gegenüber man also allenfalls ansatzweise erkenntnis- und urteilsfähig ist. Von außen aufgezwungene Pflicht und blinde Pflichterfüllung gehören seit der „Philosophie der Freiheit" Rudolf Steiners nicht mehr zum anthroposophischen Ideal eines sittlichen Menschen.

Sicherlich stimmt es, daß der Mensch lernen soll, aus Erkenntnis zu handeln, denn nur wer aus Erkenntnis handelt, handelt frei. Sicherlich stimmt es auch, daß die meisten Abtreibungen nicht aus freier Erkenntnis, sondern aus Angst, Scham und Sorge motiviert sind. Wer will aber den abtreibenden Frauen daraus einen Strick drehen? Was sie brauchen, ist Verständnis, nicht Hochmut, Hilfe, nicht Tadel und altkluge Belehrung.

Eine abschließende anthroposophische Stellungnahme zum Schwangerschaftsabbruch und zum § 218 ist mir nicht möglich. Aber anders als Herr Hoffmeister und Frau Degeller sehe ich nicht nur das Recht einer sich in einer Schwangerschaft ankündigenden Individualität, sondern ich sehe auch das Recht der Frau, die schwanger ist, ihr Leben zu leben – wenn sie es will, auch ohne Kinder. Wenn sie eine unerwünschte Schwangerschaft abbrechen will, sollte ihr das ohne gesundheitliche Risiken und ohne entwürdigende Prozeduren möglich sein.

Anmerkungen:

1. Rudolf Steiner: Meditative Betrachtungen und Anleitungen zur Vertiefung der Heilkunst. Fragenbeantwortung, 1. Rundbrief vom 11.03.1924, GA 316, Dornach 1967, S.228. Zit. nach Hoffmeister, S.127 f.

2. Rudolf Steiner: Die Geheimwissenschaft im Umriß. GA 13, Tb., Dornach 1981, S.313

3. Rudolf Steiner: Menschenwesen, Menschenschicksal und Welt-Entwickelung. GA 226, Dornach 1978, 16.05.1923, S.23 f.

4. ebd., S.24

5. ebd., S.31

6. ebd., S.34 ff.

7. ebd., S.40

8. ebd., S.24 f.

9. ebd., S.38

10. ebd., S.39

11. Rudolf Steiner: Das Leben zwischen dem Tode und einer neuen Geburt im Verhältnis zu den kosmischen Tatsachen. GA 141, Dornach 1964, S.140 f. Zit. nach Hoffmeister, S.25

12. Rudolf Steiner: Das Prinzip der spirituellen Ökonomie im Zusammenhang mit Wiederverkörperungsfragen. GA 111, Dornach 1962, S.204. Zit. nach Hoffmeister, S. 26

13. Rudolf Steiner: Das Wesen des Musikalischen und das Tonerlebnis im Menschen. GA 283, Dornach 1991, Tb., S.31

14. Wie 12., S.200. Zit. nach Hoffmeister, S.34 f.

15. Wie 3., S.40

16. Hoffmeister, S.10

17. ebd., S.8

18. ebd., S.9

19. ebd., S.10

20. ebd, S.11

21. Lore Degeller: Die übersinnliche Vorbereitung der Inkarnation. In: Die Christengemeinschaft, Nr.3/1992, S.146

22. Lore Degeller: Offene und verborgene Manipulation um Geburt und Tod. In: Das Schicksal manipulieren? Stuttgart 1986, S.84 f.

23. Rudolf Steiner: Die soziale Grundforderung unserer Zeit. GA 186, Dornach 1979, S.72

24. Pro Familia: Schwangerschaftsabbruch – Fakten und Argumente. In: Andrea Hauner/Elke Reichart (Hg.): § 218 – Zur aktuellen Diskussion. München 1992, S.263

Schwangerschaftsabbruch

STRAFBARKEIT UND RECHTSGRUNDLAGEN
Jutta Konkel

§ 218: Geschichtliche Übersicht zum Abtreibungsparagraphen

1532 entstand die „Carolina", eine von Kaiser Karl V. entworfene Gerichtsord-
nung, in der erstmals die Bezeichnung „Abtreibung" in einem Gesetzestext
verwendet wurde; sie wurde von nun an mit der Todesstrafe geahndet.

1871 – Basierend auf dem preußischen Strafgesetz von 1851, in dem für Schwangerschaftsabbruch schwere Strafe vorgesehen war, entstand bei der Gründung des Deutschen Reiches 1871 der § 218 im neugeschaffenen Reichsstraf-
gesetz: Abtreibung wurde mit bis zu fünf Jahren Zuchthaus bestraft.

1926 wurde der § 218 durch die SPD im Reichstag reformiert. Das Mindeststraf-
maß wurde von einem Jahr auf einen Tag herabgesetzt, die Strafe wurde nun
in Gefängnissen statt wie bisher in Zuchthäusern vollzogen.

1927 beschloß das Reichsgericht die medizinische Indikation. Das bedeutet, daß
das Leben der Frau erst von diesem Zeitpunkt an als höherwertig und
schutzwürdiger galt als das des Embryos, da bislang bei Gefahr für das Leben
der Frau durch die Schwangerschaft keine legale Möglichkeit eines Abbruchs
bestand.

1933 wurde folgender Antrag in das Strafgesetz übernommen: „Wer es unter-
nimmt, die natürliche Fruchtbarkeit des deutschen Volkes zum Schaden der
Nation künstlich zu hemmen, wird wegen Rassenverrat mit Zuchthaus ..., in
besonders schweren Fällen mit dem Tode bestraft."[1]

1935 wurde die eugenische Indikation von den Nazis eingeführt.[2]

18.06.1974 entschied sich das 5. Strafrechtsreformgesetz für die Fristenlösung.

25.02.1975 – Auf Antrag der Länder Bayern und Baden-Württemberg erklärte
das Bundesverfassungsgericht die Fristenlösung für grundgesetzwidrig und
nichtig, „da ein derartiges Recht zur Sch. (Schwangerschaftsunterbrechung,
J.K.) mit dem Grundrecht der Menschenwürde und dem verfassungsrechtli-
chen Schutz des Lebens und der körperlichen Unversehrtheit unvereinbar
sei"[3].

18.05.1976 – Durch das 15. Strafrechtsänderungsgesetz trat die jetzt in den alten
Bundesländern gültige Indikationenregelung in Kraft.

Die Indikationenregelung (§§ 218–219 d StGB)

Seit der Vereinigung regeln in Deutschland zwei unterschiedliche Gesetze den
Schwangerschaftsabbruch (interuptio graviditatis). In den alten Bundesländern

gilt, wie gehabt, bis zu der im Einigungsvertrag verlangten Neuregelung der nachstehende § 218 (StGB) als Indikationsmodell:

„§ 218. Abbruch der Schwangerschaft.

(1) Wer eine Schwangerschaft abbricht, wird mit Freiheitsstrafe bis zu drei Jahren oder mit Geldstrafe bestraft.

(2) ...

(3) Begeht die Schwangere die Tat, so ist die Strafe Freiheitsstrafe bis zu einem Jahr oder Geldstrafe. Die Schwangere ist nicht nach Satz 1 strafbar, wenn der Schwangerschaftsabbruch nach Beratung (§ 218 b Abs. 1 Nr.1 und 2) von einem Arzt vorgenommen worden ist und seit der Empfängnis nicht mehr als zweiundzwanzig Wochen verstrichen sind. Das Gericht kann von einer Bestrafung der Schwangeren nach Satz 1 absehen, wenn sie sich zur Zeit des Eingriffs in besonderer Bedrängnis befunden hat.

(4) ...

§ 218 a. Indikation zum Schwangerschaftsabbruch."[4]

Ein Schwangerschaftsabbruch bleibt also nur dann straffrei, wenn eine der folgenden Indikationen (angezeigte Gründe) vorliegt sowie die anderen Bedingungen erfüllt werden.

„a) Der Arzt, der den Abbruch vornimmt, muß 'nach ärztlicher Erkenntnis' zu der Überzeugung gekommen sein, daß aus bestimmten schwerwiegenden Gründen (Indikationen) eine Fortsetzung der Schwangerschaft für die Frau unzumutbar wäre. Die gesetzlichen Indikationen sind

1. Gefahr für die körperliche oder seelische Gesundheit oder das Leben der Schwangeren ('medizinisch-soziale' Indikation),

2. Gefahr einer nicht behebbaren gesundheitlichen Schädigung des Kindes ('eugenische' Indikation),

3. Schwangerschaft aufgrund von Vergewaltigung, sexueller Nötigung, sexuellen Mißbrauchs eines Kindes oder einer Widerstandsunfähigen (§§ 176–179 StGB) 'kriminologische' Indikation) und

4. Gefahr einer anderen schwerwiegenden Notlage ('Notlagen'-Indikation).

b) Der Abbruch muß bei der Notlagen-Indikation und der kriminologischen Indikation innerhalb von 12, bei der eugenischen Indikation innerhalb von 22 Wochen nach der Empfängnis (das entspricht 14 bzw. 24 Wochen nach Beginn der letzten Regelblutung) vorgenommen werden.

c) Dem abbrechenden Arzt muß die schriftliche Feststellung eines anderen Arztes darüber vorliegen, ob nach dessen ärztlicher Erkenntnis eine der gesetzlichen Indikationen gegeben ist.

d) Die Frau muß von einem Arzt über die 'ärztlich bedeutsamen Gesichtspunkte' beraten worden sein ('medizinische Beratung'); dies kann durch jeden der am Verfahren beteiligten Ärzte geschehen.

e) Die Frau muß mindestens drei Tage vor dem Eingriff über die zur Verfügung stehenden sozialen Hilfen beraten worden sein ('soziale Beratung'). Dies muß in einer anerkannten Beratungsstelle geschehen oder durch einen Arzt, der selbst als Berater anerkannt ist oder sich 'auf geeignete Weise' über die im Einzelfall zur Verfügung stehenden Hilfen informiert hat. Falls ein Arzt diese Beratung durchführt, darf es nicht derselbe sein, der den Abbruch vornimmt. Diese Beratung ist nicht erforderlich, wenn der Abbruch wegen eines Körperschadens oder einer körperlichen Krankheit der Frau erfolgen soll."[5]

Die Fristenlösung

In den fünf neuen Bundesländern gilt bis zu der im Einigungsvertrag vorgesehenen Neuregelung einer gesamtdeutschen Gesetzgebung für Schwangerschaftsabbrüche bis Ende 1992 die anschließend aufgeführte Fristenregelung vom 12. Januar 1968, in der Fassung der Bekanntmachung vom 14. Dezember 1988 (GBl. I 1989, S.33).

„Mit dem Einigungsvertrag gestrichen wurden allerdings die Passagen des DDR-Gesetzes, in denen der Staat es als Recht der Frau anerkannte ..., ob sie eine Schwangerschaft austragen oder abbrechen will. Dieses Recht der Frau war damit begründet worden, daß nur so die Gleichberechtigung der Frau in Ausbildung und Beruf, Ehe und Familie zu gewährleisten sei."[6]

„§ 153 [Gesetzeswidrige Schwangerschaftsunterbrechung].
(1) Wer entgegen den gesetzlichen Vorschriften die Schwangerschaft einer Frau unterbricht, wird mit Freiheitsstrafe bis zu drei Jahren oder mit Verurteilung auf Bewährung bestraft.
(2) Ebenso wird bestraft, wer eine Frau dazu veranlaßt oder sie dabei unterstützt, ihre Schwangerschaft selbst zu unterbrechen oder eine ungesetzliche Schwangerschaftsunterbrechung vornehmen zu lassen. Die Strafverfolgung verjährt in drei Jahren."[7]

Im § 154 wird die einwilligungslose und gewerbsmäßige Schwangerschaftsunterbrechung geregelt. – § 153 steht folgendem Recht zur Regelung von Schwangerschaftsabbrüchen nach, d.h. sollten die Umstände, die durch folgende Paragraphen beschrieben sind, gegeben sein, bleibt ein Schwangerschaftsabbruch straffrei:

„§ 1.
(1) ...
(2) Die Schwangere ist berechtigt, die Schwangerschaft innerhalb von zwölf Wochen nach deren Beginn durch einen ärztlichen Eingriff in einer geburtshilflich-gynäkologischen Einrichtung unterbrechen zu lassen.
(3) Der Arzt, der die Unterbrechung der Schwangerschaft vornimmt, ist verpflichtet, die Frau über die medizinische Bedeutung des Eingriffs aufzuklären

und über die künftige Anwendung schwangerschaftsverhütender Methoden und Mittel zu beraten.

(4) Die Unterbrechung einer Schwangerschaft ist auf Ersuchen der Schwangeren und nur nach den Bestimmungen dieses Gesetzes und der zu seiner Durchführung erlassenen Rechtsvorschriften zulässig. Im übrigen gelten die §§ 153 bis 155 des Strafgesetzbuches vom 12.01.1968 (GBl I Seite 1).

§ 2.

(1) Die Unterbrechung einer länger als zwölf Wochen bestehenden Schwangerschaft darf nur vorgenommen werden, wenn zu erwarten ist, daß die Fortdauer der Schwangerschaft das Leben der Frau gefährdet, oder wenn andere schwerwiegende Umstände vorliegen.

(2) Die Entscheidung über die Zulässigkeit einer später als zwölf Wochen nach Schwangerschaftsbeginn durchzuführenden Unterbrechung trifft eine Fachärztekommission.

§ 3.

(1) Die Unterbrechung der Schwangerschaft ist unzulässig, wenn die Frau an einer Krankheit leidet, die im Zusammenhang mit dieser Unterbrechung zu schweren gesundheitsgefährdenden oder lebensbedrohenden Komplikationen führen kann.

(2) Die Unterbrechung einer Schwangerschaft ist unzulässig, wenn seit der letzten Unterbrechung weniger als sechs Monate vergangen sind. In besonderen Ausnahmefällen kann die Genehmigung von der Fachärztekommission gemäß § 2 Absatz 2 erteilt werden.

§ 4.

(1) Die Vorbereitung, Durchführung und Nachbehandlung einer nach diesem Gesetz zulässigen Unterbrechung der Schwangerschaft sind arbeits- und versicherungsrechtlich dem Erkrankungsfall gleichgestellt."[8]

Der Einigungsvertrag

Laut Einigungsvertrag vom 31.08.1990 Art. 31, Absatz 4 zum Beitritt der ehemaligen DDR zur Bundesrepublik ist es „Aufgabe des gesamtdeutschen Gesetzgebers, spätestens bis zum 31. Dezember 1992 eine Regelung zu treffen, die den Schutz vorgeburtlichen Lebens und die verfassungskonforme Bewältigung von Konfliktsituationen schwangerer Frauen vor allem durch rechtlich gesicherte Ansprüche für Frauen, insbesondere auf Beratung und soziale Hilfen besser gewährleistet, als dies in beiden Teilen Deutschlands derzeit der Fall ist ... Kommt eine Regelung in der in Satz 1 genannten Frist nicht zustande, gilt das materielle Recht in dem in Artikel 3 genannten Gebiet weiter."[9]

Nach zögerlichem Beschluß gilt bis zur Erfüllung des Einigungsvertrages das „Tatort-Prinzip" innerhalb Deutschlands. Das bedeutet, es kommt jeweils das Recht der Länder zur Anwendung, in denen der Eingriff durchgeführt wird.

Gesetzgebung in einigen anderen europäischen Ländern zum Vergleich

Indikationsmodelle

Irland: Absolutes Abtreibungsverbot. Die Tat ist ein Verbrechen und mit lebenslanger Freiheitsstrafe bedroht. Auch der Versuch ist strafbar.

Italien: Faktische Fristenregelung mit Beratungspflicht. Stellt der Arzt keine Notlagenindikation fest, kann sich die Schwangere dennoch zu einem Abbruch entschließen, ohne sich strafbar zu machen. Voraussetzung ist, daß zwischen Beratung und Abbruch eine siebentägige 'Bedenkzeit' liegt.

Polen: In Polen gibt es ein Indikationsmodell mit sozialer, medizinischer und kriminologischer Indikation.

Portugal: Indikationsmodell, das dem bundesrepublikanischen weitgehend entspricht. Allerdings gilt das Recht des 'Tatorts'. Das heißt, Portugiesinnen, die im Ausland eine Abtreibung vornehmen lassen, machen sich nicht strafbar.

Spanien: Indikationsmodell wie in der BRD. Wie in Portugal gilt jedoch das 'Tatort'-Prinzip.

Fristenmodelle

Belgien: Der Schwangerschaftsabbruch wird in den ersten 12 Wochen nicht bestraft. Vorhergehende Beratung ist Pflicht.

Frankreich: Beratungspflicht. In den ersten zehn Wochen ohne Indikation. Danach ist eine Indikation vorgeschrieben.

Großbritannien: Abbruch bleibt straffrei, auch wenn er nach der 12. Woche vorgenommen wird.

Niederlande: Abbruch bleibt straffrei, auch nach der 12. Woche. Abbrüche dürfen nur in Kliniken vorgenommen werden, die eine Erlaubnis haben. Eingriffsgrenze ist etwa die 20. Schwangerschaftswoche.

Österreich: Bis 12. Woche straffrei. Danach ist der Abbruch nur noch bei Vorliegen einer Indikation erlaubt.

Schweden: Gestaffelte Fristenlösung: Bis zur 12. Woche straffrei, danach bis zur 18. Woche Beratung durch einen besonders geschulten Sozialarbeiter. „Wie in Holland ist die Qualifikation eines Facharztes für die Abtreibung nicht notwendig.

Türkei: Bis 10. Woche straffrei. Danach ist der Abbruch nur noch bei Vorliegen einer Indikation erlaubt.[10]*

---

*Siehe auch die Auswertung der gesetzlichen Regelungen in 144 Ländern der Erde im Kasten auf Seite 64.

Gesetzentwürfe der Fraktionen zur Neuregelung des Strafrechts

Aufgrund des Einigungsvertrages ist die ohnehin kontroverse Diskussion um das Abtreibungsrecht wieder einmal in vollen Gang gekommen. Um eine Beibehaltung territorialen Rechts zu vermeiden, an der alle Fraktionen aus unterschiedlichen Intentionen heraus kein Interesse haben, wurden in erster Lesung am 26. September 1991 sechs unterschiedliche Anträge auf Neuregelung einer gesamtdeutschen Gesetzgebung zur Debatte gestellt.

Der Unionsentwurf:
Der am 12. September 1991 von der Fraktion bewilligte Entwurf sieht eine Verminderung von vier auf zwei Indikationen vor, wobei die medizinische Indikation in ihrer jetzigen Form erhalten bleiben soll, dagegen die soziale, die eugenische und die kriminologische Indikation zu einer psychosozialen Indikation zusammengefaßt werden sollen. Erhalten bleibt die 12-Wochen-Frist, es sei denn, es handelt sich um eine medizinische oder eugenische Indikation, dann erhöht sich der Zeitraum auf 20 Wochen. Ein Eingriff darf nur dann vorgenommen werden, wenn sich der Gynäkologe „eine eigene ärztliche Erkenntnis verschafft"[11] hat, d.h. der Arzt trägt die Verantwortung, daß das Recht auf Abbruch nicht „mißbraucht" wird; die Beurteilung muß schriftlich festgehalten werden.

Der SPD-Entwurf:
Die SPD stellt eine Fristenlösung ohne Zwangsberatung zur Debatte, die jedoch einen Rechtsanspruch auf Beratung vorsieht. Sollten seit der Empfängnis auch mehr als 12 Wochen vergangen sein, wird der Schwangerschaftsabbruch für die Frau auf jeden Fall straffrei bleiben.[12]

Der FDP-Entwurf:
„Die FDP will eine Fristenregelung mit Beratungspflicht. Abtreibungen sollen in Dreimonatsfrist straffrei bleiben, wenn die Frau sich mindestens drei Tage vor dem Eingriff beraten läßt. Tut sie das nicht oder ist die Frist überschritten, droht ihr Strafe."[13]

Antrag PDS/Linke Liste:
„Die PDS/Linke Liste verlangt die ersatzlose Streichung des § 218 und einen Rechtsanspruch auf Abbruch einer ungewollten Schwangerschaft. Der Staat solle dazu ein umfassendes Angebot stationärer und ambulanter Einrichtungen mit qualifiziertem Personal für Abtreibungen sicherstellen."[14]

Antrag Bündnis 90/GRÜNE:
„Aus den Reihen von Bündnis 90/GRÜNE liegt ebenfalls die Forderung nach einer Legalisierung von Abtreibungen ohne jede Frist vor."[15]

Da das brisante Thema Schwangerschaftsabbruch auch innerhalb der Parteien kontrovers diskutiert wird, werden die Abgeordneten bei der Abstimmung nicht an die Fraktionsmeinung gebunden sein, sondern unterliegen bei der Entscheidung ihrem Gewissen.

Anmerkungen:

1. Luc Jochimsen (Hg.): § 218. Dokumentation eines 100jährigen Elends. Hamburg 1971, S.23; zit. nach Verena Krieger: Entscheiden, a.a.O., S.34

2. vgl. Verena Krieger: Entscheiden. Was Frauen (und Männer) über den § 218 wissen sollten. Hamburg 1987, S.35

3. Meyers kleines Lexikon Politik. Mannheim 1986, S.363

4. Unser Recht. (C.H. Beck), München, Sonderausgabe 1991, S.460

5. Pro Familia (Hg.): Standpunkt. Schwangerschaftsabbruch. Fakten und Argumente. Frankfurt 1991, S.6 f.

6. Pro Familia (Hg.): Standpunkt. Schwangerschaftsabbruch, a.a.O., S.24

7. Unser Recht, a.a.O., S.475

8. Elisabeth Meyer zu Stieghorst-Kastrup: Schwangerschaftsabbruch. Weinheim 1991, S.72 f.

9. Unser Recht, a.a.O., S.21

10. Der gesamte Abschnitt wörtlich zusammengestellt aus: Frankfurter Rundschau vom 22.02. 1991, zit. nach: Aktuell. Lexikon der Gegenwart. Dortmund 1991, S.353 und: Rosemarie Heckmann: Strafbarkeit der Abtreibung im europäischen Vergleich. In: Das Parlament. Nr.41–42, 4./11.10.1991

11. Der Arzt in der Verantwortung. In: Süddeutsche Zeitung, Nr.223/26.09.1991, S.13

12. vgl.: Die Frau bleibt immer straffrei. In: Süddeutsche Zeitung, ebd.

13. dpa: Zur Debatte. In: Das Parlament, Nr.41–42, 4./11.10.1991

14. ebd.

15. ebd.

Wie lange noch?
ZUR EINFÜHRUNG VON RU 486
Thomas Höfer

Man wolle nicht in eine öffentliche Diskussion eingreifen, die die Grundnormen unserer Gesellschaft berühre, bei der es um eine Frage von Leben und Tod gehe. Unnötige Verhärtungen in einer polarisierten öffentlichen Auseinandersetzung sollten vermieden werden, schließlich habe man eine Verantwortung für Entwicklungen in der öffentlichen Meinungsbildung. Und überhaupt könne man Entscheidungen nur eingebettet in den Rahmen der ethischen Normen unserer Kultur treffen.

Keine Angst, in diesem Artikel geht es nicht um die Wiedereinführung der Todesstrafe. Die oben zitierten Aussagen sind einer Stellungnahme der Hoechst AG, einem der größten internationalen Chemiekonzerne, zur Einführung eines Medikamentes, genannt RU 486, in der Bundesrepublik entnommen. RU 486 hat unter dem Namen „Abtreibungspille" Schlagzeilen gemacht und ist bereits in Frankreich, Österreich und Großbritannien unter dem Namen Mifepriston auf dem Markt.

Zur Wirkungsweise von RU 486

RU 486, in Frankreich von Etienne-Emile Baulieu entwickelt und von Roussel Uclaf, einem Tochterunternehmen der Hoechst AG, auf den französischen Markt gebracht, wird in einer Dosis von 600 mg spätestens am 49. Tag nach dem Beginn der letzten Regelblutung verabreicht und durch ein Prostaglandin, einer Substanz, die zu einem Zusammenziehen der Gebärmuttermuskulatur führt, ergänzt. Beide Präparate zusammen bewirken nach Erfahrungen, die in Frankreich gemacht wurden, in 96 Prozent aller Fälle einen Abort. RU 486 selbst wirkt als Antiprogesteron, hebt also die Wirkung des Progesterons auf, eines Hormons, das die normale Einbettung der befruchteten Eizelle in die Gebärmutterschleimhaut und den Schutz des Embryos in der Schleimhaut bewirkt.

In den Ländern, in denen das Präparat auf dem Markt ist, wird es nur unter strengen Vorschriften und nur in speziellen Kliniken verwendet. Es ist nicht in Apotheken, auch nicht auf Rezept, erhältlich. In Frankreich sind bisher ca. 60.000 Schwangerschaftsabbrüche mit Mifepriston durchgeführt worden, ohne daß nennenswerte Nebenwirkungen, die über das für Hormoneingriffe übliche Maß hinausgingen, aufgetreten wären. Ein Schwangerschaftsabbruch mit RU 486 macht eine Narkose und einen chirurgischen Eingriff überflüssig, wodurch die Nebenwirkungen deutlich geringer sind als bei konventionellen Abbruchmethoden. Aus diesem Grund begrüßt die Deutsche Gesellschaft für Gynäkologie und Geburtshilfe die Entwicklung des Präparates als Beitrag zum medizinischen Fortschritt.

Keine Einführung in der Bundesrepublik

Bisher ist das Präparat in der Bundesrepublik nicht eingeführt, und die Hoechst AG beabsichtigt auch nicht, den zur Einführung notwendigen Zulassungsantrag beim Bundesgesundheitsamt zu stellen, solange sich nicht eine gesellschaftlich repräsentative Gruppe, und hier denkt das Unternehmen nach eigener Aussage entweder an die Regierung oder die Gesundheitsbehörden, für die Einführung ausgesprochen hat. Daß sowohl die deutsche Ärzteschaft als auch Pro Familia sowie verschiedene politische Gruppen sich für eine Erprobung des Präparates ausgesprochen haben, daß das Präparat bereits in der ehemaligen DDR erprobt wurde und die Erprobung kurz vor der Vereinigung aus unbekannten Gründen abgebrochen wurde, reicht dem Unternehmen nicht. Das Bundesgesundheitsamt seinerseits sieht keinen Handlungsbedarf, solange kein Antrag auf Zulassung vorliegt und ist auch zu einer inhaltlichen Stellungnahme nicht bereit. Die Bundesregierung schließlich verweist darauf, daß dem BGA kein Zulassungsantrag vorliege und es daher keinen Handlungsbedarf gäbe. Den Zulassungsantrag müßte die Hoechst AG stellen, womit sich der Kreis der Untätigkeit schließt.

Weitere Bedingungen

Die Hoechst AG nennt neben der bereits erwähnten zwei weitere Bedingungen, die erfüllt sein müssen, damit das Unternehmen einen Zulassungsantrag stellt. Zum einem müsse der Schwangerschaftsabbruch gesellschaftlich toleriert sein. Solange also in der Bundesrepublik die Diskussion um den § 218 nicht abgeschlossen und der Schwangerschaftsabbruch gesetzlich nicht eindeutig geregelt ist, kommt ein Antrag nicht in Frage. Das Unternehmen möchte nicht Öl in die Diskussion gießen und simuliert Zurückhaltung. Diese Argumentation ist jedoch mehr als fadenscheinig, denn RU 486 stellt lediglich eine Alternative zum bisherigen Verfahren des Schwangerschaftsabbruchs da und tangiert daher die grundsätzliche Frage nach der gesetzlichen Regelung von Schwangerschaftsabbrüchen nicht. Es geht um die Einführung eines Medikaments und nicht um die Frage „Abtreibung – ja oder nein?".

Die dritte Bedingung ist eine entwickelte medizinische Infrastruktur in den Ländern, in denen das Präparat eingesetzt werden soll. Sowohl die Abgabe als auch der Einsatz des Präparates sollen nur unter strengen Kontrollen erfolgen dürfen, wozu beispielsweise die Dokumentation der Namen von Ärzten und Patienten gehört. Die Weltgesundheitsorganisation (WHO) hoffte durch die Freigabe von RU 486 gerade für die Entwicklungsländer auf Besserung der Abtreibungspraxis, da dort jährlich ca. 200.000 Frauen durch dubiose Abtreibungspraktiken sterben. Tatsächlich ist mit einer völligen Freigabe von RU 486 nicht zu rechnen, da aufgrund starker Blutungen beim Abort und in seltenen Fällen der Notwendigkeit einer operativen Nachbehandlung der Einsatz nur unter ärztlicher

Aufsicht geraten ist. Gerade die ist in den Entwicklungsländern aber schwer zu gewährleisten.

Wer hat das Sagen?

Hoechst will sich nicht in eine öffentliche Diskussion einmischen. In Wirklichkeit greift das Unternehmen durch seine Öffentlichkeitsarbeit massiv in den allgemeinen Meinungsbildungsprozeß ein, indem es die Einführung eines Medikamentes an die kontroverse Diskussion um die Abtreibungsfrage bindet. Hoechst übt Entscheidungsdruck aus, indem eine Einführung erst dann in Aussicht gestellt wird, wenn eine einheitliche gesetzliche Regelung des Abtreibungsparagraphen gefunden ist. Tatsache ist, daß in den Ländern, in denen RU 486 eingeführt ist, keine Steigerung der Abtreibungsquote zu verzeichnen ist und sich an der in der BRD momentan gültigen Regelung der Abtreibung mit einer Einführung nichts ändern würde.

„Eine Auswertung der gesetzlichen Regelungen in 144 Ländern der Erde ergibt folgendes Bild:

Etwa 1 Milliarde Menschen (rd. 20 Prozent der Weltbevölkerung) leben in 49 Ländern, in denen der Schwangerschaftsabbruch nur gestattet ist, wenn das Leben der Mutter in Gefahr ist (zum Beispiel islamische Länder, Lateinamerika, Afrika), oder aber überhaupt gesetzlich verboten ist (Irland).

Etwa 600 Millionen Menschen (rd. 11 Prozent der Weltbevölkerung) leben in 47 Ländern, in denen ein Schwangerschaftsabbruch erlaubt ist, wenn die Gesundheit der Mutter gefährdet ist, eine Mißbildung des Foetus (embryopathologische Indikation) oder eine kriminologische Indikation vorliegen.

Etwa 1,3 Milliarden Menschen (rd. 25 Prozent der Weltbevölkerung) leben in 23 Ländern, in denen ein Schwangerschaftsabbruch auch aus sozialen oder wirtschaftlichen Gründen vorgenommen werden kann.

Etwa 2 Milliarden Menschen (rd. 39 Prozent der Weltbevölkerung) leben in Ländern, in denen ein Schwangerschaftsabbruch auf Verlangen in den ersten drei Monaten nach Empfängnis möglich ist.

Insgesamt leben also 3,3 Milliarden Menschen (rd. 64 Prozent der Weltbevölkerung) in Ländern, in denen ein Schwangerschaftsabbruch auch bei sozialer und/oder wirtschaftlicher Indikation erlaubt ist.

Nach Schätzungen der WHO (Weltgesundheitsorganisation) werden jährlich weltweit etwa 40–60 Millionen Schwangerschaftsabbrüche vorgenommen, davon bis zu 25 Millionen illegal."

Aus: Der medikamentöse Schwangerschaftsabbruch mit Mifepriston (RU 486) und Prostaglandin. Eine Information der Hoechst AG, Frankfurt/M. 1991. Siehe auch d. Europavergleich auf Seite 59.

Ein Tabu wird entschleiert

INTERVIEW MIT PETER PETERSEN
von Wolfgang Weirauch

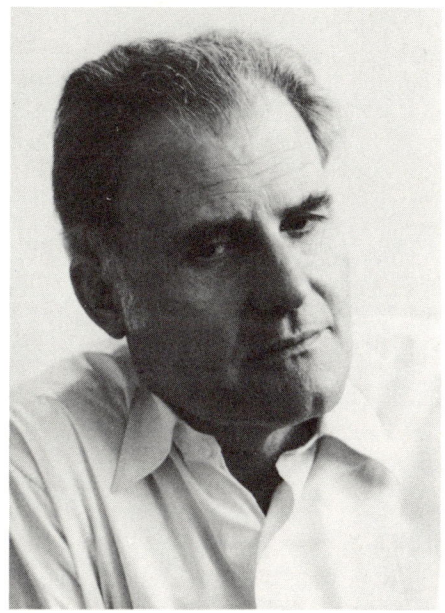

Prof. Dr. med. Peter Petersen: *Professor für Psychotherapie an der Medizinischen Hochschule Hannover, Leiter des Arbeitsbereiches Psychotherapie und Gynäkologische Psychosomatik an der Frauenklinik der Medizinischen Hochschule, Arzt für Psychiatrie und Neurologie, Psychotherapie, Psychoanalyse. Seit etwa 25 Jahren forscht er auf dem Gebiet der Psychologie von Eingriffen in die menschliche Fruchtbarkeit (hormonale Kontrazeption, Sterilisation, Schwangerschaftsabbruch, Retortenbefruchtung). Wissenschaftliche Arbeiten und praktische Zusammenarbeit in der Psychotherapie und Kunsttherapie. Verheiratet, vier Kinder. Buchveröffentlichung zum Thema: Schwangerschaftsabbruch – unser Bewußtsein vom Tod im Leben. Tiefenpsychologische und anthropologische Aspekte der Verarbeitung. Urachhaus Verlag, Stuttgart 1986.*

Neben dem Tabu des Kindesmißbrauchs gab es bis vor einigen Jahren ein weiteres Tabu: seelische Konflikte der Frauen, auch der Männer, nach einem Schwangerschaftsabbruch. Gleich, wie man zum Abbruch steht, als Tatsache muß festgestellt werden, daß nicht wenige Frauen leichte oder schwere Konfliktsituationen nach einem Abbruch durchleben, manchmal sofort danach, oft auch erst zehn oder zwanzig Jahre später.

Diese Tatsache wird allerdings zu einer komplizierten Lebens- und Schicksalssituation, wenn man sich vor Augen hält, daß diese Konflikte nicht unbedingt objektiv durch den Abbruch eintretende sein müssen, sondern es gleichermaßen sein kann, daß die Frau, oder auch der Mann, bereits eine neurotische Persönlichkeitsstruktur hat, die durch den Abbruch erst verstärkt in Erscheinung tritt. Ebenfalls kann es sein, daß Konflikte, die erst viele Jahre nach dem Abbruch eintreten, durch andere biographische Einschnitte, die später hinzugetreten sind, bedingt oder verstärkt ausgelöst werden. Auch ist es möglich, daß vorhandene Konflikte verdrängt oder nicht bewußt gemacht werden und sich anderweitig äußern. Vielleicht sollte man nicht einmal den Gedanken ausschließen, daß jeder Mensch mit einigen Lebensmotiven in sein Leben tritt, um an verschiedenen biographischen Einschnitten etwas zu lernen, zum Beispiel durch die Geburt und Erziehung eines Kindes, was, wenn dies durch einen Abbruch verhindert wird, dann stellvertretend in anderen Lebenskonstellationen durchgemacht werden muß bzw. gelernt werden kann.

Macht man sich dieses verschlungene Lebensgeflecht des Menschen bewußt, so wird es offenkundig, wie schwierig es ist, zu einem klaren Urteil der seelischen Folgen des Schwangerschaftsabbruchs bei Frauen zu kommen, aber die Erfahrung zeigt, daß dies ernst zu nehmende Probleme sind, denen man nicht ausweichen darf.

Wenn man sich wirklich auf die verschiedenen individuellen Menschenschicksale einläßt, wird man bemerken, wie vorsichtig man in der Beurteilung einer Abtreibung werden sollte, und daß es eigentlich nur so sein kann, daß die individuell betroffenen Menschen aus ihrer jeweiligen Situation heraus entscheiden sollten. Gleichermaßen aber ist es wichtig, daß die Menschen, die in der Entscheidung stehen – potentiell sind wir es fast alle –, sich um eine umfassende Kenntnis aller Lebensfaktoren bemühen, was zum Beispiel in einer guten Schwangerschaftsberatung möglich ist.

Prof. Dr. med. Peter Petersen, Psychotherapeut an einer Frauenklinik in Hannover, hat unter anderem auf diesen Gebieten einschlägige Erfahrungen gewonnen, über die wir im folgenden Interview sprechen. Christine Pflug, Redaktionsmitglied der FLENSBURGER HEFTE, nahm am Interview teil.

Wolfgang Weirauch: Woher stammt eigentlich das Wort Abtreibung?
Peter Petersen: Ich selbst habe dieses Wort zuerst in einer Schrift aus dem 16. Jahrhundert gefunden, und zwar in der „Peinlichen Halsgerichtsordnung" von Karl V. Da wird von der Frucht gesprochen, die abgetrieben wird, es ist aber nicht

vom Menschen die Rede. Ob es noch frühere Quellen gibt, in denen das deutsche Wort Abtreibung verwendet wird, ist mir nicht bekannt.

W.W.: Besteht ein inhaltlicher Unterschied zwischen den Begriffen Abtreibung und Abbruch?

P. Petersen: Die Kollegen der früheren DDR wehren sich entschieden gegen das Wort Abtreibung, während es in unseren alten Bundesländern ziemlich gebräuchlich ist. Auch im gehobenen Deutsch benutzt man das Wort Abtreibung und meint damit keineswegs etwas Diskriminierendes. Aber die Kollegen der ehemaligen DDR fühlen sich angegriffen, wenn man das Wort Abtreibung benutzt, zum Beispiel weil darunter illegale Schwangerschaftsunterbrechungen verstanden werden.

Ansonsten hat sich das Wort Abbruch seit den siebziger Jahren eingebürgert. In der Zeit davor, zum Beispiel in meiner Studienzeit, wurde von Schwangerschaftsunterbrechung gesprochen, sofern überhaupt darüber geredet wurde. Denn zu dieser Zeit war jeglicher Schwangerschaftsabbruch noch total verpönt. Aus Gründen der Korrektheit hat man dann das Wort Abbruch eingeführt, was ja auch richtiger ist, denn eine Schwangerschaft wird beendet, d.h. abgebrochen. Noch zutreffender wäre natürlich das Wort Schwangerschaftsbeendigung. Allerdings kommt bei dem Wort Abbruch der gewaltsame Aspekt mehr zur Geltung, ähnlich einem Abbruch in einem Steinbruch.

Trotz allem plädiere auch ich für das Wort Abtreibung, denn eine Schwangerschaft kann nicht abgetrieben werden, sondern nur ein Etwas. Was dieses Etwas ist, ein Mensch, eine Frucht oder ein Embryo, das muß man noch hinzudenken. In der offiziellen Sprache, bei Vorträgen und Artikeln benutze ich natürlich immer das Wort Schwangerschaftsabbruch, um nicht in den Verdacht zu kommen, daß ich diskriminierende Motive hätte.

Puppen auf japanischen Friedhöfen

W.W.: Das Rechtsbewußtsein der Menschen ist von Land zu Land verschieden und wandelt sich im Laufe der Zeiten. So wird die Todesstrafe in breiten Schichten der westlichen Welt abgelehnt, in anderen Regionen ist sie aber noch etwas mehr oder weniger Gängiges. Aber wenn wir nur einige Jahrhunderte zurückgehen, so war die Todesstrafe im Rechtsbewußtsein fast aller Menschen etwas völlig Normales. Ähnlich differenziert wurde auch das vorgeburtliche Leben, der Fötus und die Abtreibung angesehen. Können Sie einige Beispiele aus anderen, vielleicht älteren Kulturen anführen, wie man mit der Tatsache der Abtreibung umging?

P. Petersen: Vielleicht bleibe ich erst einmal im abendländischen Raum; in der griechischen Antike war die Abtreibung, man höre und staune, ein völlig normales Mittel, um die Geburtenplanung zu betreiben. Man hat diese Abtreibung zum Beispiel bei älteren Frauen vorgenommen oder wenn behinderte Kinder in Aussicht waren. Zum Teil wurden die geschädigten oder behinderten Kinder auch ausgesetzt. Es gab damals nur eine ganz kleine Gruppe, die für den Schutz des vorgeburtlichen Lebens eingetreten ist, das waren die Pythagoreer.

Für Aristoteles war die Frucht zwar von Anfang an beseelt, allerdings nur mit einer pflanzlichen Seele, die animalisch-sensitive Beseelung begänne bei dem Jungen am 40., beim Mädchen am 90. Tag, später käme noch die denkende Seele hinzu. Diese Anschauung hat sich noch bis zu Thomas von Aquin, teils auch noch länger, gehalten.

W.W.: Für Plato war der Embryo während der gesamten Schwangerschaft nur ein vegetatives, unbeseeltes Etwas, weil die Seele seiner Ansicht nach bei der Geburt von außen hinzuträte.

P. Petersen: Genau. Man sieht daraus, daß man sich um die Abtreibung nicht allzu große Sorgen gemacht hat. Nur die Pythagoreer verfochten den Schutz des beginnenden Lebens vom Moment der Konzeption an. Diese Anschauung, daß der Embryo vom Augenblick der Konzeption an ein belebtes Wesen ist, schlug sich auch später in dem hippokratischen Eid nieder.

W.W.: Wie wandelte sich die Sicht der Abtreibung und der beseelten Leibesfrucht mit dem Christentum?

P. Petersen: Mit dem Christentum kam ein fundamentaler Sinneswandel, da man die Einheit von Leib und Seele dachte und man somit keinen Unterschied mehr zwischen dem geistigen Prinzip und der körperlichen Erscheinung machte. Von daher sah man die Abtreibung der Frucht als Tötung des menschlichen Lebens bzw. der menschlichen Seele an. Allerdings blieb es weiterhin eine Streitfrage, ob die Simultan- oder Sukzessivbeseelung die richtige Anschauung sei, also ob sich die Geistseele bei der Konzeption oder erst später mit dem Embryo verbinde. Diejenigen, die für die Sukzessivbeseelung eintraten, sahen zuerst einen biologischen Keim, zu dem dann nach und nach, also sukzessive, die Seele in Verbindung trat.

W.W.: Hätten Sie noch ein Beispiel aus einer anderen Kultur?

P. Petersen: Ich weiß, daß in heutiger Zeit in Japan in bezug auf den Schwangerschaftsabbruch ein völlig anderes Bewußtsein herrscht. Die Japaner haben große Friedhöfe, auf denen sie Puppen für die abgetriebenen Kinder aufstellen. Dieser Akt wird von einer Art Zeremonie begleitet. Das sind riesige Berge von Puppen, die einen ganz eigenartigen Eindruck vermitteln.

W.W.: Gibt man diesen Puppen Namen?

P. Petersen: Ja, soweit ich weiß. Daraus entnehme ich, daß sie das Kind von vornherein als Menschen betrachten. Die Japaner haben auch sehr viel weniger Schwierigkeiten mit der Abtreibung als wir, denn die massiven Schuldgefühle, das ungeheure Schuldbewußtsein, das bei uns sehr verbreitet ist, haben die Japaner nicht. Dies hat mir ein Freund, der Japan besucht, dort auch mit den Priestern gesprochen hat, ausführlich dargestellt.

W.W.: Wie erklären Sie sich, daß die Japaner ein anderes Schuldbewußtsein haben als zum Beispiel wir Europäer?

P. Petersen: Das hängt vor allem mit der anderen Einstellung der Japaner zum Tode zusammen, denn der Tod wird empfindungsmäßig eher als ein Durchgangsstadium angesehen. Insofern hat ein Menschenleben „nicht diesen Wert". Aber ganz sicher bin ich da nicht. Das Hauptproblem bei uns ist die Schuldfrage, und die existiert in Japan offenbar nicht in diesem Maße. Sie gehen damit viel selbstverständlicher um.

W.W.: Speziell im Mittelalter, aber auch schon durch die Kirchenväter kommt ein sehr stark frauenfeindlicher Aspekt in die Denk- und Handlungsweise der vom Christentum geprägten Menschen hinein. Johannes Chrysostomos (374–407) hat ja folgenden Spruch geprägt: „Unter allen wilden Tieren findet sich keines, das schädlicher ist als das Weib." Wodurch wurde dieses frauenverachtende Bild geprägt, das schließlich auch zu den Hexenverfolgungen geführt hat?

P. Petersen: In vielen Kulturen des Altertums, noch vor dem Judentum, hat ein ausgeprägtes Matriarchat geherrscht, insofern ist diese Frauenverachtung sicherlich *auch* ein Gegenschlag. Auf jeden Fall wurde die Frau aus dem gesellschaftlichen Bewußtsein herausgedrängt, zumindest hat man ihr keine Macht bzw. keinen entscheidenden Einfluß mehr gegeben. Jesus selbst hatte natürlich nicht dieses frauenfeindliche Bild wie dann später Tertullian, Chrysostomos und andere Kirchenväter.

W.W.: Nun ist es natürlich eine Frage, ob man das als einen Gegenschlag ansehen kann, denn dieses frauenverachtende Bild hat sich ja über fast zwei Jahrtausende gehalten.

P. Petersen: Die Frage nach dem Warum ist selbstverständlich sehr heikel, zunächst einmal ist es aber so gewesen. Im Mittelalter, während der Hexenverbrennungen, wurden auch sehr viele Hebammen aufs Schafott gezerrt, und es gibt Vermutungen darüber, daß die Kirche nach den mittelalterlichen Seuchen Interesse daran hatte, daß das Bevölkerungswachstum wieder in Gange kam; deswegen waren Empfängnisverhütungsmittel verpönt, ebenfalls die „Weisen Frauen", die Kenntnisse der Empfängnisverhütung und der Abtreibung hatten. Diese Frauen hat man als Hexen deklariert und vernichtet. Letztlich reicht das als Erklärung der Frauenfeindlichkeit natürlich nicht aus, aber ich schaue mir erst einmal die Phänomene an, und die finde ich eindrucksvoll genug.

Sehr wichtig finde ich aber an der Abtreibungsdebatte, daß es dadurch seit etwa hundert Jahren zunehmend mehr zu einer Verselbständigung der Frau kommt, und daß sie ihre Rechte wieder mehr wahrnehmen kann.

Entkriminalisierung der Abtreibung

W.W.: Springen wir in die Gegenwart: In welcher Weise war der reformierte § 218 von 1976 ein großer Fortschritt?

P. Petersen: Das Fortschrittliche ist vor allem die Entkriminalisierung gewesen, zumindest daß die Atmosphäre aufgelockert worden ist. Vorher konnte man fast nicht über den Schwangerschaftsabbruch reden, es gab auch kaum Forschungen darüber. Ein erstes Buch stammte von einer französischen Soziologin Anfang der siebziger Jahre, die Frauen in Frankreich interviewt hat, die illegal abgetrieben haben. Was da zutage trat, war einfach entsetzlich, angefangen mit den körperlichen Schädigungen, zum zweiten haben diese Frauen seelisch sehr viel mehr gelitten als man sich das heute ausmalen kann. Wenn die Schätzungen nur halbwegs zutreffen, dann sind in den zwanziger Jahren des damaligen Deutschen Reiches pro Jahr zwischen zehn- und zwanzigtausend Frauen an den Folgen einer Abtreibung gestorben. Man kann sich ausrechnen, daß die Zahl der Unterleibsschäden ebenfalls horrend war. Also haben die Frauen unter dieser Tabuisierung bereits rein körperlich äußerst gelitten, völlig unabhängig von den seelischen Schäden, die wir überhaupt nicht kennen. Im nachhinein sind sie auch nicht mehr zu realisieren. Aber daß sich diese Probleme durch und mit der Abtreibungsdebatte sehr geändert haben, finde ich enorm.

Fernerhin entstand nach der Verabschiedung des reformierten § 218 – wenn auch nicht sofort, aber noch vor der Debatte über die Retortenbabys – die bewußte Auseinandersetzung darüber, was das eigentlich ist, was abgetrieben wird. Zunächst war das vollkommen uninteressant, und man bezeichnete es abstrakt als einen Menschen. Aber was hatte man sich darunter vorzustellen? Es gab kaum eine genaue Kenntnis dessen, was abgetrieben wird, auch bei Medizinern nicht. – Etwa im Jahre 1983/84 hat Katharina Zimmer im *Zeit-Magazin* über humane Embryologie eine Serie gebracht. Sie wurde dann aus der Redaktion herausgedrängt, und es ist gut möglich, daß dies damit zusammenhängt, denn die *Zeit* hat die Liberalisierung der Abtreibung auf ihre Fahne geschrieben. Da ist natürlich auch sehr viel Richtiges dran, aber den Gegenpol vergißt sie dann manchmal.

Was ich damit sagen will, ist, daß auch in liberalen Kreisen nach und nach ein größeres Interesse für das vorgeburtliche Leben aufgekommen ist, zunächst natürlich nur für die biologischen Fakten, aber Ende der siebziger Jahre auch schon allmählich für die psychologischen Fragestellungen, die mit dem vorgeburtlichen Menschenleben zusammenhängen können. Das ist natürlich eine sehr schwierige Fragestellung: Zum Beispiel, was kann man daraus ablesen, wenn mit dem Ultraschall festgestellt wird, daß sich ein Embryo bzw. Fötus bewegt.

Das sind positive Folgen der Reformierung des § 218, die zunächst gar nicht vorgesehen waren, denn der Gesetzgeber wollte entkriminalisieren und den Frauen helfen, ihre Schwangerschaft auszutragen, wenn sie ungewollt war. Außerdem wollte er dafür sorgen, daß weniger ungewollte Schwangerschaften entstehen. Rational sind das auch vernünftige Gründe. Am Rande dieser Debatte gab es dann verschiedene Arten von Wildwuchs, zum Beispiel daß in die Diskussion eingebracht wurde, daß nur erwünschte Kinder glückliche Kinder seien.

W.W.: Wegen der sogenannten Wiedervereinigung obliegt es dem Gesetzgeber, eine Neuregelung des § 218 bis Ende dieses Jahres zu finden. Gegenwärtig werden sechs Vorschläge im Bundestag diskutiert. Welchen dieser Vorschläge präferieren Sie?

In einer Beratung können Freiräume geschaffen werden

P. Petersen: Ich finde die Diskussion um die jetzige Neuregelung wenig befriedigend. Ich trete für die Fristenlösung mit zusätzlicher Pflichtberatung ein, wobei die Pflichtberatung nicht mit dem Strafrecht in Verbindung gebracht werden sollte.

W.W.: Das entspricht in etwa dem FDP-Modell.

P. Petersen: Wenn eine Frau nicht zur Beratung geht, so kann es nicht angehen, daß sie bestraft wird; vielleicht könnte man sich noch eine Ordnungsstrafe vorstellen. Es ist schlicht und ergreifend entwürdigend, wenn Menschen mit der Androhung einer Gefängnisstrafe zur Beratung getrieben werden.

W.W.: Wo aber sehen Sie dann den Sinn einer Pflichtberatung? Kann diese nicht zur Farce werden, wenn beide Partner – Berater und Elternpaar bzw. die schwangere Frau – eine vor der Beratung ohnehin feststehende Meinung haben? Entstehen nicht zusätzlich für das Kind und auch für die werdende Mutter negative Folgen, wenn die Beratung zeitlich nicht sofort zu bewerkstelligen ist? Wobei ich einräumen möchte, daß eine Beratung bei unentschiedenen Paaren bzw. Frauen sicherlich sinnvoll ist.

P. Petersen: Nicht nur bei Paaren bzw. Frauen – leider kommen meist nur die Frauen – mit ambivalenter bzw. unentschiedener Ansicht ist eine Beratung sinnvoll. Ich selbst bin ja kein routinemäßiger Berater, arbeite aber mit Beratern zusammen, supervidiere sie und habe mich auch oft mit ihnen unterhalten. Sie haben mir oft erzählt, daß ein kleiner Prozentsatz von etwa zehn bis zwanzig Prozent derjenigen Frauen, die zur Pflichtberatung kommen müssen, zu einem späteren Zeitpunkt erneut die Beratung von sich aus sucht. Das ist für mich das Entscheidende, denn dies sind die Frauen, die sonst niemals in ihrem Leben eine derartige Gelegenheit aufsuchen würden. Und dadurch werden bei ihnen Freiräume geschaffen, sich mit sich selbst zu befassen, sich einige Stunden Zeit zu nehmen, mit einem anderen Menschen über die eigenen Probleme zu sprechen. Sie sitzen dann einem Menschen gegenüber, der ihnen aufmerksam zuhört und sie vielleicht veranlaßt, ganz kleine Reflektionsprozesse in Gang zu setzen. Dafür lohnt sich meines Erachtens der Aufwand der Pflichtberatung; und der Aufwand, genügend Beratungsstellen zur Verfügung zu stellen, entsprechend viele Berater auszubilden, ist sehr groß!

Ich halte diese Beratung für sehr wichtig, denn immerhin geht es um eine Entscheidung über Leben und Tod. Wenn es eine Farce ist, so liegt das an der Beraterin bzw. dem Berater. Mir ist es auch schon so ergangen, und wenn ich merke, daß jemand überhaupt nicht mit sich reden läßt, dann lasse ich ihn natürlich nach zwei Minuten wieder gehen.

W.W.: Ist es von daher nicht sinnvoller, statt einer Pflichtberatung diese Beratung lediglich nur nahezulegen?

P. Petersen: Das ist zuwenig Druck. Das ist genauso wie mit der Schule, wäre die nicht vorgeschrieben, so würden die meisten Kinder nicht hingehen. Wenn ich das allerdings unter höchst liberalen Grundsätzen betrachte, müßte ich natürlich zugeben, daß mein Standpunkt nicht zu halten ist, da es in die Freiheit eines jeden Menschen gelegt werden muß, über sein Schicksal zu befinden. Genausowenig kann ich von jemandem erwarten, vor seiner Hochzeit zu einer Beratung zu gehen, selbst wenn er nicht ehefähig ist. Aber im Falle der Abtreibung handelt es sich immerhin um ein fremdes Leben. Ich weiß auch von vielen Frauen, die ich nach dem Abbruch immer mal wieder sehe, die mir erzählen, daß sie ungenügend beraten worden seien, daß die Berater oder Ärzte sich nicht genügend Zeit genommen hätten. Ob das stimmt, weiß ich nicht, aber ich halte es für möglich. Allerdings glaube ich nicht, daß man durch eine Beratung Schwangerschaftsabbrüche verhindert, das ist auch nicht der Sinn der Beratung.

W.W.: Sondern?

P. Petersen: Der Sinn liegt darin, daß man in diesen Tagen der Entscheidungsfindung das gesamte Problem von möglichst vielen Perspektiven mit einem Menschen erörtert, der neutral und sachkompetent ist.

Hedonistische und sozialdarwinistische Gedanken

W.W.: Inwieweit sind viele Menschen bei der Frage der Abtreibung überwiegend von rein egoistischen Motiven geleitet, und inwieweit liegt das Problem der Abtreibung gegebenenfalls gar nicht erst bei der Entscheidung Pro-Kontra Abtreibung, sondern beim rein hedonistischen Verkehr der Menschen miteinander? Sind Leid, Schmerz und Entbehrung nicht auch integraler Bestandteil einer Partnerbeziehung, des Geschlechtsverkehrs und aller damit verbundenen Bereiche? Inwieweit haben hedonistische Gedanken die Abtreibungsdiskussion bzw. die Einstellung der Beratungsstellen mit geprägt?

P. Petersen: Als ich noch im Vorstand der Pro Familia war, habe ich hin und wieder von den hedonistischen Motiven gesprochen, die dort immer wieder mit einflossen, die aber eher bei den Ideologen als bei der praktischen Beratung zu finden gewesen sind. Daß die Berater nun den schwangeren Frauen vermitteln, daß sie glücklich sein müßten und daß ohne dieses Glück ein Leben gar keinen Sinn habe, das möchte ich nicht behaupten. Ich möchte einfach unterstellen, daß in solchen Beratungsgesprächen nicht mehr oder weniger hedonistische Züge zur Geltung gebracht werden als im alltäglichen Leben aller Menschen auch. Natürlich kann man nicht verlangen, daß in einer Notlage – und in einer Notlage befindet sich die jeweilige Frau bei einem Schwangerschaftskonflikt immer – noch der Schmerz verherrlicht wird. Da käme ich mir selber makaber vor, ich kann das jedenfalls nicht! Bei länger andauernden Psychoanalysen wäre das natürlich möglich, aber das ist etwas anderes als in dieser kurzen Begegnung innerhalb einer Schwangerschaftsberatung.

W.W.: Wie stark durchlebt der sozialdarwinistische Gedanke die Abtreibungsdebatte, also zum Beispiel das Lästige, Mißgebildete oder Kranke ausmerzen zu wollen?

P. Petersen: Mit diesen sozialdarwinistischen Tendenzen gehe ich sehr viel strenger ins Gericht. Es kommt zum Beispiel vor, daß ein Paar mit mir spricht, die zerrüttete Beziehung darstellt und dann fast automatisch davon ausgeht, daß das kommende Kind auch neurotisch und in der Psychiatrie landen werde. Ganz so dezidiert ist es mir zwar noch nicht entgegengekommen, aber wenn, dann würde ich dagegen energisch Position beziehen. Eine derartige Meinung wird von G. Amendt ausgeprägt verfochten und veröffentlicht. Er hat groß angelegte Untersuchungen vorgelegt, die angeblich belegen sollen, daß unerwünschte Schwangerschaften in einer neurotischen Karriere enden. Dagegen wäre rein faktisch sehr viel zu sagen, allein schon die logische Überlegung, daß die ungewollte Schwangerschaft nicht alleiniger Grund der Neurose sein kann, sondern das gesamte Milieu, in dem sich die Frau befindet. Ebenfalls könnte man sehr viele gewollte bzw. Wunschkinder aufzeigen, die auch in einem gestörten Milieu aufwachsen und neurotisch werden. Ebenso könnte man natürlich auch sowohl gewollte als auch ungewollte Kinder zeigen, die trotz eines gestörten Milieus nicht neurotisch werden. Hier ist also alles möglich. Der Kern aller sozialdarwinistischen Gedanken ist natürlich, daß wir eine perfekte und heile Welt haben wollen, die sauber, schön und kraftstrotzend ist. Derartige Überlegungen stehen auch hinter der pränatalen Diagnostik, mit der man Mißbildungen möglichst frühzeitig erkennen will, um geschädigte Kinder dann ausschalten zu können.

Bei der Konzeption ist ein personales Wesen vorhanden

W.W.: Nach der katholischen Dogmatik entsteht der Mensch bei der Konzeption, da Gott in diesem Moment eine lebendige Seele schaffe. Wann ist Ihrer Meinung nach der Mensch als Mensch anzusprechen, seit der Konzeption, später oder früher?

P. Petersen: Die katholische Moraltheologie argumentiert noch etwas anders; ich habe noch die Worte des verstorbenen Franz Böckle im Ohr, der gesagt hat, daß das menschliche Leben erst mit dem achten bis zehnten Tag beginne, nämlich mit der Einnistung der Morula in die Gebärmutterschleimhaut, und zwar deswegen, weil bis zu diesem Zeitpunkt noch die Zwillingsteilung möglich ist.

W.W.: Was ich meine, stammt aus der katholischen Dogmatik, nachzulesen zum Beispiel im „Kleinen theologischen Wörterbuch" von Karl Rahner und Herbert Vorgrimler.

P. Petersen: Es ist möglich, daß die Dogmatik so etwas lehrt, aber Böckle als Moraltheologe hat noch einige biologische Fakten mit herangezogen. Ich selbst möchte nicht mit der katholischen Dogmatik in einen Topf geworfen werden, denn ich glaube, daß der Mensch von Anfang an Mensch ist. Ich habe eine Doktorarbeit schreiben lassen über die Tatsache, daß die Eltern bei der Konzeption eine Wahrnehmung ihres Kindes hatten. Daraus geht hervor, daß dies oftmals sehr einschneidende Erlebnisse sind. Dabei gibt es auch ganz wesentliche Dialoge mit einem Wesen, das die Frauen dann als ihr Kind identifizieren. Und das deutet darauf hin, daß mindestens schon im Moment der Konzeption eine menschliche, personale Existenz denkmöglich ist. Das sind meine Quellen, auf denen ich fuße, abgesehen von allen historischen Schriften, die es zur Genüge gibt. Auch aus der Anthroposophie gibt es natürlich genügend Material, das darauf hindeutet, daß der Mensch bereits vor der Konzeption ein vollgültiges menschliches und individuelles Wesen ist.

Ich selbst bin Empiriker bzw. Erfahrungswissenschaftler, und insofern hat das letzte Wort für mich immer die Erfahrung, die ich mit meinen Sinnen, vielleicht auch Übersinnen machen kann. Ich habe auch mit einer genügenden Anzahl von Männern und Frauen, die entsprechende Erlebnisse gemacht haben, gesprochen, so daß ich beurteilen kann, daß dies sehr überzeugend klingt. Vor allem stimmte es weitgehend überein. Immer geht es in die Richtung, daß bei der Konzeption bereits ein personales Wesen vorhanden ist, und zwar nicht erst ab der zwölften Woche, sondern von Anfang an. Die Frauen haben auch etwa 24 Stunden nach der Empfängnis körperliche Veränderungen, die Männer nicht. Das sind Hinweise für mich, anzunehmen, daß der Mensch von Anfang an Mensch ist.

„Ich glaube, das Kind verzeiht mir!"

W.W.: Was würden Sie sagen, wie es auf ein Kind wirkt, wenn es abgetrieben wird?

P. Petersen: Das weiß ich nicht, darüber kann ich mir keine Meinung bilden. Ich höre dann gelegentlich – aber darüber kann ich nur lächeln –, daß das Kind schmerzempfindlich wäre, daß es dann noch strampeln würde, wenn es abgesaugt wird. Ich halte das zwar für möglich, aber ich denke, daß es sekundär ist. Darüber könnte ich erst Aussagen treffen, wenn ich einige Berichte habe, die irgendwie evident sind. Aber zu diesem Thema gibt es derart viele und verschiedene Meinungen, und auf diesen Jahrmarkt möchte ich mich nicht begeben.

W.W.: Würden Sie die gleichen Aussagen treffen, wenn Sie das, was man aus der Anthroposophie wissen kann, mit einbeziehen?

P. Petersen: Ich höre von Frauen, die sich ziemlich lange mit dem Problem ihrer eigenen Abtreibung herumschlagen, daß sich ihr Bewußtsein wandelt und sich auch die inneren Dialoge zwischen Frau und abgetriebenem Kind nach und nach ändern. Ich erinnere mich gut an eine Frau mit drei Kindern, die das vierte abgetrieben hat und deswegen sehr starke Schuldgefühle entwickelt hat, stark depressiv wurde und dann eine Zeitlang mit mir gearbeitet hat, was ich dann aber aus Zeitgründen abbrechen mußte. Dann hat ein Kollege die Behandlung weitergeführt, und schließlich habe ich noch etwa drei Jahre später mit ihr einige Male gesprochen. Ich fragte sie in diesen Gesprächen, was denn nun mit dem Kind um sie herum sei, und da sagte sie mir mit ganz leiser Stimme: „Ich glaube, das Kind verzeiht mir!" In den Jahren davor hatte sie die Überzeugung, daß das Kind ihr

Vorwürfe gemacht habe. Dieser Prozeß muß allerdings nicht so lange dauern, manchmal schildern die Frauen auch schon nach einigen Wochen, daß das Kind ihnen verziehen habe, aber vorher ist es meist mit einer Höllenreise verbunden.

W.W.: Können Sie noch andere Erfahrungen von Müttern oder Vätern mitteilen, die nach einer Abtreibung von einer spezifischen Wirkung auf das Kind berichtet haben?

P. Petersen: Nein, dergleichen habe ich nichts gehört. Das ist ein ganz schwieriges Kapitel. Ich habe zum Beispiel einmal einen Vortrag an der katholischen Akademie in Freiburg gehalten, in welchem ich von den vier Betroffenen – der Frau, dem Mann, der Beraterin und dem Arzt – einer Abtreibung gesprochen habe, woraufhin mir eine Teilnehmerin zurief: „Und das Kind?" Das war für mich sehr lehrreich, denn natürlich wurde ich in diesem Moment ziemlich nachdenklich. Daß wir darüber so wenig Erfahrung haben, hängt natürlich auch damit zusammen, daß wir von diesem Kind nichts mehr sehen können. Wir sind so sehr auf unseren optischen Sinn fixiert, daß wir andere Wahrnehmungen viel zu wenig ausgebildet haben.

W.W.: Soweit ich weiß, hat Rudolf Steiner nur ein einziges Mal direkt über eine Abtreibung gesprochen, wobei klar herauszustellen ist, daß dies ein individuelles Beispiel ist und im Grunde den Bereich der medizinischen Indikation betrifft. Da die Aussage aber doch sehr erstaunliche Perspektiven, die man nicht gleich erwartet, aufwirft, möchte ich sie hier mit einbringen:

„Auf die Frage, ob man bei Schwangerschaftsunterbrechung, die man zur Rettung der Mutter vornimmt, in das Karma der Mutter und in das Karma des Kindes eingreift, ist zu sagen: daß beide Karmas zwar in kurzer Zeit in andere Bahnen gelenkt, aber bald wieder durch den Eigenverlauf in die entsprechende Richtung gebracht werden, so daß von dieser Seite von einem Eingreifen in das Karma kaum gesprochen werden kann. Dagegen findet ein starker Eingriff in das Karma des Operierenden statt. Und dieser hat sich zu fragen, ob er vollbewußt auf sich nehmen will, was ihn in karmische Verbindungen bringt, die ohne den Eingriff nicht dagewesen wären. Fragen dieser Art sind aber nicht generell zu beantworten, sondern hängen von der Besonderheit des Falles ab, gleich manchem, das ja auch im rein seelischen Kulturleben einen Eingriff in das Karma bedeutet und zu tiefen, tragischen Lebenskonflikten führen kann." (Rudolf Steiner: Meditative Betrachtungen und Anleitungen zur Vertiefung der Heilkunst. GA 316, Dornach 1980, Fragenbeantwortung am 11.03.1924, S.228)

Zwar spricht Rudolf Steiner hier nur einen ganz konkreten Fall aus dem Bereich der medizinischen Indikation an, aber vielleicht müssen wir denken, daß es auch Fälle der Abtreibung gibt, die nicht so gravierend negativ sind, wie oft angenommen wird.

P. Petersen: Im Grunde finde ich das gar nicht so erstaunlich, was Rudolf Steiner ausspricht, denn wenn wir nur an diesen Fall der von mir eben geschilderten Frau denken, so war ihre Aussage, daß ihr das Kind nach der äußerst furchtbaren und peinigenden Zwischenphase verziehen habe. Ich kenne eine ganze

Reihe von Frauen sehr genau, die sich mit ihrem Schwangerschaftsabbruch ernsthaft auseinandergesetzt haben; dabei ist es auffällig, daß diejenigen Frauen, die
wegen eines Schwangerschaftsabbruchs zu mir in die Praxis gekommen sind und
eine längere Therapie mitgemacht haben, das Thema Schwangerschaftsabbruch
keineswegs die gesamte Therapie als Hauptthema angesprochen haben, sondern
eher nur sehr kurz am Anfang. Das war höchstens fünf Therapiestunden Thema,
dann kamen ganz andere Sachen hoch, was für mich auch vollkommen überzeugend ist. Es hängt natürlich auch damit zusammen, daß man den Todespunkt
eines Menschen nicht lange realisieren kann; man kann sich kurz bewußt werden,
daß man einen Menschen getötet hat, aber es ist kaum möglich, das längere Zeit
im Bewußtsein zu halten. In so einem Fall bedarf es also einer kurzfristigen
extremen Konzentration, dann aber muß man bereits wieder Luft holen.

Was die Ärzte angeht, so bin ich natürlich ein Betroffener. Zu einer bewußten
Schuld gehört aber auch, daß ich ganz genau weiß, wem ich etwas getan habe,
aber als Arzt kenne ich nicht das abgetriebene oder kommende Kind. Ich habe
überhaupt keine personale Beziehung zu diesem Kind, zu der Mutter natürlich
schon. Insofern zerfließt alles für mich wie in einem Nebel, selbst wenn ich mich
anstrenge, bekomme ich zu dem Kind keine Beziehung. Ich habe auch noch
keinen Menschen gehört, der mir glaubhaft versichert hat, daß er etwas derartiges
geschafft hätte. Wenn ich die Mutter wäre, so würde ich sicherlich eine Beziehung zu dem Kind aufnehmen können, aber als Arzt, Berater oder indizierender
Arzt ist dies kaum möglich.

Die von Ihnen verlesene Steiner-Stelle hat sicherlich eine Bedeutung, denn die
beiden Doktorarbeiten, die ich hier betreut habe, deuten darauf hin, daß die
Frauenärzte, die die Operation durchführen, sehr darunter leiden. Je geschärfter
ihr Gewissen ist, desto schlimmer leiden sie darunter. Insofern denke ich, daß
einiges an dem dran ist, was Rudolf Steiner in dieser Fragenbeantwortung ausgesprochen hat.

Konflikte nach einem Abbruch und ihre Entladungen

W.W.: Bei aller Skepsis gegenüber dem Gleichmachenden einer Statistik: Wie
viele Frauen haben nach einer Abtreibung seelische Konflikte?

P. Petersen: Mit diesen Angaben bin ich immer vorsichtiger geworden, denn
wenn man *danach* sagt, so heißt das noch nicht *deswegen*. Bei den sechs bis acht
Prozent Frauen, die nach einer Abtreibung schwere und lang andauernde seelische Störungen haben, liegt es sehr nahe, daß für diese seelischen Konflikte und
Störungen die Abtreibung nur ein auslösendes Moment ist, aber nicht die Ursache. Oft ist es so, daß Probleme, die schon vorher bestanden haben, nun verstärkt
in Erscheinung treten. Bei den Frauen, mit denen ich länger psychotherapeutisch
arbeite, kann ich bestätigen, daß die Abtreibung nur ein Glied ihrer unglücklichen
Lebensumstände, ihrer verketteten Biographie ist. Im Grunde sollte man allerdings nicht von einer seelischen Störung sprechen, auch wenn es vielleicht eine

ist, denn das hört sich immer so nach Krankheit an. Wenn ich das gegenüber der Krankenkasse etikettiere, dann nenne ich es natürlich auch Krankheit, weil es im medizinischen Sinne ganz klar eine Depression ist, aber auf der anderen Seite störe ich mich doch etwas daran, weil ich denke, daß es auch eine sinnvolle Herausforderung für die Paare ist, sich damit intensiver auseinanderzusetzen. Diejenigen Personen, die sich damit länger auseinandergesetzt haben und die ich auch kenne, sagen ganz klar, daß diese Konflikte zu ihrem Leben gehören, weil sie ständig davon begleitet werden. Mehr oder weniger ist das eine „Lebensschuld", aber keine Störung. Trotzdem bestimmt dieser Akt, den man einmal vollzogen hat, in wesentlicher Weise das eigene Leben. Bei den Frauen, die soweit entwickelt sind, wurde das Verantwortungsgefühl eher geschärft.

Die Münchner Soziologin Elisabeth Beck-Gernsheim hat etwas sehr Kluges herausgefunden, nämlich daß viele abbruchbegehrende Frauen den Abbruch aus übergroßer Verantwortung gegenüber dem Kind haben durchführen lassen, was natürlich eine Art zwanghafter Verantwortung ist, die dem heutigen Charakter unserer Zivilisation entspricht. Sie haben den Anspruch der Perfektion an sich, daß das Kind gut aufwächst, daß es eine ordentliche Erziehung bekommt, daß immer ein Babysitter vorhanden ist, daß sie genügend Geld haben und vieles mehr. Ist dies nicht gegeben, so finden es sehr viele dieser Frauen unverantwortlich, dieses Kind zur Welt zu bringen. Wenn man Verantwortung so definieren will, dann handeln sie wirklich aus übergroßer Verantwortung.

W.W.: Wann tauchen die seelischen Konflikte bei den Frauen auf, kurz nach dem Abbruch oder eher später?

P. Petersen: Das ist ganz verschieden. Manchmal sind es nur wenige Stunden oder Tage nach dem Abbruch, bis diese Konfliktsituation eintritt, manchmal kommt es aber auch sehr viel später. Ich habe dann den Eindruck, daß diese Konfliktsituation in irgendeiner Weise konserviert wird, mit herumgetragen wird, bis es dann nach zehn oder zwanzig Jahren plötzlich ganz vehemente Entladungen gibt. Diese Entladungen sind dann sehr heilsam. Man bemerkt das, wenn man in die Lage kommt, in aller Ruhe Zuhörer einer solchen Entladung zu sein, und diese unglaublichen Haß- und Schuldgefühle gegen die Männer oder Ärzte herausbrechen.

W.W.: Was ist das Heilsame an so einem Ausbruch: das Sichtbarmachen vorhandener, aber untergründiger Gefühle, der Mut, diese zu zeigen, die Bewußtwerdung der eigenen Gefühle oder alles zusammen?

P. Petersen: Ich denke, daß alles zutrifft.

W.W.: Wie kann man diesen Gefühlen in einer Therapie Raum geben?

P. Petersen: Das muß keine Therapie, sondern kann ein einmaliges Gespräch sein, welches man verabredet. Meist kündigen die Frauen auch vorher an, über ihr Abtreibungserlebnis sprechen zu wollen. Nachdem ich nun bereits weiß, daß es sehr heftig werden kann, vor allem dann, wenn es schon länger zurückliegt, reserviere ich meistens zwei Stunden. Man gibt diesem Ausbruch einfach Raum, indem man sich dafür Zeit nimmt; allerdings sollte man es vorher wissen.

W.W.: Können Sie diesen Ausbruch noch etwas näher charakterisieren?

P. Petersen: Die Frauen sind oft so heftig erschüttert, daß sie laut schreien bzw. schluchzen, oft auch hier im Zimmer hin- und herlaufen. Derart heftige Entladungen erlebe ich allerdings selten. Zuerst hatte ich noch Angst, daß die Frauen, die von außerhalb kamen und mit dem Auto wieder nach Hause fahren mußten, dazu nicht mehr in der Lage wären. Ich habe ihnen dann geraten, sich noch ein wenig im Nebenzimmer niederzulegen, um sich zu erholen, ins Café zu gehen oder dergleichen, zumindest habe ich sie gebeten, nach ihrer Ankunft zu Hause bei mir anzurufen.

Aber es hat mich sehr erstaunt, daß sich diese Frauen nach der heftigen Entladung sehr schnell wieder ordnen konnten. Meist sind sie bereits nach einer halben Stunde wiederum so fit, daß sie wieder autofahren können. Das finde ich schon erstaunlich. Offenbar kommen mit dieser massiven Entladung auch Selbstheilungskräfte zustande, die dann das Bewußtsein so rekonstruieren, daß die Frauen mit den normalen seelischen Funktionen fähig sind, das alltägliche Leben zu bewältigen.

W.W.: Dann müßte man ja beobachten können, daß die Frauen, die nach einem Abbruch später auftretende bzw. chronische Konflikte bzw. Störungen haben, nach einem derartigen Ausbruch in eine Phase der Besserung eintreten.

P. Petersen: Das weiß ich nicht, aber es ist möglich.

Enttäuschungen, Versagen, Angstgefühle

W.W.: Können Sie sagen, welcher Art diese Konflikte sind und welcher Typus von Frau diese am ehesten hat?

P. Petersen: Zunächst einmal sind es immer Konflikte mit dem Mann, der beteiligt war. Ob er nun noch mit ihr zusammenlebt oder nicht, spielt dabei keine Rolle. Das aber ist das Thema Nr.1. Meist sind es Vorwürfe an den Mann, oft auch eine allmählich heilsame Enttäuschung gegenüber dem Mann; wenn die beiden noch zusammenleben, dann kommt es natürlich darauf an, daß diese unheilsamen Vorwürfe allmählich in eine realistische Sicht von sich selbst und dem Partner umgewandelt werden. Ich denke dabei an die realistische Sicht des eigenen Versagens und des Versagens des Partners, so daß jeder von beiden seinen Anteil der Schuld klar sieht. Diese Beziehungsstörungen bzw. -verkettungen stehen im Vordergrund, und sie können lange andauern, bevor sie sich allmählich lösen oder zumindest abmildern. Wenn beide Partner nicht intensiv bereit sind, auf einen gegenseitigen Prozeß einzusteigen, wird es leider keine Lösungen geben. Diese Phase kann Monate bis Jahre andauern.

Alle anderen Konflikte sind mehr innerseelische Probleme, vor allem Vorwürfe gegen sich selbst, versagt zu haben, ein schlechter Mensch zu sein, oft entsteht ein Drang – besonders in den ersten Monaten nach einem Abbruch –, sich viel mit Kindern zu beschäftigen, was manchmal bis ins Zwanghafte hineingerät. Ich denke dabei zum Beispiel gerade an einen Medizinstudenten, der nach der mit seiner Freundin durchlebten Abtreibung unter dem Zwang stand, ständig in die Säuglingsstation zu gehen, um sich monatelang die Säuglinge anzuschauen.

Ferner gibt es depressive Verstimmungen, oftmals entsteht eine seelische Lähmung, manchmal auch verdrängte psychosomatische Störungen im weitesten Sinne, zum Beispiel Unfälle oder vegetative Störungen, also Herzrasen oder Angstgefühle. Die kommen auch oftmals erst während der Therapie heraus. Das wären dann also kurzfristige Angstgefühle, die ansonsten verdeckt gewesen sind. Auch hier ist es günstig und heilsam, wenn sich diese Angstgefühle kurzfristig aktualisieren und zu Worte kommen können. Denn danach können die Betroffenen sich wieder ordnen.

Insofern finde ich es wichtig – weil Sie auch nach der Pflichtberatung gefragt haben –, daß geschulte Leute, die dafür auch einen Sinn haben, eine derartige Beratung durchführen. Dieser Sinn beginnt erst in den letzten Jahren, sich zunehmend zu entwickeln. In Psychotherapeutenkreisen war das Bewußtsein, daß ein Abbruch ein Problem sein kann, bisher recht gering, aber seit zwei oder drei Jahren beginnt man auch in diesen Kreisen darüber nachzudenken, daß ein Abbruch auch ein belastendes Lebenselement sein kann. Das finde ich sehr interessant, und es hängt wohl damit zusammen, daß der größte Teil der Psychotherapeuten für die Liberalisierung des Strafrechtes eingetreten ist, aber dann haben sie nicht sehen wollen oder auch aus politischen Gründen nicht sehen dürfen, daß der Schwangerschaftsabbruch nicht nur vorteilhaft ist und auch seelische Folgeerscheinungen nach sich zieht. Ich finde es sehr erstaunlich und bemerkenswert, daß Menschen, von denen man an sich erwarten sollte, daß sie offen und sensibel sind, die auch die Sensibilität auf ihre allergrößte Fahne geschrieben haben, diese seelischen Folgewirkungen des Abbruchs verdrängt haben. Das spricht auch für die kollektive Macht historischer Prozesse: Man durfte sich einfach nicht vergegenwärtigen, daß es bei der Abtreibung um ein Menschenleben geht. Nun aber spricht man darüber, ähnlich wie man über den Kindesmißbrauch spricht, das Bewußtsein dafür trat fast zu gleicher Zeit auf. Das Tabu des sexuellen Mißbrauchs ist mittlerweile gebrochen, man spricht über den sexuellen Mißbrauch von Mädchen und Jungen, wobei ich auch nicht wußte, daß etwa ein Viertel der mißbrauchten Kinder Knaben sind. Beide Tabus waren bis vor zehn Jahren noch ganz massiv.

Letztes Jahr habe ich auf dem internationalen Psychotherapie-Kongreß in Hannover noch mit Bangen einen Vortrag über die seelischen Folgen des Schwangerschaftsabbruchs gehalten, weil ich dachte, daß sie mich wieder auspfeifen oder nicht zu Wort kommen lassen würden, aber ich war sehr erstaunt darüber, daß ich dieses Mal eine positive Resonanz bekam. Also hat sich die Einstellung zu diesem Thema offenbar geändert. Noch vor zehn Jahren wäre es vermutlich unmöglich gewesen, auf diesem Kongreß denselben Vortrag zu halten.

W.W.: Spricht man in den Kreisen der Pro Familia auch schon über die seelischen Folgen des Abbruchs?

berechtigter Versuch?

P. Petersen: Soweit ich weiß, noch nicht, aber ich bin sehr gespannt darauf, wann die Pro Familia dafür ein Organ bekommen wird. Ich bin ja dort ausgetreten, vor allem aus diesem Grund. Früher habe ich die Pro Familia aktiv als Vorstandsmitglied gefördert, aber die totale Leugnung dieser seelischen Folgen des Abbruchs, aber auch die Verteufelung meiner Person, war ein Grund meines Austritts.

Insofern wäre es ein Argument für die Pflichtberatung, daß sich unter den Beraterinnen und Beratern ein qualifiziertes Urteil über die seelischen Folgen des Abbruchs entwickeln kann bzw. wahrscheinlich nach und nach entwickeln wird. Wenn man keine Pflichtberatung einführt, dann gibt der Bund bzw. geben die Länder natürlich auch keine Gelder für diese Beratung, so daß die meisten Beratungsstellen dichtmachen können. Deswegen verstehe ich die SPD überhaupt nicht, daß sie diesen Punkt nicht begreifen kann, denn das ist doch ein sozialpolitisches Argument. Natürlich darf man das nicht aussprechen, weil es opportunistisch ist, aber im Hintergrund müßte man diese Argumente doch denken können. Ich verstehe nicht, warum die SPD so stur ist.

W.W.: Man muß natürlich dafür ein Organ entwickeln können, was in einer Beratung entstehen kann, denn solange man die Beratung nur äußerlich betrachtet, kann ich schon verstehen, daß man das als Routine oder als Farce ansieht, insofern kann ich nachvollziehen, bei dieser Betrachtungsweise, daß man gegenüber einer Pflichtberatung eine ablehnende Einstellung hat.

P. Petersen: Die SPD sieht nur, daß die Frauen wie „Vieh" zur Beratung getrieben werden, aber so ist es in Wirklichkeit ja nicht.

W.W.: Wer kein Feeling bzw. keine Kenntnis davon hat, was in einer qualifizierten Beratung vor sich geht, mag dies mit einer gewissen Berechtigung so sehen.

P. Petersen: Eine gute Beratung besteht darin, daß man den Klienten gewinnt, überreden sollte man ihn allerdings nicht. Man muß den Menschen, den man berät, davon überzeugen, daß eine Beratung einen Wert bzw. Gewinn in sich trägt. Dann erst kann die notwendige Offenheit für das Anschauen eines Neuen entstehen.

Mit einem Geburtsimpuls ins Leben treten, um an bestimmten Schwierigkeiten zu wachsen

W.W.: Haben Sie beobachtet, daß die biographischen Einschnitte, die durch ein Kind eingetreten wären, daß die Komplikationen und Schwierigkeiten, die aufgetreten wären und an denen man gelitten hätte, wäre das Kind ausgetragen worden, doch auf irgendeine geheimnisvolle Weise irgendwann nach dem Abbruch im Leben der Frau oder des Mannes eintreten, wenn auch in metamorphosierter Weise, so daß man an ihnen stellvertretend die gleichen Leidens- und Entwicklungsprozesse durchmachen kann bzw. muß? Haben Sie beobachtet, daß die Schwierigkeiten, die die beiden Partner mit dem Kind gehabt hätten, in irgendeiner anderen Form, zum Beispiel an anderen Menschen aufgetreten sind?

P. Petersen: Psychoanalytisch spricht man davon, daß ein Abbruch keine Konfliktlösung, sondern eine Konfliktverschiebung ist, denn das Problem, das konkret bei den beiden Menschen vorhanden ist bzw. war, wird man mit dem Abbruch nicht lösen können. Momentan habe ich eine Frau vor Augen, die vor einiger Zeit einen Schwangerschaftsabbruch hat machen lassen, weil sie sich nicht in genügender Weise mit ihrem Freund auseinandergesetzt hat. Sie hat sich einfach von ihm bestimmen lassen, er wollte das Kind nicht, und deswegen hat sie – wie sie sich ausgedrückt hat – ihr besseres Selbst nicht befragt und das Kind abtreiben lassen. Diese Frau kam zu mir in die Beratung, die Atmosphäre war grauenhaft, am liebsten hätte ich mich hinterher geduscht, es war wirklich eine fast tödliche Atmosphäre. Im Grunde war es nur eine Art Aufklärungsgespräch, und ich habe es auch nur als reine Pflicht empfunden, diese Frau über das aufzuklären, was sie mich gefragt hat. Sie kam dann etwa ein halbes Jahr später wegen Depressionen zu mir in die Therapie, und sie hat dann ihr damaliges Problem – die fehlende Auseinandersetzung mit ihrem Freund – in etwa 25 bis 30 Stunden mit mir versucht anzugehen. Es wurde eine echte Klärung der Partnerbeziehung, der Versuch einer Lösung von Problemen, die zu einem früheren Zeitpunkt nicht gelöst worden waren. Das wäre vielleicht ein Beispiel, das in etwa ihrer Frage entspricht.

W.W.: Es wäre jetzt interessant zu untersuchen, ob das bei Menschen oft bzw. mit einer flexiblen Regelmäßigkeit auftaucht, also daß Defizite, die bei Menschen vorhanden sind und die nicht von ihm gelöst werden, zu einem späteren Zeitpunkt metamorphosiert wieder auftauchen.

P. Petersen: P. Goebel hat Frauen, die den Abbruch an sich haben vornehmen lassen, unter tiefenpsychologischen Aspekten untersucht, wobei er sich vor allem für die Lebenssituation interessiert hat, in der die Frauen standen, als sie den Abbruch haben vornehmen lassen. Er behauptet, daß es für jede einzelne Frau eine ganz typische individuelle Lebenskonstellation gewesen ist, die ihr sozusagen wie auf den Leib geschneidert war. Wenn das so ist, dann wird diese spezifische Lebenssituation natürlich zu einem anderen Zeitpunkt wiederkommen. Es ist leider die Wahrheit, daß sich ein neurotisches Leiden so lange wiederholt, bis es gelöst ist. Insofern läßt sich Ihre Frage bejahen, sowohl aus dem von mir gegebenen Beispiel der einzelnen Frau als auch aus der allgemeinen neurosenpsychologischen Erfahrung. Wobei es auch sein kann, daß die Frau, die sich in einer neurotischen Konfliktsituation befindet, und die sich zum Austragen des Kindes entscheidet, damit ihre Krise nicht löst. Die Frau, die ich gerade vor Augen habe, und die ihr Kind ausgetragen hat, hat ihr Problem noch über Jahre bearbeiten müssen, ehe sie es lösen konnte. Der Moment einer unerwünschten Schwangerschaft, gleich ob sie nun in einem Austragen oder in einem Abbruch endet, ist natürlich nie eine glückliche Fortsetzung des Lebens.

W.W.: Das wäre jetzt eine neurotische Konstitution, die bei einer Frau vorhanden ist, wenn eine ungewollte Schwangerschaft eintritt. Einerseits ist meine Frage damit beantwortet, ich habe aber zusätzlich auch noch etwas anderes gemeint: Es könnte ja sein, daß die Frau durch das Austragen eines Kindes etwas lernen sollte, es wäre damit ein neuer biographischer Einschnitt im Leben dieser Frau eingetreten, nun wird aber der Lernprozeß, den man mit dem Austragen und Aufziehen eines Kindes machen könnte, dadurch annulliert, daß man die Schwangerschaft abbricht. Jetzt ist die Frage, ob die Frau – gleiches gilt natürlich für den Mann – das, was sie mit Geburt und Erziehung des Kindes hätte lernen können bzw. sollen, nun nach einem Abbruch in einer anderen Weise erlebt, so daß sie diesen Lernprozeß doch noch, wenn auch in anderer Weise, durchmachen muß. Ich denke, daß so etwas oft im Leben des Menschen auftaucht – gar nicht einmal spezifisch auf den Schwangerschaftsabbruch bezogen –, und daß er dergleichen bemerken könnte, wenn er ein Organ dafür entwickeln würde; meist wird man natürlich dergleichen verdrängen. Das wäre ein interessantes Untersuchungsobjekt, ebenfalls wäre es ein Heilungsansatz für Frauen, die einen Abbruch haben vornehmen lassen, wenn sie wissen, daß verdrängte oder aufgeschobene Probleme doch über kurz oder lang in metamorphosierter Weise wieder an sie herantreten. Ähnliches wird natürlich bei jedem biographischen Einschnitt auftauchen, den man nicht bewältigt und vor dem man zurückweicht.

P. Petersen: Die Frage ist sehr interessant, aber mir fallen dazu momentan keine Beispiele ein.

Christine Pflug: Ich kenne einige Frauen, die eine Schwangerschaft abgebrochen haben, und zwar aus wirtschaftlichen und sozialen Gründen oder weil sie sich nicht in der Lage fühlten, eine Schwangerschaft und die Erziehung eines Kindes zu bewältigen. Diese Frauen haben dann zu einem späteren Zeitpunkt doch noch ein Kind bekommen, und die Situation war zu diesem Zeitpunkt exakt die gleiche wie zu dem des Abbruchs. Und sie haben es dann doch geschafft, obwohl sie vorher meinten, keine Mutter sein zu können. Man kann es doch so sehen, daß man mit einem gewissen Geburtsimpuls in das Leben tritt, an bestimmten Schwierigkeiten zu wachsen, gleich ob sie nun in Form eines Kindes oder in Form einer Partnerschaft auftauchen. Die Frau kann sich also wandeln, der Reifungsaspekt bleibt aber erhalten.

P. Petersen: Für das, was sie ausgeführt haben, spricht sehr viel. Diejenigen Menschen, die die Frauen untersucht haben, die eine Schwangerschaft abgebrochen haben, sagen aus, daß diejenigen Frauen, die sich nach dem Abbruch bewußt damit auseinandergesetzt haben, sehr viel daran lernen. Ich denke jetzt an eine Frau, die eine Schwangerschaft abgebrochen und danach zwei Kinder bekommen hat. Diese Frau kam immer wieder zu mir wegen Partnerschaftskonflikten. Ich habe auch mit beiden Partnern etwa ein halbes Jahr lang gearbeitet. Die Einstellung dieser Frau zu dem Abbruch wechselte von Zeit zu Zeit; in den ersten zwei Jahren hatte sie die Einstellung, daß dieser Abbruch ein schwerer Schlag für sie gewesen sei, unter dem sie sehr gelitten habe, aber sie hielt diesen Abbruch immer für richtig. Nach etwa zwei bis drei Jahren kam sie dann zu der Überzeugung, daß der Abbruch doch falsch gewesen ist, weil die Lebenskonstellation, die bei dem Abbruch herrschte, sich ständig wiederholt hat. Sie hat dann gesagt:

„Wenn ich nur ein bißchen von dem Reifegrad und dem Bewußtsein, daß ich jetzt habe, zur Zeit des Abbruchs gehabt hätte, dann hätte ich gewußt, daß ich da durch muß." Das ist wohl das, was Sie meinen. Aber so etwas passiert natürlich nur bei Menschen, die sich damit bewußt auseinandersetzen, die einen Gesprächspartner haben oder die intensiv Tagebuch führen.

W.W.: Es wäre interessant, nachzuforschen, ob derartige Phänomene bzw. Situationen im Leben aller Menschen auftauchen und inwieweit man sich dessen nur nicht bewußt ist. Das wäre sicherlich ein weites Untersuchungsgebiet.

C.P.: Es ist auch die Frage, was mit den Frauen los ist, die nach einer Abtreibung behaupten, sie hätten überhaupt keine Probleme, und wie dies wirklich langfristig bei ihnen aussieht.

P. Petersen: Langfristig heißt für mich zehn bis zwanzig Jahre, und so kenne ich durch meine Arbeit nur ungefähr ein Dutzend Frauen, bei denen dann entsprechende Probleme hochkommen, wie ich es geschildert habe. Ich habe mich bisher noch nicht dazu durchringen können, für diese Frage noch eine Studie durchführen zu lassen, aber vielleicht sollte man es machen. Sicherlich wäre es hochinteressant, heute die Frauen zu untersuchen, die vor zwanzig Jahren abgetrieben haben, als es noch illegal war, inwieweit zu einem späteren Zeitpunkt eine ähnliche Problemkonstellation hochgekommen ist. Ach Gott, vielleicht müßte ich das doch machen.

W.W.: Machen Sie es!

Die Männer haben nach der Beratung gekotzt

Verlassen wir einmal die Frauen und widmen uns dem Mann. Oftmals ist die Rolle des Mannes bei einem Schwangerschaftskonflikt kaum wahrzunehmen, da Mutter und Kind im Vordergrund stehen. Ein allgemeines Vorurteil ist es ja, daß Männer ihre Partnerinnen sehr häufig in der Konfliktsituation allein lassen, weil ihnen die Entscheidung der Partnerin gleichgültig ist bzw. weil sie davon nichts wissen wollen. Trifft das zu?

P. Petersen: Ein nicht unerheblicher Teil der Männer überläßt seiner Frau die Entscheidung und sagt, daß er sie mittragen würde. Diese neutrale Haltung ist aber in Wirklichkeit oftmals die Absicht, die eigenen Hände in Unschuld zu waschen, keine Position zu beziehen, sich aus der Affäre ziehen zu wollen.

W.W.: ... mit der stillen Hoffnung, daß sich die Frau für die Abtreibung entscheidet!

P. Petersen: Wahrscheinlich meistens. Wenn man dann lange genug darüber mit den Frauen spricht, dann fühlen sie sich von den Männern im Stich gelassen. Das ist gerade dann der Fall, wenn die Männer sagen, daß sie der Frau die Entscheidung überlassen. Es entsteht dann nämlich die Frage, ob die Männer die Entscheidung der Frau wirklich mittragen, und ich befürchte, daß dies meist nicht der Fall ist. Das ist bei verheirateten Männern nicht anders, denn schließlich geht es dabei um den inneren Prozeß, den sie in solchen Entscheidungssituationen durchmachen müssen.

W.W.: Wie weit sind die Männer eher die treibende Kraft für die Abtreibung als die Frauen?

P. Petersen: Genaue Zahlen kann ich nicht angeben, aber nach meinen Erfahrungen sind die Männer eher als die Frauen die treibende Kraft für eine Abtreibung. Daß Männer eine Abtreibung verhindern, habe ich nur sehr selten erlebt. Einer davon wäre ein Bildhauer, den ich einmal in der Schweiz als Tramper mitgenommen habe. Von der Koinzidenz der Lebensumstände war es erstaunlich, daß ich gerade zu dieser Zeit einen Aufsatz über die Stellung des Mannes zur Abtreibung verfaßt habe. Dieser Bildhauer erzählte mir seine Lebensgeschichte, zum Beispiel wie seine Freundin gegen seinen Willen ihr Kind abgetrieben hat. Er hat darunter sehr gelitten und seit dieser Zeit viele Plastikembryonen hergestellt; auch mir drückte er mit geschlossener Faust eines dieser Embryonen in die Hand.

Ein Jahr später habe ich ihn zu einer Tagung eingeladen, bei der es um den Schwangerschaftsabbruch ging. Er kam auch und hatte mittlerweile eine Metamorphose, abzulesen an seinen künstlerischen Produkten, durchgemacht, denn nun schenkte er mir einen Marmorembryo, der nicht mehr so naturalistisch wie

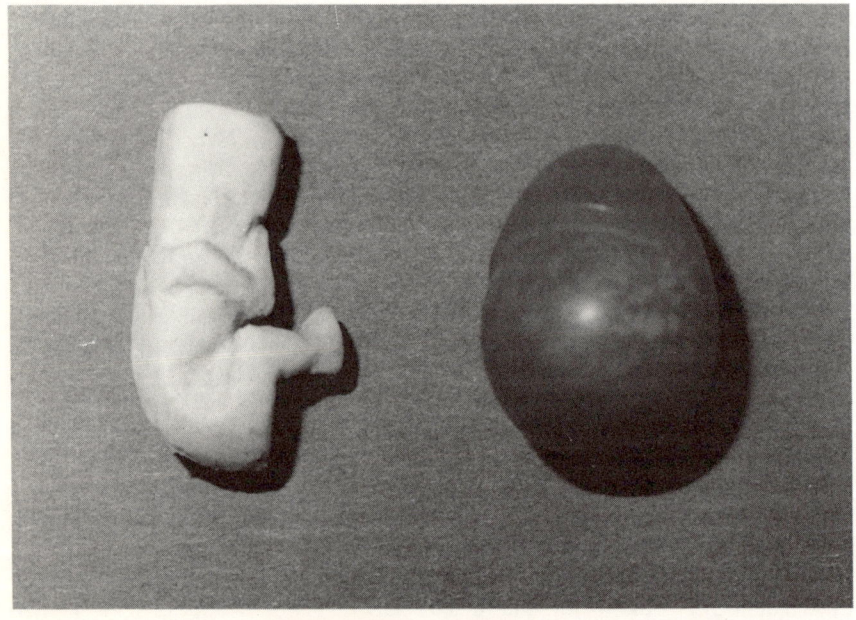

Plastik- und Marmorembryo

der Plastikembryo war. Dieser Marmorembryo war in der Form eines Tropfens und hatte lediglich eine kleine Kerbe, also ein sehr frühes Stadium. Der ist sehr schön anzusehen. Das war einer der sehr wenigen Männer, die sich für mich sichtbar mit dem Problem der Abtreibung auseinandergesetzt haben. Carmen Blaschke hat im Rahmen ihrer Dissertation mit sieben Männern gesprochen, die sich aufgrund von Zeitungsannoncen gemeldet haben, wobei ihre Fragestellung war, was diese Männer bei und nach der Abtreibung durchgemacht haben. Die seelischen Störungen waren bei diesen Männern mindestens so stark wie bei den Frauen.

W.W.: Ein Mann erlebt die Abtreibung bzw. den Tod eines Kindes nicht physisch-leiblich, kann es sein, daß er es deswegen, zum Beispiel bei der Beratung oder wenn er beim Abbruch anwesend ist, seelisch tiefer erlebt als die Frau?

P. Petersen: Das genau ist das Problem, und ich bin aufgrund der Protokolle von Carmen Blaschke auch zu dieser Überzeugung gekommen. Die Männer haben teilweise in der Beratung buchstäblich gekotzt, was ich von Frauen noch nie gehört habe. Einen Mann erinnere ich derzeit konkret, der seine Freundin zur Pro Familia-Beratung nach Bremen begleitete, der auch bei der Abtreibung dabei war und der dann danach gekotzt hat. Seine Freundin mußte sogar auf der Rückfahrt noch das Auto fahren, er konnte nicht mehr. Aber inwieweit das nun eine exklusive Auswahl ist, vermag ich nicht zu sagen. Auf jeden Fall ist es sicher, daß eine Abtreibung nicht spurlos an den Männern vorübergeht.

W.W.: Wie erklären Sie es sich, daß eine Abtreibung auf den Mann derart stark wirkt, zumindest auf einige?

P. Petersen: Sie merken zum Beispiel, daß ihre Partnerin für sie leidet, sie leiden selber unter dem scheinbaren Unbeteiligtsein, weil sie nur aus einer Distanz heraus mitleiden können, nicht aber direkt, und weil sie genau wissen, daß sie in das ganze Geschehen existentiell mit eingebunden sind, weil sie der Erzeuger sind. Bei einigen Männern war es auch ganz eindeutig, daß sie von den Kindern ein Bewußtsein hatten. Die Partnerkonflikte dagegen sind von den Männern nicht so stark wie von den Frauen betont worden. Für die Frauen steht der Partnerkonflikt stark im Vordergrund, während sich die Männer eher Schuldgefühle wegen unterbliebener Empfängnisverhütung machen bzw. daß ihre Freundin für sie gelitten hat.

W.W.: Ist das seelische Leiden der Männer eher kurzfristig oder ist es wie bei vielen Frauen auch ein langfristiges?

P. Petersen: Das weiß ich nicht.

Kontakt zu dem toten Kind

W.W.: Haben Sie Erfahrungen von Frauen und Männern, die nach dem Abbruch zu dem toten Kind eine Beziehung aufgegriffen haben, und was dabei vonstatten ging?

P. Petersen: Von den Männern kann ich da nicht viel sagen, weil doch meistens nur Frauen zu mir kommen. Ähnlich ist es auch bei der Therapie, bei der das Verhältnis von Frau zu Mann wie 5 : 1 ist. Ihre Frage spricht das im Grunde erfreulichste Gebiet an, denn zum Teil beschäftigen sich die Menschen sehr intensiv mit dem toten Kind. Der Trauerprozeß ist meist mit dem erwarteten Geburtstag beendet, auch wenn das jetzt vielleicht ein wenig mysteriös klingt, oft feiern die Eltern auch den Geburtstag mit Kerzen und nehmen dabei einen intensiven Kontakt mit dem Kind auf. Eine Patientin hat mir berichtet, daß sie seit diesem Geburtstag auch mit dem Kind in Frieden sei. Es kommt also gar nicht selten vor, daß innerhalb dieser Zeremonien eine Art Befriedungsprozeß entsteht.

Eine andere Patientin hatte einen Abbruch und vier Geburten hinter sich; bei der Empfängnis des vierten Kindes kam sie zu mir, da sie unter einem zwanghaften Kinderwunsch litt. Nachdem sie allmählich ein wenig von ihren Symptomen befreit war, hat sie sich aktiv dafür eingesetzt, daß das abgetriebene Kind eine Ruhestatt erhielt. Sie ist, obwohl sie nicht der Kirche angehörte, zu ihrem Ortspfarrer zur Beichte gegangen. Sie hatte wohl Vertrauen zu diesem Mann, der ihr gegenüber auch sehr offen war; vor allem war es ihr wichtig, das ganze Geschehen einem Geistlichen mitzuteilen. Das ist noch eine andere Art der Beziehung als zu mir als Psychotherapeuten.

Sie konnte dann über den Pfarrer durchsetzen, daß auf dem Friedhof eine Grabstätte für die nichtbeerdigten Kinder geschaffen wurde. Der Pfarrer war allerdings klug genug, nicht nur die abgetriebenen Kinder in den Vordergrund zu stellen, sondern auch alle anderen Toten, die aus irgendwelchen Gründen dort nicht beerdigt werden konnten, weil sie woanders gestorben waren. Diese Patientin von mir hat jedenfalls dort ein ganz kleines Rosenbeet für ihr abgetriebenes Kind eingerichtet. Das wäre ein Beispiel einer produktiven Verarbeitung der Abtreibung. Das Schöne daran ist, daß diese Frau mir erzählt hat, daß die Nachbargemeinde von dem Grab der Nichtzubeerdigenden Wind bekommen hat und ebenfalls bei sich ein gleiches eingerichtet hat. Das finde ich toll.

W.W.: Das geht ja in die Richtung der Puppenfriedhöfe in Japan.

P. Petersen: Genau, es ist ein ganz sachter Bewußtseinswandel in eine positive Richtung. Vor etwa zwei Wochen war ich in Münster auf Einladung eines geistlichen Betreuers von Priesteramtskandidaten. Er war auf mich gekommen, weil ich vor einiger Zeit in einer medizinischen Zeitschrift geschrieben hatte, daß sich die Kirchen nicht so sehr mit der Anklage der Abtreibung befassen, sondern sich statt dessen überlegen sollten, welche Zeremonien sie für diese Menschen entwickeln könnten. Dieser Mann hat mir geschrieben und mir mitgeteilt, daß er eine derartige Zeremonie habe.

W.W.: Welcher Art ist diese Zeremonie?

P. Petersen: Vor allem sind es Gebete, genauer kann ich es nicht mehr erinnern. Wobei noch zu sagen ist, daß dieser Pfarrer es nicht in der öffentlichen, sondern in einer Privatkapelle durchführt. Er hatte das Paar bei sich zu Hause und hat mit ihnen die Totenmesse gefeiert. Dieser Pfarrer nimmt es eben ernst. Er hat

auch eine Scheidung zeremoniell begleitet. Wird das auch in der Christengemeinschaft gemacht?

W.W.: Nein.

P. Petersen: Warum eigentlich nicht!

Die Betroffenheit des Beraters

W.W.: Welche Verantwortung haben Berater und Arzt bei einem Schwangerschaftskonflikt; können sie sich hinter Paragraphen verstecken, können sie wert-
neutral bleiben, bzw. was können sie tun, um diesen Konflikt auch in sich selbst
lebendig zu machen?

P. Petersen: Ich spreche am besten über meine eigene Erfahrung, ferner über
Erfahrungen, die ich mit Frauenärztinnen und -ärzten habe, weil ich sie in Selbst-
erfahrungsgruppen begleitet habe. Mit Beraterinnen habe ich nur eher kurzfristige
Kurse durchgeführt, so daß ich bei diesen Beraterinnen am wenigsten Einblick in
ihre innerseelischen Konstellationen habe.

Die Fähigkeit, neutral zu bleiben, wäre vielleicht noch am ehesten zu erwarten
bzw. zu erlangen, und bei einer Ausbildung zum Berater ist das so ungefähr das
erste, was man lernt. Man muß sich ganz extrem zurücknehmen können, bis hin
zu dieser oft mißverstandenen Spiegelhaltung. Diese Neutralität, das Zurückhal-
ten der eigenen Wertung läßt sich einigermaßen leicht trainieren.

W.W.: Es wird mir allerdings zu einer Frage, ob sich ein Berater wirklich
neutral verhalten kann, denn er wird zum biographischen Teil desjenigen Menschen, den er berät.

P. Petersen: Natürlich kann man sagen, daß auch eine extreme Neutralität
keine Neutralität ist, weil es hier um Leben und Tod geht. Wenn ein längeres
Gespräch möglich ist, so schaue ich mir als erstes die Beziehung zwischen Mann
und Frau an, lasse mir alles genau erzählen bzw. frage exakt nach. Inwieweit ich
dann meine eigene allgemeine Überzeugung mit ins Spiel bringe bzw. sie individuell in bezug auf diese spezifische Situation einbringe, hängt immer davon ab,
wieviel Offenheit zwischen mir und meinen Gesprächspartnern entsteht. Diese
Offenheit ist allerdings meist auf der Gegenseite nicht sehr groß, weil meine
Gesprächspartner sich in einer sackgassenähnlichen Situation befinden. Aber
wenn ich meine eigene Wertung mit ins Gespräch hineinbringe, dann sage ich das
ausdrücklich.

W.W.: Und auf welche Weise sind Sie mit diesem Schicksal verbunden bzw.
auf welche Weise leben Sie dieses Schicksal mit?

P. Petersen: Selbstverständlich werde ich mit den jeweiligen Schicksalen ver-
quickt. Ich habe die Beobachtung gemacht, daß ich mit dem Problem der Abtreibung in einem Beratungsgespräch sehr viel mehr betroffen bin, als wenn ich als
beurteilender Arzt die Indikation zu prüfen habe. Diese Beurteilung ist nur eine
Art objektiver Akt, obwohl ich mir von meinem Bewußtsein her sagen muß, daß
ich wie eine Art Richter handle, wenn ich zum Beispiel feststelle, daß eine

Indikation gegeben ist oder nicht. In diesen Fällen ist es oftmals auch so, daß die jeweiligen Frauen keine Beurteilung haben wollen, sondern nur eine Bescheinigung, daß ihr Abbruch rechtens ist. Sie wollen nicht mehr mit mir verhandeln. Sie lassen mich nicht an sich herankommen.

Beratungsgespräche haben dagegen einen ganz anderen, viel intensiveren Charakter. Ich möchte keine zwei Beratungsgespräche pro Tag durchführen. Ich frage mich auch, wie die Beraterinnen das durchhalten, fünf bis zehn Beratungsgespräche pro Tag zu führen, wenn diese auch nur einigermaßen intensiv sein sollen. Ich weiß von einer Beraterin, die in einer kirchlichen Beratungsstelle in Kiel gearbeitet hat, die aber nach einigen Jahren mit diesen Beratungsgesprächen aufgehört hat, weil sie nicht mehr konnte.

Inwieweit es die einzelne Beraterin bzw. der Berater in sich lebendig macht, daß es bei diesen Gesprächen um konkrete Menschen geht, vermag ich nicht zu beurteilen, aber es reicht schon aus, was man von den Patientinnen an Krisen mitgeteilt bekommt. Es sind fast immer extreme Krisen, die einen tief berühren. Natürlich hat man auch gelernt, sich abzugrenzen, aber wenn man sich ausschließlich abgrenzt, dann läuft kein Beratungsprozeß zwischen den beiden Gesprächspartnern ab. Ich weiß, daß gerade die guten Beraterinnen nach einer gewissen Zeit mit diesen Gesprächen aufhören, um etwas anderes zu machen. Das Schlimme an den Beratungsgesprächen ist, daß die Beraterinnen die Frauen meistens nur einmal sehen. Wenn es einen Prozeß gäbe, wenn man über Monate mit den Frauen arbeiten könnte, dann wäre es fruchtbarer.

W.W.: Nehmen wir einmal an, zu Ihnen käme eine Frau in die Beratung mit Abtreibungswunsch, wo wäre da für Sie die Grenze, der Frau zum Austragen des Kindes zu raten?

P. Petersen: Das ist im Grunde nicht zu beantworten, weil jeder Fall viel zu individuell ist. Auch kann ich einer Frau keinen Rat geben, weil das pragmatisch nicht zu realisieren ist. Eher wäre es die Frage, die konkreten Möglichkeiten zu realisieren, daß ein Kind ausgetragen werden kann, und diese Möglichkeiten gehe ich schon durch. Wenn es eher soziale Umstände sind, wenn ich die Situation mit meiner Klientin genau analysiert habe, dann rufe ich zum Beispiel eine Sozialarbeiterin an, damit meine Klientin an die entsprechenden sozialen Mittel kommt. Wenn es um eine berufliche Sicherung geht, zum Beispiel bei einem Lehrling, dann versuche ich auch hier Wege zu finden. Geht es statt dessen um ein innerliches Problem, so ist es äußerst schwierig.

Die Frauen, die ich vor mir habe, befinden sich oft in einer grauenhaften innerlichen Situation: Sie sind dann nur schwer zu einer wirklichen Entscheidung fähig. Sie haben das Für und Wider erwogen, aber zu einer Entscheidung sind sie schwer fähig. In so einer Situation kann ich mich nur schwer dazu durchringen, mit Autorität zu sagen, daß meine Gesprächspartnerin das Kind austragen bzw. nicht austragen solle. Ich habe es oftmals bei den Frauen erlebt: Sie schwanken, ich habe mit ihnen das Austragen des Kindes erarbeitet, schließlich treiben sie dann doch ab.

W.W.: Wenn diese Frauen nun schwanken, wenn sie sogar von Ihnen erwarten, eine Entscheidung zu fällen, wie werden Sie damit fertig? Was machen Sie, wenn die Frau von Ihnen eine Entscheidung fordert, weil sie selbst es nicht kann?

P. Petersen: Selbst wenn ich meine Meinung für das Austragen einer Schwangerschaft formuliert habe, kam es bei den Frauen trotzdem meistens zur Abtreibung. Irgendwie scheint es ein Sog zu sein. Natürlich kann es oft auch eine illusionäre Hoffnung sein, die Lösung darin zu sehen, das Kind auszutragen.

W.W.: Halten Sie sich mit einer klaren Entscheidung bewußt zurück, wenn die Frau nicht in der Lage ist, sich definitiv zu entscheiden?

P. Petersen: Wenn ich sehe, daß diese Ambivalenz für die Frau nur noch eine Quälerei ist, dann halte ich mich nicht mehr zurück. Aber solange ich noch den Eindruck habe, daß die Frau noch einen Prozeß durchmachen will oder muß, halte ich mich zurück. Entscheidend ist aber, daß es meist überhaupt nicht den Ausschlag gibt, wenn ich meine Meinung kundtue.

W.W.: Warum nicht?

P. Petersen: Ich weiß es nicht, aber irgend etwas geschieht immer noch in den drauffolgenden Tagen, ein Bericht in der Zeitung, ein Fernsehfilm, ein Gespräch mit einer Freundin oder dergleichen mehr.

Die bewußte Begegnung mit dem Destruktiven unserer Gesellschaft

W.W.: Der Berater ist ja nur einer von vielen, mit denen die Frau spricht. – Inwieweit nimmt der Berater oder der Arzt eine Schuld auf sich, unabhängig davon, ob die Entscheidung für oder gegen die Abtreibung ausfällt?

P. Petersen: Ich bemerke eine sehr große Belastung und beobachte diese auch bei meinen Kolleginnen und Kollegen. Was die Schuld angeht, so ist es allgemein doch so, daß ich jemandem etwas schulden würde. Aber da fängt bei mir die Schwierigkeit an, weil ich nicht weiß, was ich jemandem schulde, wenn ich in ein intensives Beratungsgespräch über ein kommendes Kind eingetreten bin. Ich kenne dieses Kind nicht. Ich habe mir das sehr gründlich überlegt, hatte auch intensive Schuldgefühle, aus denen heraus ich zu der Entscheidung kam, vorerst keine Indikationsgespräche mehr durchführen zu wollen. Das war vor fünf Jahren, und ich wollte alle Waffen strecken und mich aus dem Verkehr ziehen, aber ich habe es mir dann doch wieder anders überlegt, denn es wäre eine Art von Fahnenflucht gewesen. Schließlich arbeite ich in einer Frauenklinik, im Städtischen Krankenhaus einer SPD-regierten Stadt. Wenn dies in einer stockkatholischen Stadt gewesen wäre, so hätte sich das Problem wahrscheinlich nicht gestellt, aber hier in der Klinik machen sie eben Abbrüche, und deswegen wollte ich mich nicht ins Abseits stellen.

Selbstverständlich habe ich mir überlegt, welche Schuld ich habe, aber ich weiß nicht, welche Schuld ich habe. Das ist eine sehr belastende Situation. Natürlich ist es nicht so, daß ich nach den Beratungsgesprächen schlaflose Nächte hätte, aber es bleibt ein Quentchen Ungewißheit zurück, genauso wie die Frage, was ich mit diesem Geschehen auf Dauer zu tun habe. Diese Frage stelle ich mir gleichermaßen bei den abgetriebenen wie bei den zur Welt gekommenen Kindern. Ich sehe die betroffenen Menschen ja auch meist nie wieder, und diese Anonymisierung ist äußerst unangenehm. Die ganze Angelegenheit wäre sehr viel leichter, wenn es meine Patienten wären, die über eine längere Zeit hinweg wiederum zu mir in die Therapie kommen. Zu diesen Menschen habe ich eine Beziehung und weiß meist sehr genau, was aus den Menschen weiterhin geworden ist. Zu ihnen kann ich mich auch sehr viel besser in Beziehung setzen. Die Schuldfrage ist rein erkenntnismäßig eine sehr schwierige.

W.W.: Ist sie auch. Natürlich muß man die Schuldfrage ganz ohne Moral oder einseitige Wertung betrachten, statt dessen aber ganz nüchtern und objektiv. Jeder Mensch wird in jeder Lebenssituation auf irgendeine Weise schuldig, denn er muß handeln und kann dabei Fehler machen, gleichermaßen kann er auch nicht handeln, und auch dabei entsprechend Fehler machen. Jeder Mensch setzt sich in jeder Lebenssituation in irgendeine Beziehung zu anderen Menschen, und diese Beziehung kann man als eine Art von zwischenmenschlichem Schuldgeflecht ansehen, ganz objektiv betrachtet. Genauso tritt ein Berater oder ein Arzt bei der Beratung in eine objektive Beziehung zu der Frau und dem Kind, er wird Teil ihrer Biographie und trägt insofern auch einen Teil der Verantwortung mit. Insofern verstehe ich Schuld als ein verantwortungsvolles Mittragen mit den jeweiligen Folgen. Wenn man einer Beratungssituation ausweichen würde, so würde das an diesem verantwortungsvollen Mittragen natürlich überhaupt nichts ändern.

P. Petersen: Ja, deswegen habe ich auch einmal formuliert, obwohl dies ein sehr gefährliches Wort ist, daß diejenigen, die sich auf die Beratung und den Abbruch einlassen, eine Stellvertreterfunktion für diejenigen ausüben, die die bewußte Begegnung mit dem Destruktiven unserer Gesellschaft ablehnen. Das ist sicherlich auch einer der Gründe, warum die Berater so oft angegriffen, geächtet und diffamiert werden, letztendlich ist dies aber nur eine Projektion derjenigen Menschen, die sich mit diesem Thema nicht auseinandersetzen wollen. Andererseits benutze ich das Wort vom Stellvertreter auch nur mit großer Vorsicht, denn es kann auch zu einem Alibi werden, das eigene Handeln verantwortungslos zu rechtfertigen.

W.W.: Wie gehen Sie persönlich mit dieser Schuld um, wie tragen Sie die Verantwortung, zumal in denjenigen Fällen, in denen Sie vielleicht – wie sich hinterher erwiesen hat – einen falschen Rat gegeben haben? Wie gehen Sie mit Fehlern um, die Sie notwendigerweise wie jeder andere Mensch auch machen müssen?

P. Petersen: Jetzt sage ich vielleicht etwas Komisches: Ein Therapiefehler, der gravierend ist, geht mir sehr viel mehr nach als ein Fehler bei einer Beratung. Wahrscheinlich hängt das damit zusammen, daß der Therapiefehler überschaubarer ist.

C.P.: Diesen Therapiefehler bekommen Sie gleich wieder serviert.

P. Petersen: Genau, irgendwann kommt immer der Zeitpunkt, an dem man sich dieses Fehlers bewußt wird. Wenn diese Rückmeldung kommt, dann muß ich mich damit auseinandersetzen. Aber bei einer Beratung in einem Schwangerschaftskonflikt bekomme ich keine Rückmeldung, alle meine Gespräche gehen ins Leere. Wenn ich anfange, darüber nachzudenken bzw. darüber nachzufühlen, dann gehen meine Tastorgane in diese Leere, und das ist sehr viel unangenehmer. Das Unangenehme wird vor allem dadurch bewirkt, daß ich überhaupt nicht weiß, was ich tue. Wenn ich wenigstens wüßte, daß ich einen Fehler gemacht habe, so wäre das eine ganz andere Situation. An einem Fehler kann ich mich reiben, ich kann mich weigern, ihn einzusehen, ich kann versuchen, es nächstes Mal besser zu machen, aber bei der Beratung selbst weiß ich über etwaige Folgen überhaupt nichts. Und wenn ich, genau wie Sie es gesagt haben, mich verweigere, dann muß ich mir darüber bewußt werden, daß es dann der nächste Berater oder Arzt durchführt bzw. die Frauen zur Abtreibung nach Hamburg, Bremen oder nach Holland fahren. Das aber möchte ich auch nicht. Wenn es passiert, dann möchte ich, daß es hier in Hannover geschieht. Wenn schon, denn schon!

Klares Schuldbewußtsein statt diffusem Schuldgefühlssumpf

W.W.: Haben Sie Erfahrungen darüber, wie Frau und Mann, wenn sie einen Abbruch vorgenommen haben, mit dieser Schuldfrage umgehen, bzw. hätten Sie konkrete Vorschläge, was man tun könnte?

P. Petersen: Das ist ganz schwierig, offenbar sogar eines der schwierigsten Kapitel überhaupt. Die Menschen können sich hundertmal über Ehebruch unterhalten, auch was ihre Anteile dabei sind, was sie einem anderen Menschen zugefügt haben oder warum sie den anderen aus der Ehe getrieben haben und vieles mehr, aber ich habe selten gehört, daß die Menschen bereit sind – und diese Bereitschaft gehört dazu –, sich über die Schuldfrage bezüglich des Abbruchs und gegenüber einem toten Kind auseinanderzusetzen. Die wenigen Frauen, die mit mir darüber sprechen, haben fast gleichlautend bekundet, daß der jeweilige Mann davon nichts wissen will. Vielen habe ich auch mein Buch zum Lesen gegeben, aber irgendwie kommt das bei diesen Frauen nicht an oder sie wollen nicht anbeißen. Ich vermute, daß die Menschen durch die Tat des Abbruchs in falscher Weise schuld- bzw. schambesetzt sind, so daß sie sich völlig verweigern, sich darüber mit anderen Menschen offen auszutauschen. Das finde ich sehr schade.

W.W.: Ich denke, daß es sehr wichtig wäre, die diffusen Schuldgefühle, die wohl bei den meisten Menschen vorhanden sind, klar zu ordnen, indem man sich bewußtseinsmäßig mit diesen Fragen auseinandersetzt. Das wäre eine ganz andere Haltung als die vieler Lebensgruppen oder Kirchen, die in bezug auf die Abtreibung nur drohend von Mord sprechen und so eine Fülle von größtenteils unberechtigten Schuldgefühlen bei den betroffenen Menschen hervorrufen, nicht aber eine klare bewußte Auseinandersetzung mit der wirklichen Schuld, die man

nun einmal hat. Ist es nicht so, daß ein klares Schuldbewußtsein aus dem morali-
sierenden diffusen Schuldgefühlssumpf heraushilft?

P. Petersen: Natürlich. Was viele Menschen noch können, ist, daß sie klar
auseinanderdividieren können, was der jeweilige Schuldanteil der betroffenen
Partner ist, also wer wen in welcher Lebenssituation im Stich gelassen bzw. auch
zu Hilfe gerufen hat. So etwas wird oft miteinander besprochen, und das ist schon
einmal sehr viel. Insofern wird wenigstens die Partnerverkettung ein wenig aufgelöst, aber in dem Moment, wo man es mit dem Kind zu tun hat, wird die
Angelegenheit äußerst schwierig.

Was ich aber immer wieder höre, ist, daß die Frauen, selbst wenn sie in bezug
auf sich selbst mit dem Konflikt ins Reine gekommen sind, mit ihren Partnern
darüber kaum sprechen können, obwohl sie sonst in recht freier Weise über alle
Probleme diskutieren können. Ich hänge meine Nase natürlich auch nicht so gerne
in Töpfe, die mich nichts angehen; wenn ich nicht gefragt werde, dann können
derlei Fragen in der Beratung auch schnell zur Neugier werden. Wenn ich mir
ganz sicher wäre, daß es für die Paare existentiell wichtig ist, sich mit der
Schuldfrage bezüglich des toten Kindes auseinanderzusetzen, dann würde ich
diese Fragen auch mit mehr Nachdruck verfolgen. Aber ich schaue natürlich in
erster Linie darauf, was Menschen für Bedürfnisse haben, worüber sie mit mir
von sich aus sprechen wollen, und ich überlege auch, was mir unbewußt von
ihnen entgegenkommt, was sie von mir brauchen.

Das Glockengebimmel des Erzbischofs

Bei der gesamten Abtreibungsdiskussion, vor allem aber bei dem entsetzlichen
Glockengeläute von Erzbischof Dyba aus Fulda, wird ein riesiges moralines
Geschrei vorgenommen, aber die Sache selbst entschwindet zunehmend aus dem
Blick. Insofern finde ich die Steiner-Äußerung gar nicht schlecht, nämlich daß die
Folgen für die betroffene Frau und das betroffene Kind vorübergehend sind,
während es für den Arzt eine intensivere und stärkere Folge hat. Natürlich bezieht
sich diese Steiner-Äußerung zunächst nur auf den Fall der medizinischen Not-
wendigkeit, und ich weiß nicht, ob Steiner auch andere Fälle im Auge hatte.

C.P.: Man könnte ja denken, daß es in Fällen, wo ein Abbruch medizinisch
nicht notwendig ist, für den Arzt noch schlimmere Folgen haben könnte.

P. Petersen: Aber ist dann die Frau nicht auch betroffen? Zum Teil sagen die
Frauen, daß auch sie die Verantwortung tragen, daß sie die Verantwortung auf
sich nehmen, und zwar auch zur Entlastung der Ärzte. Deswegen müßte man
natürlich die Aussage von Rudolf Steiner auch hin- und herwenden und nach dem
wirklichen Gehalt fragen.

W.W.: Wir haben vor vielen Jahren schon einmal ein Interview über pränatale
Psychologie durchgeführt *(siehe: Mitteilungen anthroposophischer Einrichtungen und Initiativen im Raum Flensburg, Nr.9/1985, S.44 ff.)*, also daß Eltern bei
der Konzeption eine reale Wahrnehmung von ihrem zukünftigen Kind bekommen

haben. Dabei war es auch Diskussionspunkt, ob ein sich inkarnieren wollendes Kind die Eltern zum Geschlechtsverkehr zusammenführt. Würden Sie sagen, daß man daraus folgern kann, daß das Kind dann kommt, wann es will? Geht der Zeitpunkt der Konzeption vom Kind aus?

Ein Land, das man nur behutsam betreten sollte

P. Petersen: Natürlich nicht nur von dem Kind, auch wenn es Schilderungen von Eltern gibt, daß sie das Gefühl hatten, miteinander schlafen zu müssen, obwohl sie es im Grunde nicht wollten, und daß dabei dann ein Kind gezeugt worden ist. Das ist sicher auch so, aber wenn ich die Pille nehme, dann kann das Kind nicht kommen.

W.W.: Nun gibt es aber die sogenannten TroPi-Kinder (*Trotz-Pille*-Kinder), also daß trotz ausreichender Verhütung immer wieder ein Kind kommt, wobei man auf den Gedanken kommen kann, daß ein massiver Wille seitens des Kindes vorliegt, trotzdem zu kommen.

P. Petersen: Da gibt es ja den Witz, daß ein Säugling entbunden wird und dabei lacht. Als er gefragt wird, warum er denn lache, öffnet er seine Hand und hält darin eine Pille.

W.W.: Das sind die TroPis.

P. Petersen: Ich habe das Wort ja selbst in die Welt gesetzt: Die Kinder kommen dann, wann sie wollen; trotzdem würde ich daraus natürlich keine Regel machen wollen. Es gibt ja auch Kinder, die dann kommen, wenn sich Paare gerade sterilisiert haben; biologisch – so sollte man meinen – wäre es nicht mehr möglich, trotzdem finden Empfängnisse statt.

Wissen Sie, warum ich Schwierigkeiten habe, eine schöne klare Antwort zu geben, wie Sie sie sicherlich gerne haben möchten? Weil es auf diesem Gebiet für mich im Grunde keine Klarheit gibt. Das ist für mich ein Land, was so unglaublich behutsam zu betreten ist, daß man da kaum drüber reden kann. Trotzdem muß man es. Wenn die Retortenbefruchtung durchgeführt wird, genauso der Schwangerschaftsabbruch, dann muß man auch darüber reden, trotzdem ist es auch ein sehr schambesetztes Land, das man dann mit Worten betritt. Dieses Land ist sehr geschützt, und deswegen sind klare Antworten, wie sie die Moraltheologen und auch manche Anthroposophen gerne hätten, schwer zu geben.

W.W.: Da stimme ich völlig mit Ihnen überein: Zum einen tun sich je länger man forscht desto mehr Widersprüche auf, so daß man geneigt ist, überhaupt keine klare Antwort mehr geben zu wollen – das ergibt sich auch, wenn man die anthroposophischen Grundlagen zu Rate zieht –, zum anderen stehen wir aber doch in der heutigen Zeit und müssen versuchen, für die derzeit lebenden Menschen in der heutigen Situation Antworten zu suchen.

P. Petersen: Das ist es ja, was so ungeheuer schwierig ist. Diejenigen Frauen zum Beispiel, die über ihre Empfängniserlebnisse Auskunft gegeben haben, haben dies auch nur im stillen Kämmerlein unter dem Schutz des Geheimnisses getan. Selbst wenn sie inzwischen damit rechnen können, daß sie nicht mehr ausgelacht werden, wenn sie dergleichen Erlebnisse bei ihrem Gynäkologen andeuten, dann erzählen sie es trotzdem nicht. Ich denke, daß sie es zum einen deswegen nicht sagen, weil es zu den tiefsten Erlebnissen ihres Lebens überhaupt gehört, sie dieses Erlebnis insofern auch sehr leicht trotz ihrer Erinnerung reproduzieren können – ähnlich wie man den großartigsten Eindruck des Lebens parat hat –, auf der anderen Seite wollen sie es aber auch geschützt haben wie eine ganz besondere Kostbarkeit. Deswegen zögere ich auch, auf die damit zusammenhängenden Fragen klare Antworten zu geben. Um dieses Gebiet ist eine Art Dornröschenhecke, wahrscheinlich zu Recht!

Das Recht des Kindes – der Freiheitsraum der Eltern

W.W.: Ich möchte noch auf das Recht des Kindes und das Recht der Eltern sowie auf die Freiheit zu sprechen kommen. Wenn das Kind kommt, wann es will, so hätte das Kind das höhere Recht, die Eltern nicht das gleiche Recht und keine Freiheit, ein Kind nicht zu wollen! Es muß ja möglich sein, sich für ein Leben ohne Kinder entscheiden zu können, ohne auf Geschlechtsverkehr zu verzichten. Wenn man nun eine volle Individualität eines Kindes annimmt, so muß man ihr auch ein Bewußtsein zuschreiben. Wenn sie dieses hat, wird sie wahrscheinlich auch ein Bewußtsein von der Entscheidung des Paares haben, kein Kind zu wollen. Muß eine inkarnationswillige Individualität diese Freiheit der bereits lebenden Menschen nicht akzeptieren? Ich weiß, es ist eine heikle Frage, aber was liegt vor, wenn sich eine Individualität bei solchen Eltern auf Hinterwegen – zum Beispiel als TroPi – reindrängt, hat man dann nicht das Recht, dieses Kind durch Abtreibung wieder zurückzuschicken?

P. Petersen: Das ist die gängige Argumentation der Gynäkologen, daß man, wenn das Paar verantwortlich gehandelt hat, nicht verlangen kann, das Kind auszutragen. Natürlich ist es etwas anders, als Sie es formuliert haben.

W.W.: Wobei es mir vor allem um das Bewußtsein der sich inkarnierenden Individualität geht, die um die korrekte Verhütung der Eltern und um ihren erklärten Willen, kein Kind haben zu wollen, weiß; wobei ich einschränke, daß ich nicht weiß, ob ein Mensch, der sich inkarnieren will, dieses bewußtseinsmäßig erfassen kann.

P. Petersen: Ihre Argumentation ist in sich schlüssig, trotzdem macht es mir Schwierigkeiten, sie ohne weiteres nachzuvollziehen. Mir fällt es leichter, nachzuvollziehen – aber das mag mit meinem Naturell zusammenhängen –, wenn sich ein Paar in einer aussichtslosen Situation befindet, aus der es sich für den Abbruch entscheidet. Der Freiheitsraum, den Sie ansprechen, ist natürlich noch ein ganz anderes Feld.

W.W.: Ich gehe, wie gesagt, immer davon aus, daß ein vorgeburtliches Wesen ein Bewußtsein hat und nicht das kleine süße Kindlein ist, das nachher in der

Wiege strampelt. Ich beziehe die Anthroposophie mit ein und bin deswegen davon überzeugt, daß eine Seele, die sich in einem Leib inkarnieren will, über die Situation der Eltern genau Bescheid weiß. Solange eine klare Entscheidung bei den Eltern vorliegt, kein Kind zu wollen, das Kind sich aber trotzdem inkarniert, verletzt es den Freiheitsraum der Eltern. Wenn man letzteres nicht annehmen will, dann hätte das Kind das sogenannte höhere Recht zu kommen, wann, wo und wie es will.

P. Petersen: Ich weiß schon, welche Schwierigkeit ich da habe.

W.W.: Nämlich?

P. Petersen: Meine Schwierigkeit liegt da, daß das, was Sie sagen, zwar in sich völlig schlüssig ist, aber ich kann es nicht wahrnehmen; denken kann ich es, aber nicht wahrnehmen.

W.W.: Das stimmt.

P. Petersen: Deswegen ist mir mein Denken auf diesem Felde zu unsicher. Was weiß ich, was ungeborene Kinder, Geistkeime oder Entitäten für ein Bewußtsein haben. Das schließt natürlich nicht aus, daß ich auf diesem Felde schon gerne genauere Wahrnehmungen hätte, um für solche Fälle eine Antwort zu finden. Natürlich kann ich wahrnehmen, daß ein eigenes Kind meinen Freiheitsraum verletzt. Ich frage oft die Frauen, im Grunde ist das meine Standardfrage, welche Beziehung sie zu dem Kinde haben, oder ob sie überhaupt etwas von einer Beziehung gespürt haben. Vor allem frage ich das die Frauen, die in einen Schwangerschaftskonflikt kommen. Da ist es sehr erstaunlich, daß sehr viele Frauen davon sprechen, daß sie starke Gefühle zu diesem Kind gehabt, ihm oft auch schon einen Namen gegeben haben und insofern eine ziemlich klare Beziehung zu dem Kind aufgenommen haben. Trotzdem kann es sein, daß sie sich für den Abbruch aus allen möglichen Gründen entscheiden. Trotzdem hat keine der Frauen gesagt, daß das Kind die Freiheit der Mutter verletzt habe, obwohl das ja sehr naheliegt.

W.W.: Vielleicht kommen diese Menschen, die so etwas sagen würden, nicht in die Beratung, und zwar deswegen, weil sie klare Entscheidungen treffen.

P. Petersen: Mag sein. Dabei fällt mir jetzt doch eine Frau ein, die einen inneren Kampf ausgefochten hat und die sich in ihrer Freiheit verletzt fühlte. Trotzdem habe ich noch keine einzige Frau erlebt, die ganz klar gesagt hat, daß ein individuelles Kind zu ihr wollte. Wenn ich an diesen Willen des Kindes denke, dann kommt in mir wieder der Skeptiker hoch, der fragt: Wieviel kannst du denn wirklich wissen, Peter Petersen, sei mal ehrlich!

Inkarnationswillen bei einer Vergewaltigung?

W.W.: Trotzdem kann man diesen Fragen nicht ausweichen. Nimmt man Ihre Argumentation, so ist der Mensch von Anfang an Mensch, also mindestens seit der Konzeption; anthroposophisch gedacht ist die Individualität des Menschen schon lange vor der Konzeption existent, und nimmt man es schließlich katholisch-dogmatisch, so wird die Seele bei der Konzeption von Gott geschaffen bzw. moraltheologisch wenige Tage später. Wenn man sich aber reale Wesen vor der Geburt denkt, so muß man auch mit dem Gedanken leben, daß zum Beispiel Kinder, die durch die massenweisen Vergewaltigungen kuwaitischer Frauen durch irakische Soldaten während des Golf-Krieges entstanden sind und die dann danach abgetrieben wurden, sich vielleicht jede mögliche Schlupfmöglichkeit, auch auf Hinterwegen, für eine neue Inkarnation suchen. Da muß man sich natürlich als Elternpaar fragen, ob man eine derartige Inkarnation akzeptieren muß, wenn man sie nicht will, bzw. ob man selbstloser und freier Empfänger eines jeden Inkarnationswillens sein muß.

P. Petersen: Da tauchen natürlich ungeheuer viele Fragen auf, zum Beispiel ob sich die Seelen der Kinder bei der Vergewaltigung aufgedrängt haben. Das ist ja auch eine Frage, die man sich stellen muß, vielleicht auch, ob die geistige Welt wirklich noch so in Ordnung ist oder ob dort mittlerweile auch ein großes Durcheinander herrscht.

W.W.: Ich denke schon, daß auch dort vieles durcheinander geraten ist.

P. Petersen: Wenn dort genauso ein Chaos ist, wie bei uns auf der Erde, dann muß man natürlich in jede einzelne Situation ganz genau hineinschauen und muß bei jeder einzelnen Situation entscheiden, ob es richtig ist oder nicht. Allgemeine Richtlinien kann man dann gar nicht mehr geben.

W.W.: Jede Situation ist vollkommen individuell, das wäre auch exakt mein Standpunkt.

P. Petersen: Letzten Dienstag habe ich in der katholischen Studentengemeinde in Hildesheim einen Vortrag gehalten, der schlecht besucht war. Auf meine Frage, warum so wenig Studenten anwesend waren, wurde mir geantwortet, daß sie Angst hätten, sich dort zu artikulieren. Da war auch ein katholischer Theologe dabei, der zum Schluß dem Sinne nach sagte, daß das, was in der Diskussion herausgekommen sei, für seine Kirche ganz schön beschämend sei; er hätte gelernt, daß der Schwangerschaftsabbruch immer nur in jeder Situation ein ganz individuelles Problem ist.

Abtreibungen
SIEBEN INTERVIEWS MIT BETROFFENEN
von Jutta Konkel und Christine Pflug

INTERVIEW MIT AURELIA
(36 Jahre, 2 Abtreibungen im Alter von 22 und 24 Jahren.
Jetzt Mutter von einem kleinen Kind)
von Christine Pflug

Christine Pflug: Wie war die Situation, als Du abgetrieben hast? Welche Gründe haben Dich zu dieser Entscheidung geführt?

Aurelia: Ich habe damals studiert und lebte deshalb in einer anderen Stadt als der Vater des Kindes. Es war seit Jahren eine offene Beziehung. Ich war mir nie darüber klar geworden, ob ich mit diesem Menschen mein Leben verbringen wollte. Der andere Aspekt war der, daß ich dachte, ein Kind würde mir das Studium und die Berufsperspektive zu sehr erschweren. Ich wollte frei sein. Ein Kind paßte damals überhaupt nicht in meinen Lebensplan. Ich hatte meine Mutter vor Augen, die Nur-Hausfrau war. So wollte ich auf gar keinen Fall sein. Damals hatte ich mich genau zu dem Gegenteil hingewandt von dem, was meine Mutter mir vorgelebt hatte. Ein Kind wäre der Anfang gewesen, genauso zu werden wie meine Mutter.

C.P.: Was waren Deine Gründe für die zweite Abtreibung?

Aurelia: Das waren genau die gleichen wie bei der ersten. Ich war immer noch in der gleichen Situation, habe studiert, war mit dem gleichen Mann zusammen, konnte ihn mir immer noch nicht als Vater vorstellen – es waren genau die gleichen Gründe wie beim ersten Mal.

C.P.: Kannst Du Dich noch an die Beratung erinnern, der Du Dich damals unterziehen mußtest?

Aurelia: Sehr schwach. Es war eher unproblematisch. Ich hatte beide Male nicht das Gefühl, daß sie mir die Abtreibung irgendwie ausreden oder mich moralisch unter Druck setzen wollten.

C.P.: Und wie war die Abtreibung selbst?

Aurelia: Ich war beide Male bei dem gleichen Arzt. Er war mir sehr sympathisch und ist auf mich eingegangen. Die Abtreibung selbst ging sehr schnell. Ich hatte eine örtliche Betäubung, ich spürte das Saugen und das Ausschaben in der Gebärmutter. Nach der zweiten Abtreibung hatte ich anschließend Schmerzen. Mir ging es ziemlich elend. Zunächst nur körperlich, dann aber auch seelisch. Jede Erschütterung tat mir weh.

C.P.: Und wie ging es Dir später?

Aurelia: Ich habe nichts bemerkt, keine Tristesse, keine Depressionen und keine körperlichen Nachwirkungen. Für mich waren das damals auch überhaupt keine Überlegungen, daß ich nicht abtreiben würde. Es war mir damals vollkommen klar, daß ich, wenn ich schwanger werden würde, das Kind abtreiben würde. Die zweite Abtreibung war sehr unangenehm, vielleicht auch, weil es eben das zweite Mal war. Es kann sein, daß schon damals so etwas wie ein schlechtes Gewissen da war. Das kann ich aber heute nicht mehr genau sagen. Außerdem war mir klar, daß ich mich nun wirklich um eine gute Verhütung kümmern müßte.

C.P.: Wie siehst Du das alles aus Deiner heutigen Sicht?

Aurelia: Mir ist klar, daß ich nicht mehr abtreiben würde. Ich kann zu dem, was ich damals getan habe, stehen, weil ich damals vollkommen anders gedacht habe. Ich war linksintellektuell politisch eingestellt und wollte eine emanzipierte Frau sein. An spirituelle oder sonstige Zusammenhänge hatte ich nicht einen einzigen Gedanken. Mich interessierte damals nur meine eigene Situation, und auf das Wesenhafte habe ich nicht geschaut. Heute habe ich eine ganz andere Sichtweise.

Heute denke ich, daß es spirituelle und geistige Zusammenhänge gibt und daß es keinen Sinn hat, einer Sache, die einem schicksalsmäßig begegnet und die eine so große Bedeutung hat wie eine Schwangerschaft, aus dem Weg zu gehen, selbst wenn es die Möglichkeit dazu gibt. Als ich vor einiger Zeit diese Sichtweise gewonnen hatte, war mir klar, daß ich, falls ich wieder schwanger werden würde, das Kind bekommen würde. So wie mir früher klar war, daß ich auf jeden Fall ein Kind abtreiben würde, genauso ist es mir heute deutlich, daß ich das auf keinen Fall mehr tun könnte.

C.P.: Wie war die Situation, als Du vor kurzem erfuhrst, daß Du schwanger bist?

Aurelia: Das hatte mich schon sehr in Hader gebracht. Es paßte überhaupt nicht, wie früher auch, in meine jetzige Lebenssituation hinein. Es hat mir genau wie damals einen Strich durch die Rechnung gemacht in puncto Beruf; die äußeren Umstände waren durchaus vergleichbar. Früher wollte ich immer unabhängig sein und mein Leben so gestalten, wie es mir richtig schien. Jetzt war die Situation so, daß ich de facto meine Arbeit aufgeben mußte. Das, was ich damals vermeiden wollte, ist jetzt passiert. Dennoch hielt ich an meiner Entscheidung fest, nicht abzutreiben.

C.P.: Wie geht es Dir jetzt mit Deinem Muttersein? Was bedeutet es für Dich, nun abhängig zu sein?

Aurelia: Es ist weniger schlimm, als ich mir das immer gedacht hatte. Ich hatte es mir scheußlicher vorgestellt, auch noch während der Schwangerschaft. Aber es ist gar nicht so schrecklich, wie man es sich vorstellt. Ich habe Möglichkeiten gefunden, weiterhin Tätigkeiten auszuüben, die ich interessant finde.

Natürlich gibt es Einschränkungen, das will ich gar nicht leugnen, und manchmal blutet mir auch das Herz, daß ich bestimmte Dinge nicht mehr tun kann;

manchmal empfinde ich meine Hände wie gefesselt und würde doch so gerne handeln. Wenn ich an dieser Empfindung festhalten und mich da noch mehr hineinsteigern würde, dann würde ich meine jetzige Situation wahrscheinlich auch ganz furchtbar finden.

Auf der anderen Seite könnte ich mich jetzt nur um das Kind kümmern und in meinem Muttersein aufgehen. Heute weiß ich, daß dies alles eine Frage der inneren Haltung und Einstellung den Dingen gegenüber ist. Es kommt darauf an, welche Perspektive man einnimmt.

C.P.: Und wie stehst Du zu Deiner damaligen Angst, so wie Deine Mutter zu werden?

Aurelia: Früher war das eine völlige Abkehr von meinem Elternhaus. Heute sehe ich, daß ich ein Kind haben kann, einen Haushalt führen kann, das Kind versorgen und füttern kann und noch lange nicht so sein und werden muß wie meine Mutter. Ich sehe einfach, daß ich anders damit umgehen kann.

C.P.: Wie stehst Du heute zu dem Thema Abtreibung?

Aurelia: Ich sehe das heute ganz anders, weil ich um andere Zusammenhänge weiß. Ich habe aus dem, was ich weiß, eine Konsequenz gezogen, und ich habe mein Kind ausgetragen. Wenn ich früher diese Sachverhalte anders gesehen hätte, hätte ich vielleicht auch nicht abgetrieben. Aber ich weiß genau, daß ich das damals alles gar nicht anders hätte ansehen können. Ich mußte so handeln, wie ich es getan habe, und ich kann trotz meiner gewandelten Einstellung auch heute noch dazu stehen.

Und eben weil wir in einer Zeit leben, in der der Mensch bewußtseinsmäßig all diese Dinge begreifen könnte, finde ich, daß der § 218 tatsächlich abgeschafft werden müßte. Natürlich besteht immer die Möglichkeit, daß der Mensch sich von rein egoistischen Motiven leiten läßt bei seinen Entscheidungen – genau wie ich es damals tat. Aber das muß jeder einzelne mit sich selbst ausmachen. Auf solche, das individuelle Schicksal betreffende Entscheidungen per Gesetz, also gesellschaftlich, einwirken zu wollen, ist absolut unzeitgemäß.

INTERVIEW MIT KATJA
(47 Jahre, eine Abtreibung im Alter von 22 Jahren)
von Christine Pflug

Christine Pflug: Wann war Ihre Abtreibung?

Katja: Das war vor 26 Jahren. Ich war 22 Jahre alt. Das Jahr war 1967.

C.P.: Wie war Ihre damalige Situation, die Sie zu dieser Entscheidung ge-bracht hat?

Katja: Ich war alleinstehend und war mit dem Vater des Kindes ein halbes Jahr befreundet gewesen. Ich hatte erwogen, ihn zu heiraten und mit ihm nach

Italien zu gehen – er war Italiener. Als ich ihm dann erzählt hatte, daß ich schwanger sei, war er sich nicht sicher, ob ich die richtige Frau sei. Er bestand darauf, daß ich das Kind abtreiben sollte. Für mich war es damals undenkbar, ein Kind zu bekommen und gleichzeitig alleinstehend zu sein. Ich hätte das der Außenwelt gegenüber nicht vertreten können. Das war einfach so. Ich hätte das damals nicht verkraftet.

C.P.: Haben Sie sich damals unter dem Druck dieser Situation zu der Abtreibung entschieden?

Katja: Ja. Mein Vater war damals gerade bei mir zu Besuch – er war aus dem Ausland gekommen. Ich hatte ihm die ganze Geschichte erzählt, und er half mir, einen Arzt zu finden. Er fand einen Arzt auf der Reeperbahn und ging mit mir zusammen dort hin. Der Arzt hatte mich noch einmal sehr eindringlich gefragt, ob ich das Kind wirklich nicht wollte. Das habe ich ihm dann bestätigt. Zum einen hatte mich der Mann abgelehnt, zum anderen hatte ich Angst davor, mit dem Kind alleine dazustehen. Ich hatte keine Sekunde an der Abtreibung gezweifelt, es war mir völlig klar, daß ich das wollte. Der Arzt hat es dann für 800 Mark getan. Ich hatte hinterher kurz Beschwerden, Verdauungsstörungen, Probleme in der Gebärmutter, aber das war alles verhältnismäßig schnell wieder in Ordnung. Zu dem Vater des Kindes hatte ich dann eine Abneigung und bin lange nicht mehr mit ihm körperlich zusammengekommen. Er hatte sich damals sehr um mich bemüht, brachte mir Obst, ging für mich einkaufen, und ich hatte das Gefühl, er wollte alles wieder gutmachen. Wir sind dann noch ein Jahr zusammengeblieben, bis es schließlich deutlich wurde, daß es doch nicht mit uns ginge. Wir haben uns dann endgültig getrennt. Danach versuchte ich, mir das Leben zu nehmen – mit Gas. Ich lag schon ohnmächtig in der Wohnung, bis mich jemand gefunden hat. – Ich hatte nach meiner Gesundung diese ganze Sache verdrängt und eine sehr intensive berufliche Laufbahn begonnen. Ich mußte den Mann auch vollkommen vergessen, um beruflich zurechtzukommen. Auch den Vorfall der Abtreibung hatte ich vollkommen weggedrängt.

Zehn Jahre später – ich hatte die ganze Sache richtig vergessen – kam es wieder hoch. Mir begegnete damals eine Pfarrerin, und mir war klar, daß ich mit ihr darüber sprechen wollte. Das war kein bewußt gefaßter Entschluß, denn er entstand in dem Moment, als ich diese Frau sah. Sie erzählte mir, daß die Abtreibung schon eine ernstzunehmende Tat sei, daß das Kind aber nur eine sehr flüchtige Berührung mit seinem Körper gehabt hätte – es war im ersten Monat der Schwangerschaft. Ich sollte mich nicht mehr zurückwenden, sondern im Gegenteil, mich Kindern zuwenden. Ich sollte mich in meinem beruflichen Gebiet mit aller Kraft Kindern widmen.

Für mich war aber trotzdem immer noch ganz stark die Sehnsucht nach einem Mann und nach einer Partnerschaft vorhanden. Ich hatte nach dem Erlebnis der Abtreibung noch drei Verbindungen gehabt. Diese drei Beziehungen haben sich immer sehr schmerzlich gelöst, und ich wurde immer wieder danach auf die Aufgabe an Kindern zurückgeworfen. Es war mir ganz deutlich, daß Familie nicht mein Weg war, sondern der Beruf und die Aufgabe an Kindern. Meine letzte intensive Partnerschaft war zwischen 38 und 40 Jahren. Damals hatte ich zum ersten Mal in meinem Leben den Wunsch, mit diesem Mann ein Kind zu bekommen. Nachdem ich diesen Wunsch ganz intensiv gespürt hatte, hat sich dieser Mann von mir getrennt und sich einer anderen Frau zugewandt, die er schon vorher kannte. Er hat dann mit dieser Frau ein Kind gezeugt. Er hatte von diesem Kinderwunsch von meiner Seite aber nichts gewußt. Die beiden heirateten und brachten ihre Familien bzw. Kinder, die vorher schon da waren, zusammen. Mich selber hat es sehr betroffen gemacht, daß dieses Kind sozusagen nun zu den beiden anderen gekommen war. Ich habe drei Jahre gebraucht, um diese Sache zu verkraften und um dann eines Tages dieses Kind kennenzulernen.

Zu dieser Zeit hatte ich ein anderes wichtiges Erlebnis. Ich war auf einer Beerdigung, und ein Priester erzählte die Geschichte von dem Gedicht „Die Söhne Haruns" von C.F. Meyer: Ein König hat drei Söhne und fragt diese, wie sie sein Reich weiterführen und ihn schützen würden. Einer davon sagt, daß er ihm eine Armee aufbaue, die ihn dann beschütze. Der zweite will ihm eine Flotte aufbauen. Der dritte sagt dann sinngemäß: „Vater, ich mische mich unter das Volk. Immer wenn du dann zu dem Volk sprichst oder einen Erlaß herausgibst, weißt du, daß ich einer unter ihnen bin." Diese Geschichte hatte mich tief beeindruckt, und ich habe sie für mich als ein inneres Bild mitgenommen. Immer wenn ich dann mit Kindern zu tun hatte, tat ich dies dem Bewußtsein, daß eines unter ihnen mein eigenes sein könnte.

C.P.: Dann hat Sie diese damalige Abtreibung Ihr ganzes Leben lang entscheidend begleitet. Haben Sie das Gefühl, daß es mittlerweile abgeschlossen ist?

Katja: Ich habe in letzter Zeit das Gefühl, daß ich mehr damit arbeiten müßte, mir selbst zu vergeben. Auch ist es für mich wichtig, mich mehr nach vorne zu wenden. In beruflicher Hinsicht habe ich den Eindruck, daß die Arbeit mit dem Kind noch wichtig ist, das läßt aber allmählich nach. Mir sind mittlerweile auch die Erwachsenen bedeutsam geworden, und zwar da, wo sie sich entwickeln möchten; vielleicht könnte ich es so bezeichnen: das Kind im Erwachsenen.

C.P.: Und wie sehen Sie heute Ihre damalige Abtreibung?

Katja: Ich könnte gar nicht sagen, daß ich es nicht wieder tun würde. Aber man muß die Konsequenzen auf sich nehmen. Ich würde sagen, daß es eine Tat ist, die einen jahrelang bestimmt, und daß persönliche Wünsche nicht mehr in Erfüllung gehen. Ich meine, daß man die Wünsche, die man an das Leben hat, vom Leben selbst nicht mehr erfüllt bekommt. Ich weiß nicht, ob man das generell so sehen kann, aber ich hatte es jedenfalls in diesem Zusammenhang so aufgefaßt. Mein größter Wunsch, eine Familie zu haben, wurde mir nicht erfüllt. Ähnliches habe ich auch bei anderen Menschen, die abgetrieben haben, beobachtet.

Ich kann auch sagen, daß ich mein damaliges Problem, nämlich von der Meinung anderer Leute abhängig zu sein, bis heute nicht gelöst habe. Unter Umständen hat es sich sogar noch verschärft. Vielleicht ist das so durch mein schlechtes Gewissen oder durch das tiefe Gefühl von Unrecht, was ich da getan habe. Das war viele Jahre lang so. Mittlerweile ist aber dieses Gefühl, daß ich etwas Unrechtes getan habe, vorbei. Ich ringe dann durch intensive Arbeit an mir, mich selber anzunehmen.

C.P.: Würden Sie es so sehen, daß durch diese Abtreibung ein Schicksalsmotiv Ihres Lebens aufgetaucht ist und nicht bewältigt wurde, statt dessen aber immer da blieb?

Katja: Ja, das würde ich so sehen. Es wurde nicht bewältigt, aber ich habe mich diesem Schicksalsmotiv gestellt. Insofern empfinde ich mich auf dem Wege zur Bewältigung, zur Annahme und zur Vergebung. Ich hatte eine zu sehr autoritäre Erziehung, die ich bis heute nicht geklärt habe. Ich habe immer versucht, eigene Wege zu finden, und es hat sehr lange gedauert, bis ich das einigermaßen konnte. Ich bin auch von zu Hause weggegangen, weil ich meine autoritären Eltern nicht länger ertragen konnte.

C.P.: Würden Sie sagen, daß der Vater Ihres Kindes auch sehr autoritär war?

Katja: Ich sehe ihn heute noch vor mir stehen, wie er sagt: „Das Kind muß weg!" Und interessanterweise hat mich mein eigener Vater damals bei der Abtreibung unterstützt.

INTERVIEW MIT REGINE
(36 Jahre, eine Abtreibung im Alter von 24 Jahren)
von Christine Pflug

Christine Pflug: Wann war Ihre Abtreibung?

Regine: 1979.

C.P.: Wie war Ihre damalige Situation, die Sie zu der Abtreibung veranlaßt hat?

Regine: Ich befand mich in der Endphase des Studiums. Meine Partnerschaft war nicht mehr tragend und lebendig. Finanziell war ich noch nicht unabhängig. Die Kosten für das Studium wurden damals noch zum großen Teil von meinen Eltern getragen, nebenbei habe ich gejobt.

C.P.: Waren das dann auch die Gründe, die Sie zu dieser Abtreibung gebracht haben?

Regine: Nein, ich wäre alleinerziehende Mutter ohne Einkommen und Beruf gewesen. Ich lebte damals in einer sehr beengten Wohnsituation, zusammen mit einer Frau. Die Berufsausbildung war noch nicht abgeschlossen, und ich sah keine Möglichkeit, meinen Lebensunterhalt zu verdienen – jedenfalls nicht mit einer qualifizierten Arbeit. Mein Hauptmotiv für die Abtreibung war die Tatsache, daß ich alleinerziehend gewesen wäre und in einer mir völlig fremden Stadt ohne Freunde gelebt hätte. Ich hatte damals kaum soziale Kontakte.

C.P.: Hatten Sie sich von Pro Familia beraten lassen?

Regine: Ja. Zuerst war ich bei einem Arzt, der die Schwangerschaft feststellte. Innerlich hatte ich mich spontan zuerst dafür entschieden, das Kind zu bekommen. Das hat bei meinem damaligen Partner ausgelöst, sein Verhältnis zu mir auszusprechen: „Ich stehe nicht zur Dir und dem Kind, aber es ist Dein Bauch und Deine Entscheidung." Das veränderte meine Situation und hieß, daß wir nicht gemeinsam das Kind großziehen konnten.

Die Vorfreude auf das Neue und Unbekannte und die Hoffnung, eine neue Phase der Beziehung gestalten zu können, waren verschwunden.

Ich hatte einen Monat lang Zeit, mir zu überlegen, was ich nun tun sollte. Schließlich habe ich mich dann für eine Abtreibung entschieden. Ich bin zu Pro Familia gegangen und führte dort ein Beratungsgespräch. Die soziale Indikation für die Abtreibung wurde daraufhin genehmigt. Anschließend bekam ich bei einem Arzt einen Termin für das Absaugen.

C.P.: Wie war die Abtreibung?

Regine: Den Arzt empfand ich nicht als besonders freundlich, er machte die Abtreibung unbeteiligt und routiniert. Ich hatte eine Lokalanästhesie und dadurch die Gelegenheit, zu beobachten und ihn zu fragen, was er gerade mit mir machte. Das hat ihn sehr gestört. Er hatte keine Lust zu reden. Daneben stand eine Krankenschwester, die mir die Hand hielt. Das ganze dauerte ca. zehn Minuten. Anschließend bekam ich einen Kreislaufkollaps und mußte mich auf eine Liege legen. Der Arzt hatte mich nach nichts weiterem gefragt. Nach einer Ruhezeit wurde ich dann alleine nach Hause geschickt. Es bestürzte mich sehr, als ich feststellte, daß die Praxis gegenüber dem ehemaligen Schlachthofgebäude lag.

C.P.: Wie ging es Ihnen später nach der Abtreibung, ungefähr ein Jahr danach?

Regine: Eigentlich schlecht. Es war niemand da nach der Abtreibung, der das begleitet hätte. Mein Freund, der Vater des Kindes, war damals am Renovieren seiner Wohnung und hat sich wenig um mich gekümmert. Ich hatte die ganzen Abtreibungsereignisse als einen Bericht niedergeschrieben und an den Frauenbuchladen in der dortigen Stadt geschickt. Dadurch wollte ich für mich die Sache noch einmal verarbeiten und auf eine sachliche Ebene heben.

„Die Seele aus dem Leib reißen" war das, was ich in Wirklichkeit getan und gefühlt hatte – auch bei dem sogenannten „Verarbeiten durch Versachlichen". Seelisch war meine Stimmung gedrückt, ungefähr ein Jahr lang hatte ich Depressionen. In der Ausbildung zeigten sich Leistungsschwächen und neben vielen Grübeleien immer wieder Sinnfragen an das Leben und starke Gewissenskonflikte bezüglich der Abtreibung.

C.P.: Wie sehen Sie das heute?

Regine: Was als Problem seitdem besteht, ist die Tatsache, daß ich seither keine Partnerschaft und Beziehung mehr zu einem Mann habe. Das Vertrauen scheint immer noch erschüttert und die Angst vor dem Bereich der Erotik groß. Allerdings haben mich die Fragen nach dem Sinn des Lebens nicht im Grübeln gelassen, sondern mich auf die Suche und auch an neue Horizonte geführt. Zum Beispiel begann ich nach dem geistigen Ursprung des Menschen zu suchen und dem Sinn menschlicher Evolution nachzugehen. Brennende Fragen haben mich in Berührung mit Philosophie, Kunst und der Suche nach Gott gebracht – und in Kontakt mit Anthroposophen und der Anthroposophie.

Zweieinhalb Jahre nach der Abtreibung habe ich das erste Mal wieder Lebensfreude gefunden in der Arbeit mit Kindern in Brasilien. Daraus sind wesentliche Impulse in meinem Leben entstanden. Trotzdem habe ich immer noch Reste von Schuld – gegen das eigene Empfinden gehandelt zu haben.

Damals während des Beginns der Schwangerschaft hatte ich das Gefühl, daß da irgend etwas um mich herum ist. Dieses Gefühl ging bis ins Körperliche hinein. Ich hatte ein Gefühl von Schönheit und Leichte. Als mir die Ärztin erzählt hatte, daß ich schwanger sei, bin ich anschließend wie nach Hause getanzt. Es war ein besonders starkes Lebensgefühl, gegen alles Übel geschützt zu sein.

C.P.: Können Sie einen Zusammenhang darin sehen, daß Sie heute Eurythmie machen?

Regine: In gewisser Weise ja. Der Verlust des Lebendigen hat zur Suche nach dem Lebendigen geführt – und ist mit der Eurythmie beim Lebendigen selbst angekommen.

INTERVIEW MIT MICHAEL
(40 Jahre, Zeitpunkt der Abtreibung: 35 Jahre)
von Christine Pflug

Christine Pflug: Wie war die Situation, als Ihr Euch zu der Abtreibung entschlossen habt?

Michael: Die Entscheidung ist damals von der Frau, mit der ich zusammen war, gefällt worden. Ich hatte mehr oder weniger keinen Einfluß auf diesen Entschluß. Ich hätte das Kind haben wollen, sie hingegen nicht. Mittlerweile bin ich mit der Frau nicht mehr zusammen. Insofern ist es vielleicht ganz gut, daß das Kind nicht zur Welt kam, aber ich weiß es letztlich nicht.

C.P.: Hättest Du damals mit der Frau zusammenbleiben wollen?

Michael: Ja, zum damaligen Zeitpunkt auf jeden Fall, und auch später. Die Entscheidung zur Abtreibung wurde von der Frau gefällt. Ich mußte mich wohl oder übel fügen. Ich habe das Ganze insofern mitgetragen, als daß ich sie damals ins Krankenhaus fuhr, während der Abtreibung betreute und anschließend wieder nach Hause brachte. Mir ging es dabei nicht sehr gut. Ich hätte das Kind haben wollen und litt unter dieser Abtreibung. Die Frau habe ich damals auch geliebt. So fühlte ich mich in dieser ganzen Situation selbst, als Mensch, abgelehnt. Und ich meine, daß das ein Stückweit auch so war. Ich denke nicht, daß das damals eine richtige Entscheidung für sie war, denn ihr Leben hat sich danach nicht sehr geändert. Sie bekam später dann doch ein Kind. Sie hatte also keine beruflichen Gründe, sondern eher private. Diese persönlichen Gründe mußte ich dann als eine Entscheidung gegen mich ansehen.

C.P.: Eine Entscheidung gegen Dich – heißt das, daß sie die Beziehung mit Dir nicht wollte?

Michael: Sie wollte das Kind nicht von mir. Und außerdem wollte sie mich nicht als Vater. So habe ich es jedenfalls im nachhinein gesehen. In der aktuellen Situation erlebte ich vor allen Dingen Schmerz und auch Ablehnung – gegen mich und gegen das Kind.

Ich muß allerdings sagen, daß meine Gefühle auch ambivalent waren. Als sich die Frau nämlich gegen das Kind entschied, fühlte ich mich auch ein Stück befreiter. Die Verantwortung, die auf mich zugekommen wäre, hatte ich ja dadurch nicht mehr. Es waren dadurch die nächsten zwanzig Jahre nicht festgelegt worden. Trotzdem hatte ich mich dafür entschieden gehabt, das Kind zu wollen. Es war nicht nur so, daß ich zu meinen Taten stehen wollte, sondern daß ich auch das Gefühl hatte, irgendwie eine Liebe zu dem zu entwickeln, was da kommen wollte. Ich hatte die Frau dann während der Abtreibung und auch in den Tagen danach im Krankenhaus besucht. Mein Schmerz über diese ganze Angelegenheit gipfelte darin, daß ich nach der Abtreibung im Auto saß und mir kurz überlegt hatte, gegen eine Mauer zu fahren. Irgendwie hatte ich das Gefühl, einen Schluß-strich ziehen zu wollen, auch unter meine Existenz. Ob dieses Gefühl damals unmittelbar nur durch die Abtreibung gekommen war, kann ich heute nicht mehr beurteilen. Ich glaube, daß das mehr ein Auslöser war. *(Michael denkt eine Weile nach).* Wenn ich jetzt so darüber nachdenke, sind die Schmerzen eigentlich im-mer noch da. Das spielt sich auf verschiedenen Ebenen ab. Zum einen denke ich, daß ich ihr vielleicht nicht die Sicherheit habe geben können, die sie dazu bewo-gen hätte, das Kind auszutragen. Ich bin mir aber nicht sicher, ob das der Grund war. Jedenfalls spielt er eine Rolle. Ich glaube mit Sicherheit, daß Männer – das gilt zum einen für mich persönlich, und ich weiß es auch von Menschen aus meinem Bekanntenkreis – nicht so unbeteiligt an Abtreibungen vorübergehen.

C.P.: So wird es aber oft nach außen dargestellt.

Michael: Ja ja, man sagt immer, daß Männer so reagieren würden: „Mach was du willst, das ist deine Sache." Das ist angeblich der Spruch der Männer gegen-über den Frauen, die schwanger sind. Aber das glaube ich nicht. Ich glaube eher, daß, wenn ein Mann so etwas sagt, er damit ausdrücken möchte, daß es für ihn unmöglich ist, einzugreifen. Die Männer lehnen nicht unbedingt ihre Verantwor-tung ab. Ich hatte damals lange geredet, um der Frau klarzumachen, daß ich das Kind wollte und auch bereit war, dafür einzustehen. Ich hatte ihr gesagt, daß ich sie liebte und daß ich auch bereit wäre, das Kind zu wollen und auch zu lieben. Aber es war unmöglich für mich, dadurch irgend etwas zu beeinflussen. Die Entscheidung von ihr war schon endgültig. Welche Gründe sie letztlich hatte, war mir nicht bekannt. Nach Ablauf von einigen Jahren versuchte ich dann zu klären, warum sie das Kind nicht hatte haben wollen. Es kam damals für mich keine eigentlich einleuchtende Erklärung. Zusätzlich wollte sie auch gar nicht darüber sprechen. Sie hatte die ganze Abtreibung aus ihrem Bewußtsein verdrängt, ich vermute, daß sie sich mit den Schmerzen der damaligen Situation und Beziehung nicht mehr konfrontieren wollte.

C.P.: Wie bist Du mit Deiner damaligen schmerzhaften Situation umgegangen?

Michael: Ich habe mich schon ziemlich alleine gelassen gefühlt. Die Abtreibung fand damals statt, ich hatte im Vorfeld versucht, sie zu verhindern, aber es war kein echtes Gespräch über die Schwangerschaft möglich gewesen. Insofern war auch hinterher, nach der Abtreibung, kein Gespräch mehr möglich. Die Frau verweigerte schlichtweg eine Auseinandersetzung. Sie sagte, daß es ihre Entscheidung sei, und damit sei die Sache gut und beendet. Ich mußte das eben akzeptieren. Ich wußte allerdings auch, daß für sie die Sache nicht leicht war. Mir schien, daß sie es wiederum deshalb tun konnte, weil ihre Mutter Abtreibungen hinter sich hatte. Das schien in ihrer Familie eine gängige Regelung für Geburtenkontrolle gewesen zu sein. Trotzdem war für mich die seelische Verletzung der Frau spürbar. Ich kann nicht sagen, daß ich nicht bemerkt hätte, daß es ihr schlecht ging.

C.P.: Für eine Frau ist der Schmerz der Abtreibung unmittelbar an dem Vorgang selber spürbar. Wie und woran erlebt dann aber ein Mann den Schmerz?

Michael: Irgendwie ist das eine sehr tiefe Verwundung. Für mich jedenfalls war das so, da sich diese Beziehung nicht auf wenige Tage, Wochen oder Monate erstreckt hatte, sondern wir uns schon seit Jahren kannten. Wir waren schon jahrelang zusammen, und ich liebte sie.

C.P.: Hast Du Dein Schmerzerlebnis an der Beziehung zu dieser Frau und an ihrer Ablehnung Dir gegenüber sozusagen festgemacht?

Michael: Rein körperlich hatte ich natürlich keine Reaktion. *(Michael denkt nach)*. Mir war allerdings sehr übel, sogar sterbensübel. So richtig kotzübel! Das fällt mir allerdings jetzt erst ein, das hatte ich vergessen. Insofern war eine seelische Reaktion auch körperlich bemerkbar. Das stimmt! Irgendwie habe ich diesen Schmerz in mich hineingenommen, introjiziert, er war in meiner Seele. Schließlich war das ja auch ein Teil von mir, der durch diese Abtreibung negiert wurde. Rein biologisch betrachtet waren das ja auch meine Gene. Das ist aber nur die eine Seite. Irgendwie war es ja auch Leben. Es war ein Teil meines Lebens. Ich hätte diesen Teil meines Lebens schon gerne weitergegeben. Wenn es mir möglich gewesen wäre, hätte ich das Kind übernommen. Ich hätte es ausgetragen. Aber das geht ja nicht! Mir fällt jetzt dazu ein weiteres Bild ein: Sie warf auch immer halbvertrocknete Blumen weg, das waren Topfblumen, die noch ein Wurzelwerk hatten und irgendwie vor sich hin kümmerten. Ich habe die dann immer wieder aus dem Ascheimer herausgeholt und habe sie wieder hochgepäppelt. Ich vertrug das damals einfach nicht – ich kann Leben nicht einfach wegwerfen.

Das heißt aber alles nicht, daß ich es nicht moralisch erachten kann, wenn eine Frau sagt: Nein, ich will kein Kind haben. Das ist eine ganz andere Geschichte.

Ich möchte auf gar keinen Fall einen moralischen Zeigefinger erheben, daß Abtreibung nicht sein darf. Ich begreife, verstehe und achte es sehr wohl, wenn eine Frau sagt: Ich kann dieses Kind nicht austragen. Trotzdem ist das aber alles schwer. Dennoch darf man die Frage einer Abtreibung nicht nach Paragraphen regeln. Meiner Meinung nach darf man sie noch nicht einmal moralisch bewerten, weil dann sofort das Gefühl einer Todsünde aufsteigt. Die Verantwortung, daß man für etwas einstehen muß, so wie eine Frau für ihr Kind einstehen sollte, muß aus dem jeweiligen Menschen selbst erwachsen. Und wenn eine Frau sagt, daß sie – aus welchen Gründen auch immer – nicht in der Lage sei, das Kind auszutragen, dann ist es richtig, wenn sie abtreibt. Ich halte es für grauenhaft, wenn man sagen würde, daß eine Frau unter allen Umständen ein Kind zur Welt bringen müßte. Ich denke, daß es für ein Kind viel tragischer ist, in eine Umwelt hineinzuwachsen, in der es nicht gewollt ist, als gar nicht auf die Welt zu kommen. Ich finde es schlimm, wenn man dann sagt: Das Kind hat sich das ausgesucht. Damit wird viel zu schnell die eigene Unzulänglichkeit entschuldigt.

INTERVIEW MIT BARBARA
(27 Jahre, 2 Abtreibungen im Alter von 19 und 22 Jahren)
von Jutta Konkel

Jutta Konkel: Wann waren Deine Abbrüche?
Barbara: 1983 und 1986.
J.K.: In welcher Situation hast Du Dich befunden?
Barbara: 1983 war ich in der Ausbildung, im ersten Lehrjahr; 1986 war ich arbeitslos.
J.K.: Wie war Deine Verfassung?
Barbara: Beim ersten Mal ging es mir ziemlich schlecht, da für mich nicht von vornherein klar war, daß ich mich für eine Abtreibung entscheide. Beim zweiten Mal ging es mir ganz gut, da die Entscheidung für eine Abtreibung von Anfang festgestanden hat.
J.K.: Hatten die Menschen in Deinem Umfeld Verständnis für Deine Entscheidung?
Barbara: Im ersten Fall ja, im zweiten war es schwieriger, da mein Freund mit mir gerne eine Familie aufbauen wollte.
J.K.: Wie bist Du Deiner Meinung nach von den Ärzten bzw. den Beratungsstellen behandelt worden?
Barbara: 1983 bin ich von Pro Familia beraten worden, das war okay. 1986 hat die Pflichtberatung ein Arzt vorgenommen, das war meine Entscheidung betreffend sehr gut, da er die Beratung auch mehr als Formalität angesehen hat. 1983 hingegen war meine Erfahrung mit dem Arzt sehr negativ, sowohl vom

Medizinischen als auch vom Menschlichen. Der Arzt war der Auffassung, eine Frau müsse spüren, was sie da tut. Er setzte die Spritzen falsch, so daß ich den Abbruch vollständig gespürt habe, und ließ die Anwesenheit einer vertrauten Person nicht zu. Der Arzt drei Jahre später hat mich anständig narkotisiert, dadurch verlief der Abbruch gut.

J.K.: Wie hast Du die Pflichtberatung empfunden?

Barbara: Die Pflichtberatungen haben mir nichts genützt, da zu den Zeitpunkten die Entscheidungen schon festgestanden haben.

J.K.: Wie hast Du Dich nach den Abbrüchen gefühlt, und wie hast Du die Hilfestellung bzw. Betreuung empfunden?

Barbara: 1983 war ich in einer miserablen Verfassung. Zum einen lag das an der unnötigen Brutalität des Eingriffs, zum anderen an den großen Zweifeln an der Richtigkeit meiner Entscheidung. Beide Male war die anschließende Fürsorge meiner Freunde rührend, ausgenommen davon leider meine jeweiligen Partner.

J.K.: Würdest Du aus heutiger Sicht in der gleichen Situation noch einmal so handeln?

Barbara: Ja, ich stehe zu meinen Entscheidungen.

INTERVIEW MIT EVA
(33 Jahre, eine Abtreibung im Alter von 24 Jahren)
von Jutta Konkel

Jutta Konkel: Wann war Dein Schwangerschaftsabbruch?

Eva: 1982.

J.K.: In welcher Situation hast Du Dich befunden?

Eva: Zu der Zeit hatte ich meine Ausbildung gerade abgeschlossen, war frisch nach Berlin gezogen und hatte keine feste Wohnung.

J.K.: Und wie war Deine Verfassung?

Eva: Als mir klar war, daß ich das Kind nicht haben wollte, haben mich Schwangerschaftserscheinungen und aufkommende Muttergefühle ziemlich verwirrt.

J.K.: Hatten die Menschen in Deinem Umfeld Verständnis für Deine Entscheidung?

Eva: Ja, alle.

J.K.: Wie bist Du Deiner Meinung nach von den Ärzten bzw. Beratungsstellen behandelt worden?

Eva: Von der Beratungsstelle weiß ich nur noch, daß sie mir Kontaktadressen von abtreibenden Ärzten gegeben haben. Das fand ich okay, zumal meine Entscheidung zu dieser Zeit sowieso feststand. Der Arzt, den ich anfänglich konsultiert habe, war unmöglich. Nur mit Unterhemd bekleidet, ließ er mich zum Gespräch antreten, in dem er dann versuchte, meine Entscheidung zugunsten des Kindes zu beeinflussen, indem er mich eindringlich auf Finanzhilfen usw. aufmerksam machte. Außerdem untersagte er die Anwesenheit meines Partners während des Abbruchs.

J.K.: Wie hast Du Dich nach dem Abbruch gefühlt, und wie hast Du die Hilfestellung bzw. Betreuung empfunden?

Eva: Gesundheitlich war der Abbruch überhaupt kein Problem, unter Vollnarkose habe ich von alledem nichts mitbekommen. Anschließend wurde ich von meinen Freunden bestens umsorgt, und meine Partnerschaft ist dadurch absolut gefestigt worden.

J.K.: Würdest Du aus heutiger Sicht in der gleichen Situation noch einmal so handeln?

Eva: Ja, auf jeden Fall.

INTERVIEW MIT JOACHIM
(27 Jahre, Zeitpunkt der Abtreibungen: 15 und 21 Jahre)
von Jutta Konkel

Jutta Konkel: Wann waren die Abbrüche Deiner Partnerinnen?

Joachim: Das erste Mal 1979, das zweite Mal 1985.

J.K.: Hast Du den Entscheidungen Deiner Partnerinnen zugestimmt?

Joachim: Beim ersten Mal habe ich der Entscheidung weder zugestimmt, noch habe ich sie abgelehnt. Die Entscheidung wurde mir von anderen abgenommen, da ich erst 15 Jahre alt war. Beim zweiten Mal habe ich zu der Entscheidung gestanden, gleich wie sie ausfallen würde.

J.K.: In welcher Situation hast Du Dich befunden?

Joachim: Beim ersten Mal ging ich noch zur Schule, beim zweiten Mal befand ich mich in der Ausbildung.

J.K.: Wie würdest Du Deine jeweilige Verfassung beschreiben?

Joachim: Jeweils als seelisch labil. 1979 kam jedoch hinzu, daß ich mit einer Situation konfrontiert wurde, die für mich völlig neu war und mit der ich nicht gerechnet hatte.

J.K.: Hatten die Menschen in Deinem Umfeld Verständnis für Eure Entscheidung?

Joachim: Beim ersten Mal möchte ich sagen, daß es die Menschen in meinem Umfeld waren, die mir die Entscheidung abgenommen haben und somit befürworteten. Beim zweiten Mal – glaube ich –, daß die Menschen dafür Verständnis hatten, es gab sehr wenige, denen ich mich mitgeteilt hatte.

J.K.: Wie bist Du Deiner Meinung nach von den Ärzten bzw. Beratungsstellen behandelt worden?

Joachim: Beim ersten Mal kann ich nichts dazu sagen, meine Anwesenheit beschränkte sich auf die Wartezimmer. 1985 war ich beim Beratungsgespräch anwesend, wurde allerdings ziemlich außen vor gelassen. Der Arzt hingegen hat mich zeitweise beteiligt, um mir zu zeigen, daß dies „kein reines Vergnügen" sei.

J.K.: Wie hast Du die Pflichtberatung empfunden?

Joachim: Eigentlich schon als hilfreich, wobei ich sagen muß, daß die Beratung eindeutig zugunsten des Kindes verlief.

J.K.: Wie hast Du Dich nach den Abbrüchen gefühlt, und wie hast Du die Hilfestellung bzw. Beratung anschließend erlebt?

Joachim: Beim ersten Mal hat sich die Frau gleich nach dem Abbruch von mir getrennt, was mich ziemlich niederschmetterte. Ob sie Beratung oder Hilfestellung erfahren hat, kann ich nicht beurteilen. Auch sechs Jahre später hat sich die Frau nach dem Abbruch von mir getrennt, wobei die Beziehung von vorneherein „locker" war. Soweit ich das nach den wenigen, anschließenden Zusammentreffen beurteilen kann, war die Hilfestellung bzw. Betreuung des Freundes- und Bekanntenkreises ganz gut, offizielle Betreuung hat nicht stattgefunden.

J.K.: Wäre Dein Verhalten zum Abbruch aus heutiger Sicht noch das gleiche?

Joachim: In der damaligen Situation, gemessen an den Beziehungen, die ich zu den Frauen hatte, würde mein Verhalten heute genauso sein.

Mit dem Abbruch ist es nicht getan

INTERVIEW MIT INGEBORG RETZLAFF

von Wolfgang Weirauch

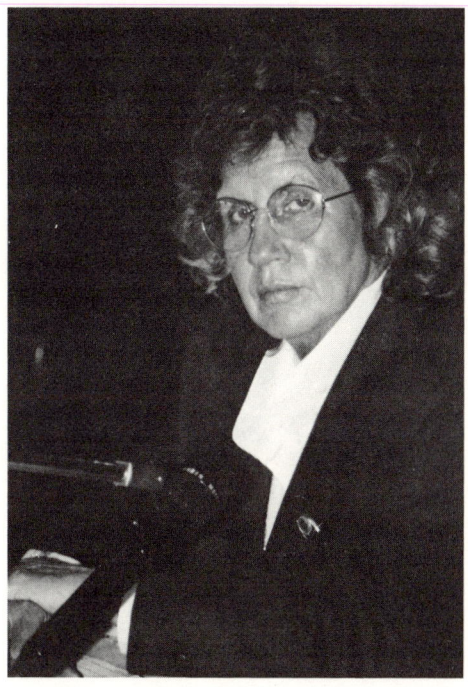

Dr. med. Ingeborg Retzlaff, *geboren 1929 in Swinemünde. Staatsexamen 1953 in Saarbrücken, 1965 Anerkennung als Frauenärztin und Niederlassung in eigener Praxis, Belegtätigkeit. 1976 wurde Frau Dr. Retzlaff erstmals in die Kammerversammlung der Ärztekammer Schleswig-Holstein und in den Vorstand gewählt. 1980 Wahl zur Vizepräsidentin, 1982 zur Präsidentin, die 1984 und 1988 für jeweils weitere vier Jahre bestätigt wurde. Weitere Aktivitäten in der Berufspolitik sind die Gründung der Lübecker Gruppe des Deutschen Ärztinnenbundes 1966, die Wahl zur Vizepräsidentin des Deutschen Ärztinnenbundes 1981, die Tätigkeit als Akademieleiterin der Akademie für medizinische Fortbildung von 1980–1982, die Wahl zur stellvertretenden Vorsitzenden der Zentralen Kommission der Bundesärztekammer zur Wahrung der ethischen Grundsätze in der Forschung an und mit menschlichen Embryonen 1986.*

Weitere Tätigkeiten im Landesgesundheitsbeirat, im Landesbeirat für Frauenfragen, aber auch im Rahmen der Bundesärztekammer, insbesondere im Vorstand der Bundesärztekammer, im Senat für ärztliche Fortbildung, im Ausschuß Berufsordnung und neuerdings im Ausschuß Medizinische Assistenzberufe. Frau Dr. Retzlaff hat in den vergangenen Jahren einen besonderen Schwerpunkt in der Psychotherapie entwickelt.

Wenn eine Frau, und auch ihr Partner, in einen Schwangerschaftskonflikt geraten, so stehen sie wohl in einer ihrer schwierigsten Lebenssituationen überhaupt. Zu glauben, daß die meisten Menschen aus Leichtfertigkeit abtreiben würden, ist mit ziemlicher Sicherheit eine bürgerlich-engstirnige und überhebliche Moralinvorstellung. In welche Existenzsorgen, psychische Konflikte und Partnerschwierigkeiten sehr viele Frauen gestürzt werden, die in einen Schwangerschaftskonflikt geraten, erfährt man meist erst, wenn man sich wirklich für diese Probleme interessiert. Die Schwangerschaftskonfliktberatung, wie sie Frau Dr. Ingeborg Retzlaff und sehr viele andere durchführen, ist einer der Orte, wo diese Probleme real werden: für die Beraterin, den Arzt und selbstverständlich für die betroffene Frau.

Diese entscheidende Lebenssituation ist sehr komprimiert, weil die Tatsache des Schwangerwerdens oft ein plötzlicher Schock ist, man unter akutem Druck steht, eine Entscheidung zu finden, weil die Umwelt oder der Partner beeinflussend auf die Frau einwirken, weil Lebensperspektiven zerplatzen und Schuldgefühle entstehen. In diesem Chaos der Gefühle, das oftmals auftritt, ist es für die Beraterin und den Berater mit Sicherheit eine große Belastung, mit den Frauen in diesen problematischen Situationen ein Gespräch zu führen.

„In den letzten zehn Jahren meines gynäkologischen Daseins habe ich gelernt, erst einmal tief Luft zu holen, bevor eine Beratung beginnt", sagt Ingeborg Retzlaff im folgenden Interview und weist damit auf die schweren menschlichen Schicksalssituationen hin, mit denen man es während der Beratung zu tun hat. Denn betroffen sind nicht nur die Mutter und ihr Partner, sondern auch die Beraterinnen und Berater sowie die abbrechenden Ärztinnen und Ärzte.

Zusätzlich geht es aber noch ganz besonders um das Kind, denn man greift mit einem Abbruch in die Sphäre eines Ungeborenen hinein. Diese Verpflichtung gegenüber dem Ungeborenen ist natürlich auch Thema einer Beratungssituation, wenn sie alle Aspekte mit einbezieht, gleichermaßen die seelischen Konflikte, in die eine Frau oftmals nach einem Abbruch gerät. Anhand konkreter Fälle gibt Ingeborg Retzlaff im folgenden Interview, das ich mit ihr in Lübeck führte, Einblick in ihre Beratungsarbeit.

Wolfgang Weirauch: Welche Probleme ergeben sich in der Schwangerschaftskonfliktberatung?

Ingeborg Retzlaff: In bezug auf die Konfliktberatung wird oft kritisiert, daß dadurch bei den Frauen Schuldgefühle entständen, und wenn überhaupt, dann sollte man nach der Abtreibung beraten. Das deckt sich aber weder mit bestimmten tiefenpsychologischen Erkenntnissen noch mit der praktischen und ärztlichen Erfahrung. Wenn man ein schwieriges Problem, vielleicht sogar eine Gewissensentscheidung, vorher angesprochen hat, sich vielleicht auch über die eigenen Hintergründe bewußter macht und sich auch darüber klar wird, daß man Schuld auf sich lädt, dann kann man mit dem Wissen um das „Schuldbeladene" an dieser Entscheidung besser leben. Wer sich diese Gedanken bei der Konfliktberatung macht, mit dem kann man als Arzt die Probleme auch hinterher besser angehen. In Abwandlung des Bibelwortes, „Herr, vergib ihnen, denn sie wissen nicht, was sie tun", könnte man auch sagen: „Herr, vergib ihnen, denn sie haben sich bemüht zu wissen, was sie tun". Und ich bin wirklich davon überzeugt, daß man in dieser Frage wissen muß, was man tut. Das ist einer der wichtigsten Aspekte der Schwangerschaftskonfliktberatung.

Es ist deswegen auch notwendig, ein Konfliktgespräch durchzuführen, weil es scheinbare vordergründige Problemkonstellationen gibt, in denen der Schwangerschaftsabbruch „scheinbar" die Lösung ist, wo man aber in einem Konfliktgespräch die Chance hat, klarzumachen, daß der Abbruch eher das Gegenteil bewirkt. Oftmals kann man den Frauen auch vermitteln, daß der Abbruch nicht der richtige Weg ist, aber leider lassen sie ihn dann doch oftmals ausführen. Manchmal beharren sie auf ihrer Entscheidung wider besseres Wissen. Aber auch in diesen Fällen kann man hinterher leichter darüber sprechen, weil man weiß, daß sich die Frau mit dieser Frage bewußt auseinandergesetzt hat.

Seit Jahrzehnten diskutiert man aneinander vorbei

W.W.: Ein Hauptproblem der Abtreibungsdiskussion ist immer wieder die sogenannte Notlagenindikation. Welche Kritikpunkte gibt es vorwiegend an dieser Indikation seitens der Gruppen und gesellschaftlichen Vertreter, die den § 218 verschärfen wollen? Oftmals wird argumentiert, in unserem Wohlfahrtsstaat gäbe es keine Notlage; ist das zutreffend?

I. Retzlaff: Nein, hier diskutiert man seit Jahrzehnten aneinander vorbei, es ist auch genügend darüber gearbeitet worden, was eine Notlage ist. Wir leiden in unserem öffentlichen Bewußtsein weitgehend daran, daß vielen Menschen der Begriff der Notlage nicht klar werden kann, weil sie sich immer auf die soziale Notlage fixieren, obwohl der Begriff der sozialen Notlage in keinem Gesetz enthalten ist. Es heißt immer: „Eine Notlage, die so schwer wiegt, daß ..." Die meisten Notlagen sind nicht materiell-sozial, deswegen hat das mit dem sogenannten wohlhabenden Staat und all diesem Unsinn überhaupt nichts zu tun. Deswegen sind auch alle die Beispiele, die oft angebracht werden, etwa daß die berufstätige Frau oder Akademikerin nur abtreibe, damit sie in den Urlaub fahren könne, absolut falsch. Die Notlagen sind fast immer Kombinationen von persönlichen und individuellen Persönlichkeitsstrukturkonflikten, es sind Beziehungsschwierigkeiten, und die sozialen Probleme sortieren sich höchstens drumherum. Die sozialen Bedingungen sind natürlich oftmals geeignet, einen Beziehungskonflikt zu verschärfen. Auch individuell ist es möglich, daß eine narzißtische und neurotisch gestörte Frau durch die Gefährdung des materiellen Wohlstands Probleme bekommen kann, aber letztlich sind dies nur sekundäre Probleme.

W.W.: Warum werden so viele Frauen ungewollt schwanger, trotz guter ärztlicher Beratung, trotz eines breiten Angebots an Verhütungsmitteln?

I. Retzlaff: Darauf kann man nicht pauschal antworten, denn das gehört zu denjenigen Dingen, die man den Menschen in der Auseinandersetzung am allerwenigsten vermitteln kann. Schwangerschaft wie auch die Sexualität haben mit einem Ausmaß an Emotionen zu tun, das man nicht wie üblich einsortieren kann. All die schönen Forderungen, sich zum Beispiel zu beherrschen, mag für vieles gelten, für die Sexualität ist es sehr viel schwieriger, im Grunde hat es mit Beherrschung kaum etwas zu tun. Ich denke, daß sich in der Sexualität ein wesentlicher Teil dessen abspielt, was deutlich werden läßt, daß das Leben letztendlich überhaupt nicht planbar ist. Ich könnte unzählige Beispiele aus allen Schichten aufführen, wo es bei den verantwortlichsten Menschen in den schwierigsten Lebenssituationen zu Schwangerschaften gekommen ist, obwohl sie noch Tage vorher gesagt haben: „Das kann mir nicht passieren!"

Ich denke dabei zum Beispiel an Frauen, die frisch geschieden sind bzw. in der Trennung leben, und bei denen noch eine Schwangerschaft entsteht, vielleicht aus dem vagen unbewußten Gefühl heraus, man könnte die Beziehung dadurch doch noch retten, etwa weil man an die alten Zeiten anknüpfen will. Ich habe da einen ganz tragischen Fall vor Augen: Eine Frau, die bereits in Trennung lebte, traf sich noch einmal mit ihrem Mann, um noch ein letztes Mal alles zu besprechen. Sie hatten schon fünf fast erwachsene Kinder, die Frau war auch nicht mehr jung, das letzte Kind mußte mit einem Kaiserschnitt zur Welt gebracht werden. Dann kam das besagte Kind, und das Schlimmste daran war, daß auch dieses Kind mit Kaiserschnitt zur Welt gebracht werden mußte, mit Rücksicht auf das operative Ergebnis einer scheidenplastischen Operation. Diese Frau starb dann an einer Embolie. Das ist deswegen eine tragische Verknüpfung, weil der Schwangerschaftsabbruch, der von der Frau gewünscht worden war, damals in den sechziger Jahren, abgelehnt wurde. Eine normale Geburt konnte man ihr nicht zumuten, deswegen führte man den Kaiserschnitt durch, und vor 25 Jahren konnte man bei einem Kaiserschnitt noch häufiger eine Embolie bekommen als heute. Diese Frau war eine hochverantwortliche Person, aber dies so zu beurteilen, daß sie sich in sexuellem Drange hat hinreißen lassen, wäre sehr arrogant.

Ein anderes Problem, das dem Schwangerschaftskonflikt in der Notlagensituation zugrunde liegt, ist zum Beispiel der Eltern-Tochter-Konflikt bei jungen Frauen. Diese jungen Frauen realisieren trotz bester Aufklärung oftmals nicht, daß ein Kind entstehen könnte, sie sind sich nicht darüber klar, daß sexueller Kontakt trotz besseren Wissens nicht unbedingt planbar ist, und sie scheitern dann daran, daß ihre Umwelt – vor allem ihre Eltern – diese Schwangerschaft überhaupt nicht tolerieren. Wegen des Drucks der Eltern bricht dann oft auch die Partnerbeziehung in dieser Situation auseinander. Die Umwelt ist es also, die ihr den Schwangerschaftsabbruch als leichteste Lösung vorschlägt.

Das Selbstwertgefühl der Frau spielt eine große Rolle

W.W.: Wenn eine ungewollte Schwangerschaft festgestellt wird, zum Beispiel in so einem Fall, wie Sie ihn gerade schildern, und jemand aus der näheren Umgebung der Frau massiv den Abbruch fordert, seien es die Eltern oder der Partner, so kann ich mir vorstellen, daß die Argumente, die die Frau im ersten Moment für den Abbruch äußert, nicht ihre eigenen sind, sondern die ihrer Umwelt. Trifft das zu?

I. Retzlaff: Ja, so etwas kommt oft vor. Die jungen Frauen kommen sogar zu uns und sagen: „Ich würde das Kind zur Welt bringen, wenn mein Freund zu mir hielte, wenn meine Eltern meinen Freund nicht so sehr ablehnen würden oder meine Mutter mir mehr unter die Arme greifen könnte." Oftmals werden auch die Ängste der Familie übernommen, zum Beispiel die Befürchtung, die Ausbildung nicht zu schaffen.

Junge Frauen haben zum Beispiel immer wieder große Probleme in der Ablösungsphase von den Eltern, sie fürchten die Eigenständigkeit, haben dann aber durch die Partnerbeziehung erste Trennungsschritte vollführt, aber nun verläßt sie der Mann und sie sitzen allein. Dadurch wird die Abhängigkeit von den Eltern, die sie auflösen wollten, wieder etabliert. Das ist eine ganz schwierige Wechselwirkung.

In ehelichen Beziehungen, wenn die Frauen schon älter sind, spielt bei Konfliktsituationen oftmals das Selbstwertgefühl der Frau eine große Rolle, zum Beispiel wenn sie wieder eine Arbeit aufgreifen wollte, aber von ihrem Mann oder ihrem Bekanntenkreis ständig gesagt bekommt, daß sie dies ja doch nicht schaffe, so daß ihr Ansehen innerhalb der Familie und ihrem Bekanntenkreis sehr stark davon abhängig ist, daß sie sich wieder behauptet, ihren Willen durchsetzt und einen neuen Beruf ergreift. Wenn in solcher Situation ein weiteres Kind kommt, dann bricht bei dieser Frau wieder alles zusammen. Ihre Selbstverwirklichung als Bestätigung ihres Selbstwerts ist kaum noch möglich. Und weitere drei Jahre zu warten, bis auch dieses Kind relativ allein gelassen werden kann, eröffnet der Frau noch schlechtere Berufschancen. Das Hauptproblem dieser Frauen ist es aber, daß ihr Status vor ihrem Mann oder innerhalb der gesamten Familie wieder aufgebaut werden muß und Schaden nimmt, wenn bestimmte Dinge nicht verwirklicht werden können. Argumente von außen – die Aufwertung als Mutter, ein Menschenleben sei wichtiger usw. –, können eben nicht das innere Gefüge der Frau aufrechterhalten oder aufbauen, auch wenn man es von außen gerne hätte.

W.W.: Hinzu kommt wahrscheinlich auch noch, daß die Frau Angst hat, den Partner zu verlieren.

I. Retzlaff: Selbstverständlich, zumindest psychisch.

W.W.: Kann man so weit gehen, anzunehmen, daß hinter den meisten Schwangerschaftskonflikten Beziehungsprobleme stecken, daß diese die eigentlichen Probleme sind und sie nur stellvertretend innerhalb des Schwangerschaftskonfliktes ausgetragen werden?

I. Retzlaff: Zu einem guten Teil kann man das so sagen. Ein Kollege hat zum Beispiel in einer Arbeit behauptet, daß jede ungewollte Schwangerschaft Ausdruck eines psychischen Konfliktes sei. Daraus würde folgen, daß Menschen, die keine Konflikte haben, nicht ungewollt schwanger werden können. Solche Aussagen sind natürlich extrem und abzulehnen. Aber es ist schon so, daß man bei Paaren, die scheinbar in einem guten Verhältnis miteinander gelebt haben, bei einer unerwarteten Schwangerschaft davon ausgehen kann, daß hierdurch ein bisher versteckter Konflikt äußerlich sichtbar wird.

Ich habe gelernt, tief Luft zu holen

W.W.: Wie gehen Sie in einer Beratung vor, um an diesen sensiblen Punkt, daß der eigentliche Konflikt in der Partnerschaft liegt, heranzukommen?

I. Retzlaff: So eine Schwangerschaftskonfliktberatung ist eine sehr emotionale Angelegenheit, auch für uns Ärzte. In den letzten zehn Jahren meines gynäkologischen Daseins habe ich gelernt, erst einmal tief Luft zu holen, bevor eine Beratung beginnt, und notfalls, wenn ich mich dazu nicht in der Lage sehe, einen neuen Termin zu vereinbaren. Nach Möglichkeit lasse ich mir dann erst einmal erzählen, wie alles abgelaufen ist, wann die Frau vermutet hat, daß sie schwanger ist, wie sie es gemerkt hat, wie sie selbst und ihre nähere Umgebung auf die Schwangerschaft reagiert haben.

Fernerhin frage ich, ob sie ihre Situation schon mit jemandem beraten hat und wie deren Reaktion gewesen ist. Ist man erst einmal so weit, dann kommt meist ganz von alleine eine Äußerung wie: „Mein Mann hat die Hände über dem Kopf zusammengeschlagen und gesagt, daß das Kind nun das Allerletzte sei, was er wolle." Oftmals erzählen die Frauen auch, wie der Freund oder der Mann sie beschimpft habe, wie ihr so etwas passieren konnte. Daran kann man bereits sehen, wie diese Beziehung geartet ist, wenn man nur der Frau die Schuld geben will. Natürlich kann es auch völlig anders sein, daß der Freund, der Ehemann, der Meinung ist, daß man das Problem schon irgendwie lösen wird. In so einem Fall muß sich die Frau fragen, warum sie selbst das Kind nicht will, was für sie daran besonders problematisch ist.

Das Wichtigste ist immer, die Frauen dazu zu bewegen, über ihre Situation zu sprechen. Aber man muß sehen, daß man den Zugang zu ihnen nur schwer findet, da die ganze Situation häufig sehr angstbesetzt ist, zum Beispiel auch weil die Frauen oft die Gesetzeslage nicht genau kennen und deswegen Angst haben, durch das, was sie sagen, etwas in der Beratungssituation falsch zu programmieren. Wenn die Frauen dann nur achselzuckend vor mir sitzen und sich nicht recht ausdrücken wollen, ob sie das Kind haben wollen oder nicht, dann frage ich sie erst einmal, ob sie die gesamte Gesetzeslage wirklich kennen. Schließlich erkläre ich ihnen die Gesetzeslage und versuche dadurch, das Gespräch ein wenig aufzulockern. Weiter versuche ich, den Frauen den Druck zu nehmen, auch wenn die Schwangerschaft schon in der zehnten Woche ist, indem ich sie beruhige und ihnen vermittele, daß wir noch einige Tage Zeit hätten.

W.W.: Wenn es Ihnen im Beratungsgespräch deutlich wird, daß der wirkliche Wunsch der Frau das Austragen des Kindes ist, sie aber vorgeschobene Argumente ihres Partners oder ihrer Eltern vorträgt, versuchen Sie dann, die Frau dazu zu bewegen, das Kind doch auszutragen? Wenn solche Frauen dann im Beratungsgespräch erklären, daß sie das Kind doch wünschen, bleibt es dann auch dabei oder ändern sie ihren Wunsch hinterher doch wieder in Richtung eines Abbruchs?

I. Retzlaff: Das ist unterschiedlich. Ich habe es schon erlebt, daß die Frauen dann gestärkt nach Hause gegangen sind und das Kind haben wollten, aber sie können es nur durchstehen, wenn der Partner mindestens ambivalent eingestellt bzw. die Familie nicht zu stark ablehnend ist. In solchen Fällen regelt es sich, weil die Frau es unbedingt will.

Es gibt aber auch andere Fälle, zum Beispiel eine Frau, die ich auch schon einmal in einem Artikel zitiert habe. Sie hat drei Abbrüche auf Willen ihres Mannes durchgeführt. Sie kam jedes Mal strahlend zu mir und verkündete, daß sie schwanger sei, aber kaum waren wenige Tage vergangen, kam sie mit dem Wunsch nach einem Abbruch, weil der Mann es so wollte. Wir haben auch den Mann behandeln lassen, aber es war nicht möglich, daß er seine neurotischen Ängste vor dem Vaterwerden abbaute, und sie hatte eine derart wahnsinnige Angst, daß ihr Mann sie verlassen würde, daß sie ihren Willen zum Austragen des Kindes nicht durchsetzen konnte und wollte.

W.W.: War es denn so, daß beide vor der jeweiligen Schwangerschaft ein Kind wollten?

I. Retzlaff: Ja, und wenn die Schwangerschaft dann eintrat, ging dieser Wille wieder in die Brüche.

W.W.: Wie erklären Sie sich das?

I. Retzlaff: Der Mann war schwerst gestört, wie seine Ärzte auch sagten, die Frau machte nach außen einen lebenskompetenten Eindruck, war aber letztendlich in sich selber doch so unsicher, daß die Angst vor dem Alleingelassenwerden alles andere überschwemmt hat. Einmal ist sie zum Beispiel Hals über Kopf nach Holland zum Abbruch gefahren. Nach der dritten Schwangerschaft hat sie sich dann sterilisieren lassen.

W.W.: Normalerweise müßte man ja nach dem ersten Dilemma für die weitere Zukunft lernen. Ist das nicht möglich gewesen?

I. Retzlaff: Nein. Beide konnten nicht lernen, der Mann war zum Beispiel eineinhalb Jahre in Therapie, vor allem wegen dieser Frage. Die Frau war zwischenzeitlich immer überglücklich und freute sich, daß ihr Mann nun auch ein

Kind wollte, aber kaum trat eine Schwangerschaft ein, brach wieder alles zusammen. Das ist natürlich ein extremes Beispiel, weil es eine schwer neurotische Beziehung ist, trotzdem ist es symptomatisch für viele andere Fälle.

Wenn man vergißt, daß die Pille mit der Verhütung zusammenhängt

W.W.: Haben Sie erlebt, daß Frauen und Männer aus einem Schwangerschaftskonflikt für die Zukunft Lehren ziehen: sorgsamer auf die Verhütung achten, die eigentlichen Partnerschaftskonflikte bearbeiten, sich klar durchdacht auf eine etwaige zweite Schwangerschaft vorbereiten? Oder sind Ihre Erfahrungen so, daß die betroffenen Menschen bei einer zweiten Schwangerschaft erneut in demselben Dilemma stecken wie bei der ersten?

I. Retzlaff: Ein Teil achtet auf eine bewußte Lebensführung. Vor allem in bezug auf die Verhütung werden Lehren gezogen, aber auch das gilt nur für eine begrenzte Zeit, denn dann werden sie wieder sorgloser. Bei ihnen entsteht eine Spaltung, das Verhalten spaltet sich von den möglichen Folgen ab. Frauen, die bisher eine kompetente Verhütung mit verschiedenen Methoden betrieben haben, besonders die Pillenbenutzerinnen, haben sich dermaßen an den Zustand gewöhnt, daß man nicht schwanger werden kann, daß sie vergessen, daß das etwas mit der Pille zu tun hat, weil ja solange nichts passiert ist. Wenn sie dann eine Pillenpause machen, zumal wenn sie schon älter sind, dann sind sie oft völlig erschlagen, überrascht, wenn sie dann doch wieder schwanger werden, „obwohl doch nun sieben oder acht Jahre gar nichts passiert ist".

Ich habe das früher nie verstanden, erkläre es mir aber so, daß sich ihr Realitätsbewußtsein von den tieferen Bewußtseinsschichten völlig abspaltet. Diese sogenannte Pillenpause wird auch hin und wieder aus dem Grunde eingeschoben, weil ja so lange nichts passiert sei, man also im Grunde auch nichts mehr für die Verhütung zu tun brauche. Da gibt es keine vernünftige und bedachte Verknüpfung. Man hat sich daran gewöhnt, daß nichts passiert, und nun wird einem das Schlucken lästig, aber dann weiterzudenken, daß nur deswegen nichts passiert ist, weil man die Pille genommen hat, diese Verknüpfung erfolgt nicht. Selbst hinterher findet diese Verknüpfung nicht sofort statt. Diese Frauen kommen dann nicht in die Beratung und sagen, daß sie einen Fehler gemacht haben und eine Schwangerschaft vermuten, sondern sie sind völlig überrascht und schockiert, wenn man ihnen mitteilt, daß sie schwanger sind.

Männer in der Beratung

W.W.: Sind Sie auch bestrebt, daß die jeweiligen Partner mit in die Beratung kommen?

I. Retzlaff: Ja, aber das ist äußerst schwierig. Meine jüngeren Kolleginnen und Kollegen schaffen das schon etwas besser. Wir Älteren mußten das mühsam lernen. Wir älteren Gynäkologen/innen mußten uns erst darauf einstellen, die Partner mit einzubeziehen. Ein Mann wie Peter Petersen als Psychiater und Berater hat da eher von Anfang an das Paar im Blick gehabt. Erst vor fünfzehn bis zwanzig Jahren haben wir zu überlegen begonnen, die Partner aktiv mit einzubestellen. Sehr viel besser ist dies geworden, seitdem es die Ultraschalluntersuchung gibt, denn das ist ein Bereich, der die Männer interessiert.

W.W.: Die Männer erhalten also den Zugang über die Technik!

I. Retzlaff: Ja, vor allem interessiert es sie, daß man etwas konkret sehen kann, so daß viele Männer von schwangeren Frauen aus Neugier in die Beratung mitkommen. Dadurch etabliert es sich ein wenig mehr, daß die Partner mit zur Beratung kommen. Aber darüber hinaus sollte man als Arzt nicht nur verbal äußern, daß die Partner mit erscheinen sollten, sondern man muß spürbar machen, daß man es wirklich möchte. Die Patientinnen merken es ja sofort, ob es die Doktorin nur sagt oder ob sie es auch will. Zwar muß man die Paarberatung erst etwas lernen, aber wenn man das wirklich will, dann geht auch das.

W.W.: Wird diese Paarberatung auch abgelehnt?

I. Retzlaff: Ja, auf zweierlei Weise. Zum einen gibt es die Männer, die es aus verschiedensten Gründen nicht wollen, weil sie sich genieren, weil es ihnen zu viel Aufwand ist oder weil sie einfach nur hilflos sind.

Auf der anderen Seite gibt es aber auch Fälle, bei denen es die Frauen sind, die nicht wollen, daß ihre Partner sie begleiten. In diesen Fällen genieren sich die Frauen, oder sie haben das Gefühl, diese Angelegenheit alleine entscheiden zu wollen. Es gibt auch Frauen, die ihre Männer nicht bei der Geburt eines Kindes dabei haben möchten, weil sie davon ausgehen, daß das ihr alleiniger Bereich sei. Ähnlich ist es auch bei der Verhütungsberatung, dem Legen einer Spirale oder bei der Sterilisationsberatung; da schützen die Frauen ihre Männer, weil sie wissen, daß ihre Partner zu empfindlich sind oder nicht darüber reden wollen, weil es ihnen peinlich ist.

W.W.: Wie machen Sie es denn bei der Schwangerschaftsberatung praktisch, daß die Männer mitkommen, normalerweise ist es doch nur ein Gespräch? Vorab die Frau zu informieren, daß sie bitte ihren Partner mitnehmen solle, dürfte kaum möglich sein.

I. Retzlaff: Eigentlich mache ich zwei Gespräche, und während des ersten Gespräches spreche ich es dann an, ob der Partner bei dem zweiten Gespräch dabei sein kann oder nicht. Oft habe ich die Frauen auch zur sozialen Beratung zu einer Pro Familia- oder einer humanistischen Beratungsstelle geschickt, weil dort die Beratung oft kompetenter ist, und empfohlen, daß der Partner mitgeht. Ich selbst habe früher auch Abbrüche gemacht und die Frauen dann, wie es das Gesetz vorschreibt, vorher zu dem indikationsstellenden Arzt geschickt. Wenn die Frauen dann zu mir zurückkamen, habe ich alles noch einmal mit ihnen durchgesprochen, was ja auch meine Verpflichtung ist.

Am Ende des Tunnels war oft nur die Abtreibung

W.W.: Weisen Sie in Ihrer Beratung auch auf seelische Konflikte hin, die nach einem Abbruch entstehen können?

I. Retzlaff: Ja, das habe ich besonders in den letzten Jahren zunehmend intensiver angesprochen. Ich versuche ihnen deutlich zu machen, daß es mit dem Abbruch nicht getan ist und daß sie sich hinterher Gedanken darüber machen werden, ob dies denn richtig gewesen sei. Viele Frauen kommen ja zwei bis drei Jahre nach dem Abbruch zu der Überlegung, daß es mit dem Austragen eines Kindes vielleicht doch gegangen wäre.

Ich trete auch immer wieder dafür ein, daß die Frauen uns niedergelassene Ärzte nicht nur als einmalige Beratungsstelle ansehen sollten, sondern daß sie auch gelegentlich einmal wiederkommen. Wenn dies bei einer Frau der Fall ist, die vor einiger Zeit an sich einen Abbruch hat vornehmen lassen, dann erlebe ich es oft, daß es die Frauen nicht verarbeitet haben, daß sie darüber reden, daß ihr Kind heute ca. drei Jahre alt wäre usw. In solchen Fällen weise ich sie darauf hin, daß wir damals bei der Beratung alles angesprochen haben, auch die Tatsache, daß die zu dem Zeitpunkt des Abbruchs vorherrschende schwierige psychische Situation schon in Kürze günstiger aussehen und man den Abbruch bereuen könnte. Aber viele Frauen verdrängen das hinterher, daß man diese Dinge klar angesprochen hat.

W.W.: Wie wirkt es auf die Frauen, wenn Sie ihnen darstellen, daß nach einem Abbruch auch langfristige seelische Konflikte entstehen können. Nehmen die Frauen dies eher an, oder versuchen sie es abzublocken?

I. Retzlaff: Die meisten nehmen es schon auf, aber es bleibt doch sehr häufig an der Oberfläche hängen, auch wenn sie sich dann später bei einem weiteren Gespräch daran erinnern, daß ich dies früher mit ihnen besprochen habe.

Ich habe viele Frauen, die heute zwischen sechzig und siebzig Jahre alt sind, über ihre Erlebnisse bei und nach ihrem Abbruch gefragt. Darunter waren auch Frauen, die ihre Abbrüche zwischen den Weltkriegen haben vornehmen lassen, vor allem auch Arztfrauen. Wir sollten ja nicht so tun, als ob die Schwangerschaftsabbrüche eine Erfindung der Neuzeit wären, denn früher haben wir sehr viel mehr davon gehabt. Diese Frauen äußern typischerweise fast immer, daß sie sich an das meiste nicht mehr erinnern können, aber eins vergessen sie nie: daß sie von Angst und Panik erfüllt gewesen sind! Dafür gibt es ganz klassische Begründungen, zum Beispiel daß niemand – vor allem die Eltern nicht – aus ihrer Umgebung wissen durfte, daß sie schwanger geworden sind. In vielen Fällen war das Kind unehelich, und dann erzählten mir diese Frauen immer wieder: „Und dann hatte ich nichts weiter im Sinn als: Das Kind muß weg!"

Viele dieser Frauen hatten damals überhaupt keine Möglichkeit, aus dieser Einbahnstraße auszuweichen, irgendwelche anderen Zusammenhänge zu sehen oder etwaige Hilfen in Anspruch zu nehmen. Ich habe das hin und wieder mit dem präsuizidalen Syndrom verglichen: Bei Menschen, die einen Suizid begehen, engt sich das Denken röhrenförmig ein, sie sehen wie durch einen Kanal, und am Ende ist als einzige Lösung der Suizid.

Ähnlich war und ist dies bei Frauen, die unter diesem ungeheuren Angstdruck stehen. Zu ihnen kann man mit Engelszungen reden, aber man kommt meist nicht gegen ihre verengten Vorstellungen an. Wenn sich das Denken nur auf das Ziel eines Schwangerschaftsabbruchs einengt, kann man höchstens versuchen, die Frauen ein wenig zu begleiten, von einem Abbruch abhalten kann man sie aber nicht.

W.W.: Inwieweit sind falsche Moralvorstellungen und der sogenannte Fehltritt noch heute Argumente für den eigentlich nicht gewollten Abbruch?

I. Retzlaff: Auch das kommt heute noch vor, wenn auch hier oben im Norden weniger als im katholischen Süden. Hier oben spielt die Kirche im Grunde keine Rolle, eher schon die Angst davor, daß man über sie lacht, weil es ihnen passiert. Aus den Schichten, die man auch als Ärztin zu wenig im Bewußtsein hat, obwohl die Menschen zu einem als Patientinnen kommen, hört man oft verschiedene Ängste und Selbstentwertungen, zum Beispiel daß man auf diesen blöden Kerl wieder reingefallen ist, daß er einen wieder in diese Situation gebracht hat, oder es gibt eine Art Häme des näheren Umkreises einer Frau, daß diese „blöde Kuh" nun schon wieder schwanger geworden sei, die wüßten auch nichts anderes, als miteinander ins Bett zu gehen, und das noch mit diesem ewig besoffenen Kerl! Solche oder ähnliche Vorstellungen kommen einem oft zu Ohren. Dagegen habe ich es weniger erlebt, daß es um den klassischen Bereich der religiös-moralischen Gewissenskonflikte geht. Aber das gibt es auch, und natürlich auch bei einfachen Leuten.

Eine Frau ist dem Ungeborenen gegenüber verpflichtet

W.W.: Sollte der eigentliche Sinn einer Beratung der sein – bzw. wäre dies Ihr Ideal –, die Partner oder zumindest die Frau mit einem umfangreichen Wissen instand zu setzen, sich selber ein kompetentes Urteil zu bilden, damit die Entscheidung für oder gegen den Abbruch aus vollem Bewußtsein gefällt werden kann?

I. Retzlaff: Es geht in diese Richtung. Mein Ideal kann ich in etwa so formulieren: Zum ersten bin ich für die Pflichtberatung, denn es gibt einfach Pflichten in unserem Leben. Natürlich muß man Pflicht und Zwang scharf auseinanderhalten, darf sie nicht in einen Topf schmeißen. Es ist falsch, *gegen* „Pflichtberatung" mit dem Begriff „Zwangsberatung" zu argumentieren. Auch nach philosophischen oder klassischen Gesichtspunkten hat das, was Pflicht ist, nichts mit Zwang zu tun. Deswegen denke ich, daß eine Frau verpflichtet ist, an einer Pflichtberatung teilzunehmen, denn sie ist es sich selber schuldig, sich mit allen dort entstehenden Fragen auseinanderzusetzen, das ist eine Art Lebenshygiene, und sie ist dem Ungeborenen gegenüber verpflichtet.

Hinzu kommt, daß man sich bewußt werden muß, daß man ein werdendes Leben verhindert, insofern habe ich auch kein Problem, dies als einen Tötungsvorgang zu bezeichnen. Auch hier muß man sich sittlich und moralisch verpflichtet fühlen, sich noch einmal Gedanken zu machen. Diese Pflicht- oder Konfliktberatung sollte möglichst umfassend durchgeführt werden; wenn es geht, nicht an zu vielen verschiedenen Institutionen, sondern es wäre wünschenswert, wenn es zunehmend Ärzte und Ärztinnen gäbe, die eine umfassende Beratung durchführen könnten. Auch wäre es wünschenswert, wenn möglichst alle Berater sowohl die Konflikt- als auch die soziale Beratung durchführen könnten, denn es ist nie gut, wenn man sowohl zum Psychologen, Therapeuten, Arzt, als auch zum Sozialarbeiter laufen muß. Mein Ideal wäre es also, diese gesamte Beratung mehr integrativ machen zu können. Wenn darüber hinaus der abbrechende Arzt noch die mehr ärztlich-medizinischen Aspekte darstellt (Aufklärung vor Operation), dann sind es immer noch zwei Menschen, die die jeweilige Frau beraten, und das reicht völlig.

Ich stelle mir eine Konfliktberatung auch so umfänglich vor, daß alle Ärzte und sämtliche Beratungsstellen wirklich auch konkrete Hilfen anbieten können. Es gibt in allen Lebensbereichen den schönen Ausspruch, daß man den Menschen dort abholen müsse, wo er stehe, und das gilt ganz besonders für die Schwangerschaftskonfliktberatung. Alles Theoretisieren, zum Wohnungs- oder Sozialamt gehen zu können usw., stürzt die Frau nur noch mehr in ihre Hilflosigkeit, und wenn wir nicht so weit kommen, daß unsere Beratungsinstitutionen – und auch einzelne Berater/innen – kompetente Angebote machen können, dann können wir keine wirkliche und umfassende Beratung durchführen. Es wäre zum Beispiel wünschenswert, daß an einem Tag die Konfliktberatung durchgenommen wird, und für den nächsten Tag vereinbart man einen zweiten Termin, an dem man mit jemandem aus der Beratungsstelle zum Wohnungsamt läuft und klarstellt, daß man bis zur Geburt des Kindes eine Wohnung besorgen wird (= soziale Beratung und Hilfe).

Diese Hilfen fehlen heute weitgehend, und alle, die das Gesetz nur verschärfen wollen, reden zwar viel, aber stellen keine Milliarden für diese notwendigen Hilfen in Aussicht. Es ist nicht so, daß das Materielle den einzigen Ausschlag für den Wunsch nach einem Abbruch gibt, aber Frauen, die auch eine nur 20%ige positive Ambivalenz für das Austragen eines Kindes haben, könnte man mit konkreten sozialen Hilfen eine Zukunftschance eröffnen, so daß mit Sicherheit mehr Kinder zur Welt kommen würden als bisher. Natürlich geht es nicht nur um Wohnungen, sondern auch um Ausbildungsgarantien, Kindergartenplätze und vieles mehr.

Zur Zeit betreue ich eine junge Frau, die aus relativ narzißtischen Gründen ihr Kind haben will, aber wenn die ihre Mutter nicht hätte, die demnächst in Rente geht, die eine große Wohnung hat, dann würde sie ihr Kind wahrscheinlich auch nicht austragen. Im Grunde ist alles Gerede um die Verschärfung der Gesetze eine einzige soziale und ethisch-moralische Farce.

Das gesplittete System ist problematisch

W.W.: Der indikationsstellende sowie der abbrechende Arzt darf nach deutschem Recht nicht derselbe sein. Welcher von beiden trägt nach ihrer Meinung die größere Verantwortung?

I. Retzlaff: Objektiv trägt der abbrechende Arzt die größere Verantwortung, und zwar wegen des Eingriffs. Nach gültigem Recht muß er die letzte Entscheidung treffen. Dies wird wahrscheinlich auch so bleiben. Unser gesplittetes System – ambulante und Krankenhausversorgung – macht dies aber in vielen Bereichen sehr schwierig, weil dort, wo größere kommunale Häuser die Schwangerschaftsabbrüche, die soziale Beratung und die gesamte Bewertung übernehmen, die persönliche Beziehung zu den Patientinnen so gering ist, daß es falsch wäre zu sagen, daß der abbrechende Arzt die Konfliktberatung und die letzte Entscheidung treffen muß. Das ist aus technischen Gründen kaum möglich.

W.W.: Strafrechtlich belangt wird nur der abbrechende Arzt. Ist es da nicht unsinnig, daß man dieses Splitting eingerichtet hat?

I. Retzlaff: Ja, es ist problematisch, weil es besser wäre, daß der abbrechende Arzt auch die Konfliktberatung durchführt, denn dann weiß er auch in der letzten Minute, wenn er noch einmal fragt, ob er den Abbruch wirklich vornehmen soll, was vorher im Gespräch alles gelaufen ist. Aber das setzt voraus, daß der Dualismus, den wir heute in der durchschnittlichen Versorgung haben, eine andere Struktur bekommt. Ich bin da immer hin- und hergerissen. An sich ist mir die Vorstellung einer Abbruchklinik, wo nur Schwangerschaftsabbrüche vorgenommen werden, nicht sehr geheuer. Für mich persönlich habe ich die Belegbetten als sehr positiv eingeschätzt, obwohl ich auch noch den anderen Arzt aus gesetzlichen Gründen mit einschalten mußte, aber ich habe die Frauen immer vorher und auch hinterher beraten. Insofern blieb bei mir die Kontinuität gewahrt. Aber wenn die Frauen zum Abbruch in die Universitätsklinik geschickt werden, so redet der abbrechende Arzt vielleicht noch einige Sätze mit der Frau, aber sie weiß und erkennt auch nicht, wer es eigentlich gewesen ist. Auf der anderen Seite muß man sehen, auch von seiten der technischen Ausstattung her, daß diejenigen, die die Eingriffe am häufigsten durchführen, diese auch am optimalsten vollziehen können.

W.W.: Sie sagten, daß Sie früher selbst Abbrüche vorgenommen haben. Welche Empfindungen hat man bei so einem Abbruch?

I. Retzlaff: Es ist schon einige Zeit her, daß ich damit aufgehört habe, Abbrüche durchzuführen. Ich konnte nicht mit ausreichender emotionaler Balance beraten, wenn ich gleichzeitig in dem Wissen lebte, daß ich es sein werde, die den Abbruch durchführen mußte. Ich fühlte mich auch durch den indikationsstellenden Arzt nicht sehr entlastet. Das ging nicht mehr gut. Ein Schwangerschaftsabbruch ist immer etwas sehr Unangenehmes, auch wenn er jetzt technisch leichter möglich ist. Früher war es noch ein schwierigerer Eingriff. Es ist immer mit gewissen Ängsten besetzt. Man spürt durchaus dabei, daß man etwas macht, was im Grunde unnatürlich ist, und man ist nie ganz sicher, ob es auch wirklich richtig ist. Diese Unwissenheit in bezug auf die richtige Entscheidung belastet einen bei dem operativen Vorgehen, mich jedenfalls. Ich habe dabei also immer einen Konflikt empfunden, den ich weder nach der einen noch nach der anderen Seite ausreichend gut lösen konnte. Deswegen habe ich ihn nicht gelöst, sondern vermieden, indem ich keinen Abbruch mehr durchgeführt habe. Aber es gibt eben viele Ärzte, die das auch anders sehen, die es respektieren, daß eine Schwangerschaft ungewollt ist, die dann auch wieder beendet werden muß. Diese Ärzte haben sicherlich weniger Schwierigkeiten, und ich denke nicht, daß das deswegen schlechtere Ärzte sind.

Kriminelle Aborte mit den fürchterlichsten Folgen

W.W.: Vom Gesamt her betrachtet werden die Abbrüche ohnehin durchgeführt, also muß es sowieso irgendwer tun.

I. Retzlaff: Was ich noch hinzufügen möchte, ist, daß man in diesem Zusammenhang nicht versäumen sollte, darauf hinzuweisen, daß es nicht richtig ist, daß die Zahl der Abbrüche in den letzten Jahrzehnten nicht zurückgegangen wäre. Zwischen dem Ersten und dem Zweiten Weltkrieg haben wir zwischen 600.000 und 1.000.000 (inkl. einer großen Dunkelziffer) Abbrüchen jährlich gehabt. Der größte Teil davon waren kriminelle Aborte unter schwierigsten Bedingungen mit den fürchterlichsten Folgen. Kurz nach dem Zweiten Weltkrieg haben wir ebenfalls sehr viele Abbrüche gehabt, die man aber wegen der chaotischen Zeiten nicht mehr erfassen kann, und wahrscheinlich haben wir auch bis zur Reform des § 218 mehr Schwangerschaftsabbrüche gehabt als danach. Die Entwicklung und die Aufklärung haben also doch etwas gebracht. Ganz abgesehen davon muß man betonen, daß die Gefahr, in Deutschland an einem Schwangerschaftsabbruch zu sterben, extrem selten geworden ist. Auch schwere Komplikationen mit langfristigen Nachwirkungen, wie Entzündungen, Eileiterverstopfungen und Unfruchtbarkeit, sind auf ein Minimum zurückgegangen. Ich selbst habe es noch in den fünfziger und am Anfang der sechziger Jahre erlebt, daß die Frauen an Seifenaborten, an artifiziellen Aborten mit Stricknadeln und mechanischen Instrumenten, Sagrotanlösungen usw. in die Kliniken kamen, schwerstkrank waren und auch daran gestorben sind. Das wird heute vergessen! Und selbst wenn wir heute großzügig rechnen, und das Dreifache von den 80.000 bis 100.000 über Wiesbaden jährlich gemeldeten Abbrüchen annehmen, dann haben wir immer noch weniger als wir je hatten.

Statt dessen ein Lebensschutzgesetz

W.W.: Würden Sie dafür plädieren, den § 218 aus dem Strafgesetzbuch zu streichen und statt dessen ein Lebensschutzgesetz zu formulieren?

I. Retzlaff: Ja, und zwar aus folgendem Grunde: Wenn etwas im Bewußtsein kriminalisiert ist, so ist das etwas anderes, als wenn man etwas vom moralischen Aspekt her Unrecht nennen würde. Dieses Kriminalisieren verhindert bei sehr vielen Frauen, zuzulassen und einzugestehen, daß sie schwanger sind, und so wird es stärker verdrängt, weil es eigentlich nicht sein darf. Es wird einem indirekt durch den § 218 vermittelt, daß ein Schwangerschaftsabbruch nicht nur juristisch, sondern auch moralisch nicht sein darf, und deswegen wird der Gedanke daran möglichst verdrängt. Wenn man statt dessen ein volles Bewußtsein über die Folgen eines Abbruchs hätte, aber gleichzeitig wüßte, daß er straffrei wäre und keine richterlich zu ahndende Angelegenheit, dann – so ist zumindest meine Hoffnung – werden sich die Frauen eher auf eine mögliche Schwangerschaft untersuchen lassen und auch darüber sprechen. Der bekannte Embryologe Hinrichsen aus Bochum hat sich schon vor längerer Zeit an Rita Süßmuth gewandt und dafür geworben, breite Kampagnen für die Frühdiagnostik zu starten, so daß die Frauen nicht mehr erst die nächste Periode abwarten, denn dann kann man den Schaden noch begrenzt halten.

W.W.: Wie könnten Sie sich ein derartiges Lebensschutzgesetz vorstellen?

I. Retzlaff: So ähnlich wie den Vorschlag von Rita Süßmuth, wobei ich nicht weiß, ob man den Schutz der Behinderten und die Sterbehilfe in diesem Gesetz mitregeln sollte. Ein Lebensschutzgesetz sollte sehr stark das Positive formulieren und was man alles tun kann und tun muß, um unerwartete Schwangerschaften zu verhindern. Ferner sollte es schlüssige Regeln formulieren, unter welchen Bedingungen Schwangerschaften abgebrochen werden können, wenn es denn nicht anders geht. Wenn alle Bestimmungen nicht beachtet werden und man ohne jede Beratung und gegen alle Vorsichtsmaßnahmen einen Schwangerschaftsabbruch vornimmt, dann müßte in diesem Lebensschutzgesetz auch eine entsprechende Bestrafung formuliert werden; zumindest eine Ordnungsstrafe.

W.W.: Habe ich es recht verstanden, daß in Schleswig-Holstein unter gewissen Bedingungen auch Abbruch und Beratung in einer Hand liegen können?

I. Retzlaff: Nein, das nicht, aber in Schleswig-Holstein kann der Arzt, der die Indikationsberatung (Konfliktberatung) durchführt, wenn er sich qualifiziert hat, auch die soziale Beratung machen. Er kann zur sozialen Beratung ermächtigt werden. Ärzte, die sich damit befaßt haben und die sich dafür interessieren, können den gesamten Beratungskomplex durchführen und den Frauen dann eine Bescheinigung für ein entsprechendes Krankenhaus ausstellen. Diese Ausgestaltung ist landesrechtlich möglich, in Bayern dagegen darf dies nicht sein.

W.W.: Was bieten Sie von der Ärztekammer in Schleswig-Holstein für die Ärzte an, die sich dieser Doppelbelastung unterziehen wollen?

I. Retzlaff: Zweimal jährlich bieten wir Kurse für Ärzte unter dem Motto „Qualifizierung von Ärzten zur sozialen Beratung" an. Und zwar haben wir immer eine recht ausführliche Beratung über soziale Hilfen gelehrt, zum Beispiel die gesamte Gesetzgebung und den Umgang mit diesen Gesetzen, aber wir haben das immer mit der Problematisierung des Schwangerschaftsabbruches als solchen verknüpft, entsprechend also mit der Schwangerschaftskonfliktberatung. Das haben wir deswegen gemacht, weil wir unseren Ärzten vermitteln wollten, daß man diese Bereiche nicht grob trennen kann, sondern daß sie fließend ineinander übergehen. Zwei von diesen eintägigen Kursen muß jeder Arzt besuchen. Wir haben diese Kurse in Frontalvorträge und Kleingruppenarbeit aufgegliedert, in welchen sowohl Konfliktberatungsgebiete als auch Sozialberatungsgebiete angeboten werden.

W.W.: Welche Aufgabe haben Sie als Präsidentin in diesem Bereich?

I. Retzlaff: Als ich noch Vizepräsidentin war, habe ich an diesen Kursen teilgenommen und sie mit durchgeführt, oft auch Vorträge gehalten oder Gruppen geleitet, zum Beispiel auch in Hamburg. Auch habe ich diese Veranstaltungen oft eingeleitet, um auch damit das offizielle Interesse zu dokumentieren. Ferner habe ich mit Peter Petersen zusammen das Gebiet der Schwangerschaftskonfliktberatung und der Beziehungsprobleme thematisiert. Aber im Grunde ist es besser, wenn man ein derartiges Amt innehat, daß man sich aus der Fortbildung heraushält, weil sonst eine Art Autoritätsproblematik mit hineinspielt. Später habe ich noch einleitende Referate gehalten, zum Beispiel über die Auseinandersetzung mit dem Beratungsgesetzentwurf, die eigentliche Fortbildungsarbeit aber dann den Kollegen/innen überlassen.

Das muß gesellschaftlich ausgekämpft werden

W.W.: Immer wieder stellt sich die Frage, ob oder wann ein Leben lebenswert ist, und immer wieder wird der aus der deutschen Vergangenheit mit menschenverachtender Realität gefüllte Begriff des lebensunwerten Lebens in die Diskussion gebracht, zum Beispiel wenn bei der Fruchtwasserpunktion Trisomie 21 oder andere Symptome einer möglichen Behinderung festgestellt werden. Kann ein Arzt darüber befinden, daß oder wann ein Leben lebenswert bzw. lebensunwert ist? Wer sollte überhaupt darüber befinden?

I. Retzlaff: Ich denke, daß das eigentlich ein Mensch nicht kann. Natürlich sehen die Ärzte das mit dem Leben verbundene Leiden sehr viel konkreter als die meisten anderen Berufsgruppen. Trotzdem muß man sich darüber klar werden, wenn man formuliert, daß ein Leben nicht zumutbar wäre, daß dies im Grunde nur für einen selbst gelten darf, nicht aber für einen anderen Menschen. Letztendlich kann nur jeder Mensch für sich selber sprechen und sich kaum in einen Menschen mit schweren Defekten hineindenken.

Andererseits betrachtet man einen behinderten Menschen oft in Beziehung zu seinen Betreuungspersonen, zum Beispiel zu seiner Mutter. Insofern möchte ich betonen, daß es schwer ist, über den behinderten Menschen als solchen alleine zu urteilen. Es hängen aber viele betreuende Personen mit an diesem Menschen. Es muß auch erlaubt sein, daß die Eltern den verständlichen Wunsch nach einem gesunden Kind haben, und deswegen sollte man nicht die Menschen abqualifizieren, die ein behindertes Kind nicht haben wollen. Viele Menschen haben davor eine panische Angst, weil sie sich einfach insuffizient fühlen. Ich kann das gut verstehen. Man sollte nicht zu schnell den Kurzschluß ziehen, daß, wenn man eine pränatale Diagnostik durchführen läßt, man auch gleichzeitig damit die behinderten Menschen ablehnt. Es ist ja eine Illusion, wenn man glaubt, daß es je eine Zeit geben wird, in der es keine Behinderten mehr gibt. Wir fahren sie jeden Tag auf der Autobahn zusammen. Wir produzieren so schwere Schicksale, daß das gelegentliche Verhindern einer Behindertenschwangerschaft fast keine Rolle mehr spielt.

W.W.: Sehen Sie im Bereich der pränatalen Diagnostik nicht Gefahren aufkommen, wenn die Fruchtwasserpunktion zur Regel wird und dadurch Trisomie 21 oder andere Behinderungen festgestellt werden, daß dann die zusätzlichen Kosten, wenn man den Abbruch nicht wünscht, von den Kassen nicht mehr übernommen werden?

I. Retzlaff: Darüber muß man laut reden, es muß gesellschaftlich ausgekämpft werden. Das sind Fragen, die laut und deutlich mit der breitesten Öffentlichkeit diskutiert werden müssen, damit man sich ein Bewußtsein davon verschaffen kann, was sich alles entwickeln könnte. Wir müssen uns bewußt machen, daß wir nicht alles machen können, was wir wollen und für machbar halten – und auch nicht alles verhindern, was wir früher nicht haben erleben wollen. Vor allem müssen wir wissen, daß nichts ohne zukünftige und eben schwer abschätzbare Folgen geht. Wir dürfen darum nicht nur positive Utopien beschreiben, sondern auch negative müssen formuliert werden. Wir Ärzte/Ärztinnen und Wissenschaftler/innen dürfen uns nicht zu gut sein, darüber zu reden; das ist eine unserer Gefahren. Auch sollten wir nicht wie von der Tarantel gestochen hochgehen, wenn man uns anzweifelt; das erlebt man besonders bei den Kollegen/innen, die in der Genforschung tätig sind. Man muß einfach die Angst der Menschen verstehen, die glauben, man wolle den Menschen manipulieren, und da geht es nicht, daß die Ärzte und Wissenschaftler darauf zu sensibel reagieren.

Alle Entscheidung den Frauen!

INTERVIEW MIT HELGA SEYLER
von Birgit Lochstet

Dr. med. Helga Seyler, *geboren 1955, Ärztin seit 1980, in der Gynäkologie im Krankenhaus 1982–1989, seitdem bei der Pro Familia, seit September 1991 im Familienplanungszentrum, Hamburg. Nicht verheiratet. Parallel zur „schulmedizinischen" Tätigkeit Arbeit in der Frauengesundheitsbewegung, zum Beispiel im „Netzwerk Feministische Medizin".*

Wenn man über Schwangerschaftsabbruch sprechen will, sollte man auch diejenigen zu Wort kommen lassen, die ihn ausführen. Es gibt genug Politiker und Kirchenleute, die zu wissen glauben, worüber sie reden, wobei sich die Frage stellt, ob sie sich je mit einem Arzt auseinandergesetzt haben, der regelmäßig abbricht.

Um selbst diese Informationslücke zu vermeiden, haben wir nach einem Mediziner gesucht, der bereit war, über seine Arbeit in diesem Bereich zu sprechen, mußten aber feststellen, daß dies schwieriger war, als wir glaubten. Nicht daß es keine Ärzte gibt, die Abbrüche vornehmen, aber es ist für sie anscheinend immer noch eine Schwierigkeit, öffentlich darüber zu sprechen und konkrete Fragen zu beantworten.

Ganz im Gegensatz dazu steht das Familienplanungszentrum (FPZ) in Hamburg. Es wurde im Mai 1982 von der Pro Familia und der Arbeiterwohlfahrt gegründet. Dort arbeiten Frauen in den Bereichen Empfängnisregelung, Sterilisation, Geburtsvorbereitung, Kinderlosigkeit und AIDS sowie der § 218-Beratung und des Schwangerschaftsabbruchs. Den Mitarbeiterinnen ist es ein Anliegen, den Frauen das Ereignis eines Abbruchs so erträglich wie möglich zu machen. Um dieses zu erreichen, ist im FPZ alles unter einem Dach vereint, was rechtlich und medizinisch dafür nötig ist. Und auch in der Gestaltung der Behandlungsräume kommt dies zum Ausdruck.

Sie wollen für Frauen arbeiten und sind deshalb bis in ihre Forschungsarbeit hinein nicht objektiv, sondern notwendig parteilich, wie sie selbst sagen. Auch haben sie über diesen Bereich ihrer Arbeit Dokumentationen herausgegeben und wollen sagen, was solange als Tabu galt: Daß ein Schwangerschaftsabbruch genauso wie eine Geburt zu einem Frauenleben gehören kann. Unter anderem ist in Zusammenarbeit mit verschiedenen Autoren auch ein Buch über Frauen mit Mehrfachabbrüchen erschienen: Elsbeth Meyer/Susanne v. Paczensky/Renate Sadrozinski: „Das hätte nicht noch mal passieren dürfen!" (Frankfurt/M. 1990).

Birgit Lochstet: Könnten Sie einmal kurz schildern, was das Familienplanungszentrum (FPZ) ist, wer seine Träger sind und welche Aufgaben es sich gestellt hat?

Helga Seyler: Das Familienplanungszentrum besteht seit zehn Jahren. Es ist ein selbstverwaltetes Projekt, und die elf Frauen, die dort arbeiten, bestimmen sowohl den Inhalt der Arbeit als auch die Organisation und Verwaltung. Meine Arbeit im ärztlichen Bereich umfaßt Verhütungsberatung, Beratung nach § 218 b bei Schwangerschaftsabbrüchen, Ausstellen von Indikationen; außerdem führen wir Schwangerschaftsabbrüche durch. Desweiteren werden von Sozialberaterinnen sozialrechtliche Beratungen in der Schwangerschaft, § 218 b-Beratungen und Schwangerschaftskonfliktberatungen durchgeführt. Unsere Psychologinnen beraten bei Sexual- und Partnerschaftsproblemen, Hebammen sind hier im Rahmen der Geburtsvorbereitungen tätig.

Engagement für die Frauen

B.L.: Ich habe ein Informationsblatt von Ihnen bekommen, und beim Durchlesen fiel mir auf, daß nur Frauen bei Ihnen arbeiten. Gibt es dafür einen Grund?

H. Seyler: Das war nicht immer so. Es hat sich so entwickelt, war aber ab einem gewissen Punkt eine bewußte Entscheidung.

B.L.: Aber warum denn? Es ist doch ein Familienplanungszentrum!

H. Seyler: Jetzt wird es ein wenig schwierig, weil ich nur meine persönliche Meinung darstellen kann, die aber von der des Teams abweicht. Die Haltung des Teams, denke ich, ist im wesentlichen aus der Erfahrung gewonnen, daß sehr viel mehr Frauen in diesem Bereich arbeiten wollen und daß es dann einfacher und fruchtbarer ist, als Frau mit Frauen zusammenzuarbeiten, als wenn zum Beispiel nur ein einzelner Mann dazwischen wäre. Es ist doch so, daß die meisten Klienten Frauen sind, und wenn Männer kommen, dann meistens mit ihrer Partnerin.

B.L.: Ich denke, daß es für einen Mann schwierig ist, an so eine Beratungsstelle heranzugehen, wenn nur Frauen dort arbeiten.

H. Seyler: Schon, aber es gibt schließlich andere Beratungsstellen, in denen auch Männer arbeiten. Außerdem lassen sich manche Männer lieber von Frauen beraten. Männer sollten aber mit ihren Problemen zu Männern gehen, wobei ich die Schwierigkeit sehe, daß nur wenige Männer in diesem Bereich arbeiten wollen – wohl, weil diese Arbeit schlecht bezahlt und nur wenig Prestige hat.

B.L.: Sie haben sich bereits für die Arbeit mit Frauen entschlossen; kann man das so sagen?

H. Seyler: Ja, ich persönlich möchte meine Arbeitskraft und mein Engagement Frauen zur Verfügung stellen, zum einen weil sie in unserer Gesellschaft benachteiligt sind, zum anderen weil üblicherweise Frauen für Männer sorgen (emotional), und ich durchbreche diese Norm, indem ich als Frau für Frauen sorge, ihnen etwas gebe.

B.L.: Sie schreiben dazu: „Forschung im FPZ ist Frauenforschung. Wir sind nicht objektiv, sondern notwendig parteilich, weil dies unserem Kampf um gleiches Recht und Selbstbestimmung dient." (Elsbeth Meyer u.a.: Das hätte nicht noch mal passieren dürfen! Frankfurt/M. 1990, S.9). – Ist das die Meinung des gesamten Teams?

H. Seyler: Ja. Ich kann vielleicht noch zur Verobjektivierung sagen, daß die gängige Wissenschaft eine Scheinobjektivität verbreitet. Es ist eine Wissenschaft aus männlicher Sichtweise, deswegen ist sie ebenfalls nicht objektiv.

B.L.: Das finde ich auch! – Wie viele Beratungen nach § 218 b StGB wurden im FPZ durchgeführt?

Frauen können mit starken Gefühlen reagieren

H. Seyler: Im Jahre 1991 etwa 800 Beratungen nach § 218 b StGB, das ist die soziale Beratung, und etwa 700 Indikationen.

B.L.: Und die Frauen, die nicht zur Indikation gegangen sind, sind nicht weitergegangen?

H. Seyler: Doch, doch. 517 Schwangerschaftsabbrüche haben wir im Jahr 1991 durchgeführt. Man kann davon ausgehen, daß die übrigen 200 bei anderen ÄrztInnen einen Schwangerschaftsabbruch haben ausführen lassen und daß weitere auch bei anderen ÄrztInnen die Indikation bekommen haben.

B.L.: Wie sehen Sie Ihre Aufgabe in einem Beratungsgespräch?

H. Seyler: Ich unterscheide erst einmal, ob die Frau entschieden oder nicht entschieden ist. Wenn sie nicht entschieden ist, kann ich ihr natürlich meine beraterischen Fähigkeiten zur Verfügung stellen, um ihr zu helfen, in der Entscheidung klarer zu werden. Und wenn die Frau entschieden ist, sehe ich meine Aufgabe eher so, mir einen Eindruck zu verschaffen, ob die Entscheidung für sie so in Ordnung oder sehr konflikthaft ist und ob sie die Verantwortung für die Entscheidung übernimmt.

B.L.: Ich habe gehört, daß Beratungsstellen bei einer § 218-Beratung für das Kind sprechen müssen, weil ihnen sonst Gelder gekürzt werden können. Stimmt diese Behauptung?

H. Seyler: Also hier für Hamburg auf jeden Fall nicht. Unsere beraterischen Tätigkeiten werden bislang nicht überprüft. Das mag für Süddeutschland anders sein, darüber habe ich jetzt keine Informationen. Wir sind hier in der glücklichen Lage, daß wir Beratungen im wirklichen Sinne des Wortes durchführen können.

B.L.: Nach Auskunft der Pro Familia sind nur etwa 10 Prozent der Frauen, die zu einer § 218-Beratung kommen, unentschieden. Direkt nach einem positiv ausfallenden Schwangerschaftstest sieht dieses bestimmt anders aus. Können Sie da etwas aus Ihrer Arbeit schildern?

H. Seyler: Ein Großteil der Frauen, die hier zum Test kommen, wissen in etwa schon, ob sie schwanger sind oder nicht, insofern haben sie sich vorher schon Gedanken darüber gemacht. Wenn eine Frau völlig überrascht davon ist, daß sie schwanger ist, dann ist es bei uns üblich, daß wir erst ein bißchen Zeit vergehen lassen und nach zwei, drei Tagen die Beratung durchführen. Es ist sehr unterschiedlich. Bei manchen Frauen ist es sowieso schon von vornherein klar, wie sie sich entscheiden würden.

B.L.: Aber man erlebt sehr viele spontane Reaktionen. Ich erinnere mich da an meine eigenen Erfahrungen.

H. Seyler: Ja, es gibt viele Fälle, in denen die Frauen mit starken Gefühlen reagieren.

B.L.: Wenn 90 % der Frauen schon mit einem festen Entschluß zur Beratung kommen, erfüllen Sie nur noch die Alibifunktion für den Staat, indem sie den Schein ausfüllen, oder versuchen Sie trotzdem noch, in ein Gespräch einzutreten?

H. Seyler: Wir sprechen mit allen Frauen, und es ergibt sich in vielen Fällen irgendein Thema, über das die Frauen sprechen wollen: Partnerprobleme, Verhütungsprobleme, auch Schuldgefühle. Es sind verschiedene Bereiche, aus denen sich ein Gespräch ergeben kann. Und das bieten wir in allen Fällen an. Wenn die Frauen kein Gespräch wollen, dann lassen wir sie.

B.L.: Sie versuchen nicht mehr, beide Seiten – Abbruch und seine Folgen sowie das Austragen des Kindes – anzusprechen?

H. Seyler: Natürlich informieren wir über soziale Hilfen. Aber bei Frauen, die das nicht möchten, sprechen wir die Entscheidung nicht in allen Details durch.

B.L.: Frauen kommen oft in der Beratung in eine Zwangssituation. Ich habe von einer Beraterin gehört, die dezidiert äußerte: „Ich gebe erst einmal den Schein, und wenn die Frau dann sitzenbleibt, berate ich, um ihr den Zwang zu nehmen. Und wenn die Frau dann den Schein nimmt und geht, hat sie nichts von der Möglichkeit der Beratung."

H. Seyler: Wir geben klar zu verstehen, daß die Frauen hier die Indikation bekommen. Wir haben uns hier entschlossen, den Frauen immer ein Gespräch anzubieten. Wir fragen sie ganz explizit: „Möchten Sie über dieses oder jenes reden?" Und wenn die Frauen dann über nichts reden wollen, dann respektieren wir es.

B.L.: Können Sie beschreiben, wie Sie Frauen weiterhelfen oder zu einer Entscheidung verhelfen, die sich über eine Schwangerschaft freuen, aber keine Möglichkeit zum Austragen sehen?

H. Seyler: So einfach nicht. Dazu sind die Probleme zu vielfältig, als daß ich das allgemein sagen könnte.

B.L.: An einem Beispiel vielleicht?

H. Seyler: Es gibt wirklich so viele unterschiedliche Probleme, warum frau keine Möglichkeit sieht, eine Schwangerschaft auszutragen. Klar, die finanziellen Hilfen, die es gibt, darüber können wir detailliert informieren. Wir können auch zu Partnerschaftskonflikten Beratungen anbieten, wenn es sich darum dreht.

B.L.: Wie ist es bei medizinischen Schwierigkeiten der Frau?

H. Seyler: Medizinische Indikationen sind insgesamt sehr sehr selten. Da ist es tatsächlich eher der Fall, daß ich die Sorgen, die eine Frau hat, ausräumen kann. Wenn sie wirklich ein Kind will, ist es in den meisten Fällen möglich. Es ist eher eine Ausnahme, daß ein gesundheitliches Problem der Frau dazu zwingt, eine Schwangerschaft abzubrechen, meist berührt es ohnehin den Bereich der Notlagenindikation, also daß eine Frau nicht bereit ist, gesundheitliche Risiken oder körperliche Belastungen auf sich zu nehmen.

B.L.: Aber die meisten Ängste können Sie ausräumen?

H. Seyler: Das ist selten der wirkliche Grund, der letztendlich für die Entscheidung ausschlaggebend ist. Ich kann mich nur an einen Fall erinnern, wo es wirklich so klar war, daß eine Frau aus körperlichen und gesundheitlichen Gründen kein Kind bekommen durfte. Allerdings möchte ich nicht unerwähnt lassen, daß bei einer medizinischen Indikation keine Beratungspflicht besteht, also diese Frauen kommen meist nicht hierher.

B.L.: Das wäre dann eine freiwillige Beratung?

H. Seyler: Ja.

Die Verantwortung hat die Frau

B.L.: Wie verhalten Sie sich, wenn eine Frau schwankt und sich nicht zu einer Entscheidung durchringen kann, und sogar mit der Frage an Sie herantritt: „Sagen Sie mir, was ich tun soll."

H. Seyler: Ich kann ihr nicht sagen, was sie tun soll. Ich kann ihr Entscheidungshilfen geben. Ich kann ihr meine beraterischen Fähigkeiten zur Verfügung stellen, aber entscheiden kann ich nicht für die Frau.

B.L.: Ihre persönliche Meinung bringen Sie nie ins Beratungsgespräch ein, sagen Sie nie: „An Ihrer Stelle würde ich ..."?

H. Seyler: Ich bin nicht an der Stelle der Frau! Aber ich kann, wenn sie fragt, meinen persönlichen Eindruck sagen, ob ich glaube, daß sie klar sieht, was eine Entscheidung in der einen oder anderen Weise für sie bedeutet; das ist eine gute Grundlage. Oder ich würde ihr raten, über diese oder jene Frage noch einmal nachzudenken.

B.L.: Bei der Indikationsfeststellung und später bei dem Schwangerschaftsabbruch treffen Sie die knallharte Entscheidung, die folgenschwer ist und über Leben und Tod des Kindes entscheidet, zumindest hat sie Folgen im Sinne der Verantwortung. Wie können Sie damit umgehen?

H. Seyler: Es ist so, daß die Entscheidung Folgen für die Frau hat, d.h. sie hat die Verantwortung dafür. Die Frau entscheidet, ob sie den Abbruch will oder nicht und trägt insofern die Verantwortung. Ich kann wirklich nur helfen, daß sie die richtige Entscheidung trifft und diese respektieren.

B.L.: Aber Sie selber sehen sich nicht in der Verantwortung?

H. Seyler: Ich trage meinen Teil der Verantwortung, d.h. daß ich einer Frau helfen kann, die richtige Entscheidung zu treffen, daß ich eine Frau eventuell darauf hinweisen kann, wenn ich das Gefühl habe, daß sie wesentliche Gesichtspunkte bei der Entscheidung nicht berücksichtigt hat. Es gab hier zum Beispiel einen Fall, bei dem ich vor dem Abbruch plötzlich das Gefühl hatte, daß die Frau noch nicht damit klar ist, zumindest hat sie sich so verhalten, so daß ich in meiner Verantwortung zu ihr gesagt habe: „Frau, ich weiß im Augenblick nicht, was Sie wirklich wollen, ich möchte erst noch einmal mit Ihnen sprechen", und ich habe dabei den Eindruck bekommen, daß die Frau einen Abbruch will, daß es ihre Entscheidung ist. Daraufhin habe ich den Abbruch gemacht. Das ist der Teil, in dem ich meine Verantwortung sehe. Aber wenn eine Frau mir ganz klar sagt, sie wolle einen Abbruch, kann ich es nur respektieren.

Wenn *frau* vom Partner alleingelassen wird

B.L.: Nun möchte ich den Mann ansprechen, der bei dieser Geschichte oft vergessen wird, der nicht an die Öffentlichkeit tritt. Zu einer Schwangerschaft gehören aber immer zwei. Wie weit beziehen Sie den Vater mit ein?

H. Seyler: Ich überlasse es der Frau, ob sie den Partner dabei haben will oder nicht.

B.L.: Aber Sie fragen nicht, wenn Sie meinen, es gebe Partnerschaftsprobleme, ob der Partner mit zur Beratung kommen will?

H. Seyler: Ich biete es an, aber ich denke, daß die Frau selber zu einer Entscheidung kommen muß, die für sie stimmt. Ich sehe überhaupt keinen Sinn darin, daß ich mit dem Partner rede, weil ich der Ansicht bin, daß die Lasten der Entscheidung ohnehin die Frau tragen muß.

B.L.: Inwieweit beziehen die Männer, wenn sie mitkommen, Stellung zur Schwangerschaft bzw. zum Schwangerschaftsabbruch?

H. Seyler: Wenn sie mit in die Beratung kommen, tun sie es meistens. Sie sagen dann, wie sie selber dazu stehen und wie die Entscheidung ihrem Wunsch gemäß aussehen sollte. Es gibt ja auch Fälle, in denen der Mann gerne möchte, daß die Schwangerschaft ausgetragen wird, die Frau aber nicht.

B.L.: Ist es nicht oft so, daß der Mann gerade die treibende Kraft zum Abbruch ist? Dazu möchte ich einen Auszug aus dem Thesenpapier des Ausschusses der Bundesärztekammer vorlesen. Dort geht es um die Problematik des Strafgesetzes zum Schwangerschaftsabbruch:

„In Anbetracht der Tatsache, daß Frauen im Schwangerschaftskonflikt sehr häufig in großer Bedrängnis durch Partner oder andere Dritte handeln, ist das Hauptaugenmerk strafrechtlicher Regelung auf das Umfeld der Schwangeren, also auf die Nötigung zum Schwangerschaftsabbruch zu richten." (Zit. nach: *Der Frauenarzt,* Nr.32, 5/1991, S.474)

H. Seyler: Das Problem ist nicht, daß die Frauen genötigt werden, sondern von ihren Partnern alleingelassen werden und wissen, daß sie nicht auf ihren Partner zählen können. Und da nützt die Beratung auch nichts. Wenn die Frau es so einschätzt, wird es stimmen, egal ob ich auf den Mann einrede oder nicht. Da kann ich der Frau nur raten, es ganz nüchtern zu beurteilen, was sie von ihrem Partner erwarten kann.

B.L.: Aber ist es nicht so – das kenne ich aus eigener Erfahrung –, daß es schon eine Nötigung ist, wenn der Partner sagt: „Bis zum Abbruch, aber nicht weiter." In dieser seelischen Verfassung, in der man dann ist, krempelt sich das ganze Leben um, man ist sowieso sehr sensibel, und wenn dann so eine Äußerung fällt! Ich empfand es als Nötigung. Der Partner war nicht einmal der einzige, sondern es wurde auch von anderen Menschen gesagt: „Das Kind kannst du gar nicht austragen, das ist doch unmöglich in deiner Situation. Du bist in der Ausbildung." Ich wurde in meiner Entscheidung nicht freigelassen und, ob ich es wollte oder nicht, eher zum Abbruch gedrängt.

H. Seyler: Ich sehe da noch Unterschiede zwischen dem, was Freundinnen oder andere Bekannte sagen, mit denen eine Frau darüber redet, und dem, was der Partner sagt, von dem sie möchte, daß er sie unterstützt. Aber ob man es jetzt Nötigung nennt oder nicht, es macht doch keinen Unterschied, die Frau muß aufgrund dieser Situation ihre Entscheidung treffen.

B.L.: Aber es wird ihr dadurch nicht geholfen. Das wollte ich damit sagen. Wissen Sie, worauf ich hinauswill? Daß man oft in einer Situation, zum Beispiel in der Ausbildung, bedrängt wird. Oder daß die Äußerung kommt: „Wie kannst du das dem Mann antun, daß er für eine Nacht ein Leben lang bezahlt?"

H. Seyler: Gut, das sind die gesellschaftlichen Verhältnisse, die ich nicht ändern kann. Die Zielrichtung des Thesenpapiers ist, daß in der Beratung Druck auf Männer ausgeübt werden soll, sich anders zu verhalten. Und genau das geht eben nur bis zum Schwangerschaftsabbruch oder zum nicht stattgefundenen Schwangerschaftsabbruch, darüber muß sich eine Frau klar sein, und darüber muß ich mir klar sein. Wenn ich einen Mann hier bearbeite, dann geht es vielleicht über eine Woche, das nützt der Frau wenig.

B.L.: Übernehmen die Männer eigentlich ihre Verantwortung dem Kind und der Frau gegenüber, denn es hängt ja von ihnen ab, in welcher Situation sich die Frau befindet, ob sie alleinerziehende Mutter ist oder ob sie nach dem Abbruch noch Unterstützung bekommt?

H. Seyler: Das ist unterschiedlich. Es gibt Partner, die ihre Verantwortung übernehmen, aber es ist so, daß allgemein gesehen die Verantwortung immer noch zum allergrößten Teil bei der Frau liegt, und es gibt nur sehr wenige Männer, die wirklich 50 % der Verantwortung übernehmen.

B.L.: Können Sie etwas darüber sagen, wie es einem Mann seelisch bei der Beratung geht, wie er mit den seelischen Empfindungen eines Abbruchs umgeht?

H. Seyler: Ich habe wenig mit Männern darüber gesprochen.

Sie sollte einen Bademantel mitnehmen

B.L.: Kommen wir nun zu dem Abbruch selbst. Wie viele Abbrüche wurden bis heute im FPZ durchgeführt?

H. Seyler: In zehn Jahren ungefähr 6.000.

B.L.: Könnten Sie beschreiben, wie ein Schwangerschaftsabbruch bei Ihnen vor sich geht? Nehmen wir einmal an, Frau X betritt morgen diese Tür und sagt: „Ich bin schwanger und möchte das Kind nicht austragen." Was braucht sie?

H. Seyler: Als erstes wird ein Beratungsgespräch durchgeführt. Wenn sie sich zu einem Abbruch entschieden hat, wird erklärt, wie der Abbruch abläuft, und es werden organisatorische Dinge besprochen, was sie zum Beispiel für den Abbruch mitbringen muß. Dann hat sie ein Gespräch mit der Ärztin, wobei die Notlagenindikation gestellt wird, ferner wird die Frau über die medizinischen Risiken und die Durchführung des Schwangerschaftsabbruches aufgeklärt, und es wird eine Voruntersuchung gemacht, das Schwangerschaftsalter festgestellt und ob im Unterleib alles in Ordnung ist.

B.L.: Welche Unterlagen braucht sie eigentlich konkret?

H. Seyler: Mitbringen muß sie auf jeden Fall eine Blutgruppenbescheinigung, und wenn sie bei einer Krankenkasse versichert ist, mit der wir abrechnen können, einen Überweisungsschein. Indikationsstellung und Beratungsbescheinigung erhält sie hier im Haus. Wenn sie erst zum Abbruch hierherkommt, Frauen von außerhalb, zum Beispiel aus Schleswig-Holstein und Niedersachsen, dann bringt sie die Beratungsbescheinigung und die Indikation mit.

B.L.: Kann sie eine Freundin oder den Partner mitbringen?

H. Seyler: Es kann grundsätzlich eine Begleitperson bei dem Eingriff dabei sein, wenn die Frau selber es als Unterstützung empfindet.

B.L.: Wie sieht für die Betreffende der Tag des Abbruchs aus?

H. Seyler: Sie hat vormittags einen Termin. Die Frau darf vier Stunden vorher nichts essen, zwei Stunden vorher nichts trinken und kommt nach der Anmeldung im Büro in unseren medizinischen Bereich. Hinter dem Wandschirm zieht sie sich dann aus, sie sollte einen Bademantel mitbringen und anziehen, und kommt dann in den Behandlungsraum. Meistens wird vorher eine Ultraschalluntersuchung gemacht. Dann wird der Abbruch vorgenommen. Er dauert ca. zehn Minuten. Es wird zunächst eine örtliche Betäubung durchgeführt, dann wird der Muttermund auf etwa 7 mm geweitet. Dies geschieht mit Metallstiften. Dann wird mit einer Plastikkanüle die Schwangerschaft abgesaugt.

B.L.: Das ist die Absaugmethode. Gibt es auch andere?

H. Seyler: Ja, es gibt auch die Kürettage (Ausschabung), die in vielen Krankenhäusern durchgeführt wird.

B.L.: Wie sieht diese Methode aus?

H. Seyler: Da muß der Muttermund üblicherweise mehr geweitet werden, auf etwa 10 mm. Es wird dann mit der Kürette, dies ist ein löffelartiges Instrument, die Schwangerschaft herausgeschabt.

B.L.: Was passiert nach dem Abbruch? Gibt es eine Möglichkeit zum Gespräch?

H. Seyler: Natürlich. Direkt nach dem Abbruch bleibt die Frau bis zu zwei Stunden im Ruheraum, je nachdem, wie es ihr geht. Dann findet ein abschließendes Gespräch statt, in dem im wesentlichen besprochen wird, wie sich die Frau nach dem Schwangerschaftsabbruch verhalten soll. Es wird noch einmal auf die Verhütung eingegangen, und wir beantworten alle Fragen, die die Frau hat. Wir bieten grundsätzlich zusätzliche Gespräche nach dem Abbruch an, die aber selten in Anspruch genommen werden.

B.L.: Welche medizinischen Komplikationen können auf eine Frau zukommen?

H. Seyler: Wenn der Abbruch von erfahrenen ÄrztInnen durchgeführt wird, die das Absaugverfahren anwenden, treten in 1 bis 3 % Komplikationen auf. Also eine bis drei Frauen von hundert haben Probleme, wobei zum Beispiel auch starke Schmerzen nach dem Abbruch oder Blutungen mitgezählt werden. Was vorkommen kann, auch bei 1 bis 3 %, sind Unterleibsentzündungen oder daß Gewebereste in der Gebärmutter zurückbleiben, in seltenen Fällen auch Gebärmutterverletzungen.

Das Gewebe in der Schüssel

B.L.: Der Schwangerschaftsabbruch erfolgt bei vollem Bewußtsein nur mit örtlicher Betäubung. Wieviel sieht die Frau? Gibt es psychologische Gründe für eine örtliche Betäubung?

H. Seyler: Zum einen bekommt die Frau mit, daß es ein kleiner Eingriff und die körperliche Seite unproblematisch ist. Wir sprechen mit ihr während des Abbruchs. Sie kann sagen, wie es ihr geht, manchmal weinen die Frauen auch. Wir bieten an, daß sie das Gewebe ansehen kann. Viele Frauen machen es. Der größte Teil des Gewebes in der Schüssel ist Gebärmutterschleimhaut, die sich auch bei jeder Menstruation ablöst, in der Schwangerschaft ist sie allerdings dicker. Sie sieht den Fruchtsack und Anteile des Mutterkuchengewebes.

B.L.: Also ganz im Gegenteil zu den Horrorbildern, die wir durch die Lebensschützer kennen.

H. Seyler: Ja.

„Ich begleite Frauen in einem intensiven Moment ihres Lebens"

B.L.: Wann haben Sie Ihren ersten Abbruch durchgeführt?

H. Seyler: 1982 habe ich in der Gynäkologie angefangen. Es wird in dieser Zeit gewesen sein.

B.L.: Hat sich Ihre Einstellung zum Schwangerschaftsabbruch in dieser Zeit verändert?

H. Seyler: Ich bin immer davon ausgegangen, daß es eine Entscheidung der Frau ist und daß Frauen das Recht haben, sich für einen Abbruch zu entscheiden. Ich erlebe Abbrüche hier im Familienplanungszentrum anders als in der Klinik. In der Klinik wurde es immer als etwas sehr Schlimmes angesehen, auch als etwas sehr viel Komplizierteres. Es wurde eine Vollnarkose gemacht, der Gebärmuttermund wurde weiter aufgedehnt. Die Frauen waren anschließend ein paar Tage im Krankenhaus. Dort habe ich die Risiken sehr viel größer eingeschätzt, während ich hier erlebe, daß es wirklich ein sehr kleiner Eingriff ist, bei dem Frauen wenig Beschwerden haben. Daher hat sich mein Erleben des Abbruches sehr verändert.

B.L.: Wie sehen Sie diesen Teil Ihrer Arbeit überhaupt, vor allem, wenn sie an den geleisteten hypokratischen Eid denken? Ist es ein Bereich, der heute zur Gynäkologie dazugehört, oder ist es ein Gebiet für Sie, von dem Sie sagen: Das ist meine Aufgabe, die habe ich mir bewußt gestellt?

H. Seyler: Ich begleite Frauen während des Abbruchs, also in einem sehr intensiven Moment ihres Lebens. Und das ist etwas Schönes. Ich arbeite gerne in der Gynäkologie, weil ich Frauen in sehr verschiedenen Bereichen ihres Lebens begleite, auch zum Beispiel bei der Geburt. Ansonsten sind Abbrüche ein Teil meiner Arbeit, wie zum Beispiel Operationen, die ich im Krankenhaus durchführe, oder wenn ich eine Spirale lege oder wenn ich berate. Immer versuche ich, im Interesse der Frau zu handeln.

B.L.: Inwieweit nehmen Sie als Ärztin oder Beraterin bei einer Indikationsfeststellung Schuld auf sich? Schuld verstehe ich jetzt nicht im moralischen, von der Gesellschaft aufgesetzten Sinne, sondern als Verantwortung, denn gleich ob ich handele oder auch nicht handele, trage ich immer eine Verantwortung.

H. Seyler: Ich spreche auch lieber von Verantwortung als von Schuld, weil Schuld durch unsere christlich geprägte Gesellschaft etwas ganz Eigenes, Negatives hat. Es ist natürlich klar, daß ich für alles, was ich mache, auch selbst die Verantwortung trage.

B.L.: Nach der katholischen Dogmatik entsteht der Mensch bei der Konzeption. In der Anthroposophie heißt es, daß schon vorher ein individuelles Leben vorhanden sei. Aristoteles sagte, daß die Frucht von Anfang an beseelt sei, wenn auch nur pflanzlich. In der Medizin ist es noch nicht geklärt, ab wann man von einem Menschen sprechen kann. Ab wann sprechen Sie von einem menschlichen Individuum?

H. Seyler: Das ist ganz ganz schwierig. Ich habe da keine feste Vorstellung. Wichtig ist mir, daß ich vor der Geburt sehe, daß das entstehende Leben überhaupt nicht von der schwangeren Frau trennbar ist, daß es eine Einheit bildet. Deswegen kann ich es nicht als getrennt ansehen und ihm auch keinen eigenen Rechtsstatus einräumen. Es ist auf eine Art noch ein Teil der Frau.

B.L.: Wir sind nun sicher nicht alle Wunschkinder, schon alleine deswegen nicht, weil unsere Mütter keine sicheren Verhütungsmittel hatten bzw. kannten. Glauben Sie, daß nur ein gewünschtes Kind glücklich werden kann, oder denken Sie nicht vielmehr, daß ein ungeplantes Kind genauso glücklich in die Welt getragen werden kann?

H. Seyler: Ja, sicher. Der entscheidende Punkt ist nicht, ob das entstehende Kind geplant ist, sondern ob die Frau sich während der Schwangerschaft für das Kind entscheidet. Die Frauen, die kein Kind haben wollten, haben auch früher abgebrochen.

Selbstbestimmte Sexualität für die Frau

B.L.: Die GRÜNEN haben 1989 die kostenlose Abgabe von Verhütungsmitteln gefordert, mittlerweile auch die SPD und FDP. Sehen Sie darin eine wirkungsvolle Maßnahme, Schwangerschaftsabbrüche zu vermeiden?

H. Seyler: Als erstes ist es mir wichtig zu sagen, daß inzwischen der Mythos grassiert, daß Frauen, die verhüten wollen, nicht ungewollt schwanger werden. Das stimmt so nicht. Es ist bestimmt bei manchen Frauen auch ein Geldproblem mit der Verhütung. Frauen wird aber sehr oft die Schuld für eine Schwangerschaft gegeben bzw. sie geben sie sich selbst, da ja eine sichere Verhütung möglich gewesen wäre. Aber so ist es eben nicht.

B.L.: Aber liegt nicht in der Forderung, daß es sehr viel ändern würde, wenn Verhütungsmittel per Rezept abgegeben werden könnten, etwas Berechtigtes?

H. Seyler: Meines Erachtens ist das nicht die richtige Zielsetzung. Selbstverständlich möchte ich, daß Menschen überhaupt einen freien Zugriff zu Verhütungsmitteln haben, aber im Sinne einer menschenwürdigen Existenz. Wenn das Ziel aber ist, Abbruchzahlen zu senken, dann entsteht dabei neuer Druck auf Frauen: „Nun gibt es schon kostenlose Verhütungsmittel, und du bist trotzdem ungewollt schwanger geworden!" – Im Zusammenhang mit der Verhütung ist mir noch wichtig, darauf hinzuweisen, daß Frauen kaum die Möglichkeit haben, eine selbstbestimmte Sexualität zu leben, die ihrer Lust und ihren Bedürfnissen entspricht, weil das, was als normale Sexualität angesehen wird, an männlichen Bedürfnissen orientiert ist. Ich glaube, daß viele Frauen schwanger werden, weil *mann* mit ihnen schlafen wollte, sie es selber aber eigentlich nicht wollten.

B.L.: Wie sähe denn die eigene Sexualität der Frau aus?

H. Seyler: Die muß erst gefunden und entwickelt werden. Wir leben im Moment eine Sexualität, die durch männliche Werte geprägt ist. Deswegen ist es wichtig, erst einmal zu sehen, daß die Sexualität, die die meisten Frauen leben, eine männerbestimmte ist. Es ist schwierig, sich davon freizumachen und wirklich etwas Eigenes zu entwickeln. Das sieht sicher bei vielen Frauen unterschiedlich aus. Möglicherweise spielt dabei der Geschlechtsverkehr im Sinne von Penetration eine geringere Rolle, weil es bei vielen Frauen nicht der Teil der Sexualität ist, der ihnen am wichtigsten ist.

B.L.: Wie kommt es eigentlich am häufigsten zu ungewollten Schwangerschaften: bei Nichtverwendung von Verhütungsmitteln, durch deren Versagen oder vielleicht auch durch einen unbewußten Kinderwunsch?

H. Seyler: Den unbewußten Kinderwunsch, den können Sie jeder Frau unterstellen. Das kann sich nur jede Frau selbst fragen. Schwanger werden Frauen auf vielfältige Weise, zum Beispiel wenn sie „fehlerhaft" verhütet oder aus den unterschiedlichsten Gründen gar nicht verhütet oder weil die Verhütungsmittel nicht funktioniert haben.

B.L.: Nach einer Statistik des FPZ sind in den Jahren von 1982 bis 1986 2.879 Abbrüche durchgeführt worden. Die Morning-after-Pille wurde aber in dem gleichen Zeitraum nur 198mal ausgegeben. So bleibt doch eine große Anzahl von Frauen über, die davon hätten Gebrauch machen können. Wieso nehmen so wenige Frauen die Morning-after-Pille?

H. Seyler: Es ist ja nicht die Möglichkeit schlechthin.

B.L.: Aber eine!

H. Seyler: Teilweise ist es tatsächlich so, daß das Wissen um die Morning-after-Pille nicht so verbreitet ist. Hier ist noch viel Aufklärung notwendig. Aber oft ist es so, daß die Frauen hoffen, daß es gutgegangen ist; oder es wird erst klar, daß die Verhütung nicht funktioniert hat, wenn die Schwangerschaft festgestellt wird.

B.L.: Weder in der ehemaligen DDR noch in Frankreich wurden durch Besserstellung der Familie oder der Frau wirklich Schwangerschaftsabbrüche in ihrer Gesamtzahl gesenkt. Würden Sie da nicht auch sagen, daß lediglich die Frau die entscheidende Rolle spielt, wie sie sich seelisch zu dem Kind stellt, ob sie es austrägt oder nicht?

H. Seyler: Ich würde es anders bewerten. Ich bin auch sehr für die Verbesserung der Stellung von Frauen, die Kinder haben und bekommen wollen, aber nur im Sinne einer menschenwürdigen Existenz, nicht aber, um Frauen dazu zu bringen, Kinder zu bekommen.

B.L.: Aber es bleibt noch die Frage, selbst wenn es der Frau möglich wäre, menschenwürdig ein Kind allein zu erziehen, wie man es mit dem Beruf und anderem in Verbindung bringt. Ist nicht der entscheidende Punkt, ob eine Frau in einer schwierigen Situation ihr Kind zur Welt bringen kann oder nicht, die seelische Verfassung der Frau?

H. Seyler: Natürlich setze ich mich dafür ein, daß Frauen sich immer frei entscheiden können, und ich denke auch, daß es immer Frauen geben wird, die sich entscheiden, kein Kind haben zu wollen.

B.L.: Worauf ich hinauswill, ist, daß es nur die Frau entscheiden kann, ob sie im jeweiligen Augenblick seelisch stark genug ist, ein Kind auszutragen.

H. Seyler: Selbstverständlich!

Der Abbruch als positives Erlebnis?

B.L.: Kommen wir kurz zu den Abbrüchen und ihrer Verarbeitung. Sie schreiben, daß auch ein Schwangerschaftsabbruch ein positives Erlebnis im Leben einer Frau sein kann. Wie darf man diese Aussage verstehen?

H. Seyler: Zum einen kann es ein positives Erlebnis sein, daß die Frau eine Entscheidung für sich selber trifft, und damit auch etwas für sich tun kann. Zum anderen ist es ja so, daß Frauen in unserer Gesellschaft zur Friedfertigkeit, Hingabe und Versorgung erzogen werden, daß sie in der Gesellschaft zugewiesen bekommen, diesen passiven, gebenden, versorgenden Teil zu leben, während die Männer die aggressive Seite leben. Aber es ist im Sinne der ganzheitlichen Entwicklung für Frauen wichtig, daß sie auch einen destruktiven und aggressiven

Teil haben und daß dieser auch durch einen Schwangerschaftsabbruch zum Ausdruck kommen und insofern auch ein positiver Aspekt einer Frau sein kann. Es ist wichtig, daß Frauen nicht nur die Fähigkeit haben, Leben zu geben, sondern auch, sich entscheiden zu können, auf diese Art kein Leben zu geben.

B.L.: Ein Schwangerschaftsabbruch ist nicht nur ein medizinischer Eingriff. Schon alleine durch die Hormonumstellung ist ein seelischer Umschwung damit verbunden. Wie gehen Frauen seelisch mit dem Abbruch und den Folgen um?

H. Seyler: Ich würde es nicht im Zusammenhang mit dem Hormonumschwung sehen. Zwar denke ich, daß Hormonschwankungen Gefühlsveränderungen bewirken, aber *was* sie fühlt, wird durch das seelische Erleben eines Schwangerschaftsabbruchs bestimmt. Ein großer Teil des seelischen Erlebens wird dadurch bestimmt, in welcher Situation eine Frau abbricht, zum Beispiel ob sie als Persönlichkeit mit ihrer Entscheidung ernst genommen wird oder ob unterschwellig Vorwürfe oder negative Zuschreibung während, vor oder nach dem Schwangerschaftsabbruch gemacht werden. Die moralische Einstellung der Gesellschaft, die Schwangerschaftsabbrüche negativ bewertet, wirkt sich auch sehr stark auf die seelische Verarbeitung aus.

B.L.: Haben Sie Zahlen, wie viele Frauen seelische Probleme haben?

H. Seyler: Nein, habe ich nicht. Wobei auch die Frage ist, wie definiert wird, was negative seelische Verarbeitung bedeutet.

B.L.: Ja, darauf wollte ich auch noch zu sprechen kommen. Es ist etwas anderes, ob eine Frau ein diffuses Schuldgefühl hat, das von einer falschen Moralvorstellung aufgedrängt worden ist, oder ob eine Frau aus ihrem inneren Empfinden sagt, sie habe eine Verantwortung nicht übernommen und fühle sich schuldig.

H. Seyler: Bei mir persönlich ist es so, daß ich nicht klar trennen kann, was mein eigenes Schuldempfinden und was von der Gesellschaft aufgeprägt ist, weil ich einfach in dieser Gesellschaft so geworden bin. Und ich denke, daß es niemand trennen kann. Das ist das eine. Und das andere ist, daß ich in verschiedensten Situationen im Leben auch Schuld auf mich lade. Durch vieles, was ich mache. Und da reihe ich Schwangerschaftsabbruch mit ein und gebe ihm keine besondere Stellung.

„Der Embryo ist kein eigenständiges Wesen"

B.L.: Wie sehen Sie den Konflikt zwischen dem werdenden Leben, das nach Artikel 2 GG ein schützenswertes Rechtsgut darstellt, und dem Recht der Frau auf Selbstbestimmung, also die freie Entfaltung der Persönlichkeit nach Artikel 3 GG?

H. Seyler: Da ich schon gesagt habe, daß das werdende Leben überhaupt nicht von der Frau zu trennen ist, sehe ich es so, daß jede Frau für sich empfinden und entscheiden muß, und da Frauen unterschiedlich empfinden, werden sie auch unterschiedlich entscheiden. Aber ein Staat kann einen Embryo nicht zu einem eigenen Wesen mit eigenem Rechtsanspruch definieren, schon gar nicht gegen die Interessen einer schwangeren Frau.

B.L.: Es gibt vier Indikationen: die medizinische, kriminologische, eugenische und die Notlagenindikation. Bei der eugenischen Indikation habe ich wirklich Schwierigkeiten, denn ich denke, daß damit ein sozialdarwinistischer Gedanke verbunden sein kann, weil man diejenigen Frauen zu Außenseitern macht, die zum Beispiel ein mongoloides Kind austragen wollen, genauso natürlich auch die Behinderten. Es könnte vielleicht auch so weit kommen, daß die Krankenkassen nicht mehr für die Pflege des Kindes bezahlen, denn man hätte es ja abtreiben können.

H. Seyler: Es ist doch auffällig, daß das die Indikation ist, die bei Ärzten am wenigsten umstritten ist bzw. wo Frauen der Abbruch nahegelegt wird. Es fängt schon vor der Entscheidung zum Abbruch an, indem man Frauen die Pränataldiagnostik nicht nur nahelegt, sondern oft sogar aufdrängt. Ich halte es für wichtig, daß eine Frau, bevor sie irgendwelche vorgeburtlichen Untersuchungen machen läßt, sich darüber klar werden sollte, was im Falle einer Behinderung wäre, wie sie dann entscheiden würde. Aber darauf wird selten in der Beratung vor der Diagnostik eingegangen.

B.L.: Sie sehen es also auch als den schwierigsten Teil an?

H. Seyler: Ich sehe es nicht so sehr im Zusammenhang mit dem § 218. Es ist für mich ein anderes Problemfeld, weil es tatsächlich eher darum geht, behindertes Leben zu beseitigen, damit dieses in der Gesellschaft nicht mehr vorkommt, und die Leistungsnorm in der Gesellschaft erhalten bleiben kann. Andererseits ist es für Frauen noch viel schwieriger, mit einem behinderten Kind zu leben, als mit einem gesunden, so daß ich verstehen kann, wenn Frauen sich in dieser Situation für einen Abbruch entscheiden. Und sie sollen die Möglichkeit dazu haben.

B.L.: Haben Sie einen Überblick, in welchem Verhältnis diese Indikationen ausgestellt werden?

H. Seyler: Nein, ich weiß nicht, welchen Anteil die eugenischen Indikationen haben.

B.L.: Der größte Anteil der Indikationen liegt sicher bei den Notlagenindikationen?

H. Seyler: Ja.

B.L.: Durch den Beitritt der fünf neuen Bundesländer ist der Gesetzgeber gezwungen, den § 218 neu zu regeln. Bis Ende 1992 gilt zweierlei Recht: Wir haben in den alten Bundesländern den alten § 218, in den neuen Bundesländern die Fristenlösung. Sie fordern die Abschaffung des § 218. Können Sie es begründen und auch erläutern, was Sie sich statt dessen wünschen?

H. Seyler: Ich gehe davon aus, daß es eine freie Entscheidung der Frau sein sollte, ob sie die Schwangerschaft abbricht oder nicht, und daß deswegen ein Abbruch der Schwangerschaft nicht mit Strafe verfolgt werden soll. Daraus ergibt sich, daß es keinen Strafrechtsparagraphen geben sollte.

B.L.: Also eine vollkommen freie Regelung?

H. Seyler: Ja, ich gehe davon aus, daß Frauen in der Lage sind, es voll verantwortlich zu entscheiden.

B.L.: Wie stehen Sie zur Fristenregelung?

H. Seyler: Ich gehe davon aus, daß Frauen immer das Interesse haben, so früh wie möglich abzubrechen. Je weniger es strafrechtliche Verfolgungen oder bürokratische Schwierigkeiten gibt, um so früher werden sie abbrechen. Wenn sich eine Frau zu einem späteren Abbruch entschließt, dann hat sie auch Gründe dafür.

B.L.: Wo wäre Ihre persönliche Grenze?

H. Seyler: Ich kann da keine klare Grenze ziehen, habe aber Schwierigkeiten damit, ab wann Frühgeburten als lebensfähig angesehen werden können, wobei die Grenze immer weiter nach vorne verschoben wird, mit allen Problemen wie Krankheiten und Behinderungen, die bei vielen durch intensivmedizinische Maßnahmen überlebenden extremen Frühgeborenen bestehen bleiben. Da gibt es keine klare Grenze. Das kann ich nicht in zwei Sätzen ausführen, vor allem kann ich nicht eine bestimmte Woche als Grenze setzen. Ich denke, daß das im Einzelfall besprochen und diskutiert werden muß.

Die Abtreibungspille

B.L.: Können Sie etwas über die sogenannte Abtreibungspille sagen?

H. Seyler: Medizinisch ist es so, daß die Frau die Abtreibungspille RU 486 einnimmt, was in Frankreich unter ärztlicher Kontrolle im Krankenhaus geschieht. Durch diese Abtreibungspille stirbt die Schwangerschaft ab. Nach zwei Tagen muß die Frau erneut ins Krankenhaus und bekommt dort ein zweites Hormon, entweder gespritzt oder als Tablette, wodurch die Schwangerschaft ausgestoßen wird. Dies geschieht in den meisten Fällen innerhalb von zwei Stunden im Krankenhaus, in einigen Fällen geht die Frau aber nach Hause und stößt die Schwangerschaft dort aus. Insgesamt dauert alles zusammen mindestens zwei Tage, der Abbruch durch Absaugen dauert dagegen zehn Minuten. Der Blutverlust ist durchschnittlich größer als beim Absaugverfahren, und es treten insgesamt mehr Schmerzen auf, weil es sich länger hinzieht. Das sind die Nachteile der Abtreibungspille. Sie ist auch noch nicht lange genug erprobt, und über Risiken und Folgewirkungen gibt es noch zu wenig gesichertes Wissen. Über Langzeitfolgen ist noch gar nichts bekannt. Es werden immer mehr Nebenwirkungen und Risiken in Frankreich bekannt, und infolge der Erfahrungen (auch Todesfälle) sind die Kontraindikationen, d.h. Gründe, warum eine Frau diese Pille nicht nehmen darf, immer mehr erweitert worden.

Ich würde sagen, daß eine schonende Absaugung in den ersten Wochen der Schwangerschaft weniger Risiken hat als die Abtreibungspille, aber ich sehe diese Pille als Möglichkeit für Frauen an, die aus den unterschiedlichsten Gründen einen Eingriff nicht ertragen können. Außerdem steht nur wenigen Frauen die schonende Absaugmethode, wie wir sie praktizieren, zur Verfügung, weil in den wenigsten Krankenhäusern genügend Können und Erfahrung vorhanden ist und

ÄrztInnen ausreichend ausgebildet werden können. Gegenüber Abbrüchen im Krankenhaus wäre die Abtreibungspille vielleicht schonender.

„Mehrere Abbrüche und Geburten können zu einem Frauenleben dazugehören"

B.L.: Kommen wir nun zu den Mehrfachabbrüchen. Sie betreiben im FPZ auch Forschung. Bei einer dieser Arbeiten ging es um Frauen, die mehrere Abbrüche hinter sich hatten. Beschreiben Sie doch einmal, wie Sie dabei vorgegangen sind und welche Frauen Sie befragt haben.

H. Seyler: Ich habe diese Forschung nicht gemacht, und zu dem Zeitpunkt, zu dem diese Forschungen gemacht worden sind, habe ich noch nicht im FPZ gearbeitet. Ich kenne – wie Sie – nur das Buch dazu.

B.L.: Vielleicht können wir einfach ein Gespräch darüber führen?

H. Seyler: Ja, leider sind diejenigen, die die Forschung gemacht haben, momentan nicht da.

B.L.: Ab wann spricht man von Mehrfachabbrüchen?

H. Seyler: Ab dem zweiten.

B.L.: Erleben die Frauen die einzelnen Abbrüche eigentlich unterschiedlich, zunächst aus medizinischer Sicht?

H. Seyler: Es ist so, daß die Frauen die Abbrüche unter unterschiedlichen Bedingungen durchführen lassen und dies natürlich auch entsprechend erleben, zum Beispiel hatten sie etwa bei den ersten beiden Abbrüchen Vollnarkose, und sind dann erstaunt, wenn sie zu uns kommen, daß es auch viel einfacher geht. Hinzu kommt, daß die Abbrüche in den verschiedensten Lebenssituationen durchgeführt werden und die Frauen es von daher anders erleben. Viele Frauen erleben häufig ihren ersten Abbruch als Mädchen und gehen natürlich als erwachsene Frau ganz anders damit um. Ich denke, es liegt einfach daran, daß Menschen sich verändern und dann Dinge anders erleben.

B.L.: Ist es für die Frauen ein Unterschied, wenn sie trotz Verhütungsmitteln schwanger werden oder schwanger werden, weil sie nicht verhütet haben? Sehen Sie da unterschiedliche Konflikte?

H. Seyler: Das ist auch wieder von Frau zu Frau verschieden. Ich erlebe natürlich Frauen, die starke Schuldgefühle haben und sich starke Vorwürfe machen, weil sie schlecht oder vermeintlich unzureichend oder gar nicht verhütet haben, und ich erlebe andere Frauen, die sich rechtfertigen: „Ich habe ja verhütet." Für mich macht das keinen Unterschied. Eher glaube ich, daß es an der moralischen Haltung der Gesellschaft liegt, die vorgibt, Frauen seien selber schuld, wenn sie schwanger werden, weil sie nicht verhütet haben. Da steckt dieser Schuldvorwurf drin.

B.L.: Welche Frauen haben eigentlich Abbrüche? Sehen Sie Unterschiede in der Bildung, im Sexualverhalten oder in anderen Bereichen?

H. Seyler: Es geht durch alle Bereiche.

B.L.: Ich gebe mal eine oft aufgestellte Behauptung wieder: Eine Frau aus einer einfachen sozialen Schicht, die einen einfachen Beruf ausübt, würde ihre Schwangerschaft eher austragen als eine Frau, die studiert und finanziell besser durch ihre Eltern gestellt ist, obwohl sie sich ansonsten in einer annähernd gleichen Situation befinden. Also, die einfache Frau würde das Kind eher austragen, und die Frau, die studiert, würde die Schwangerschaft eher abbrechen.

H. Seyler: Das entspricht nicht meinen Erfahrungen. Ob eine Frau abbricht oder nicht, hängt nicht mit dem Bildungsstand oder solchen Dingen grundsätzlich zusammen. Man kann es nicht verallgemeinern.

B.L.: Wie ist es eigentlich bei Mehrfachabbrüchen mit der Verhütung? Wollen diese Frauen die Pille nicht mehr schlucken oder die Spirale nicht mehr nehmen?

H. Seyler: Es ist nicht so, daß Frauen, die mehrere Abbrüche haben, schlechter verhüten als Frauen, die nur einen oder gar keinen Abbruch haben. Ich habe eine Frau erlebt, die viermal trotz eingenommener Pille schwanger geworden ist.

B.L.: Und sie hat nicht fehlerhaft verhütet?

H. Seyler: Nein, ich mache dieser Frau auch nicht mehr oder weniger Vorwürfe als der Frau, die schwanger wird, ohne verhütet zu haben. Ich sehe dahinter nur den Mythos Pille. Ihr Arzt hat der Frau immer wieder gesagt: Die Pille ist das Sicherste, nimm sie weiter. Wenn die Frau mit einem Kondom auch nur einmal schwanger geworden wäre, hätte er wahrscheinlich gesagt: Ein Kondom ist eben nicht sicher. Und es zeigt diesen wahnsinnigen Mythos, daß eine Frau mit Pille viermal schwanger werden muß, bevor gesehen wird, daß bei ihr die Pille nicht funktioniert.

B.L.: Gibt es vielleicht durch die Pille so etwas wie eine neue Schuld? Vorher sagte man, der Mann schwängert die Frau, er hätte aufpassen sollen, nach Einführung der Pille heißt es, sie hätte ja die Pille nehmen können.

H. Seyler: Es ist mit Sicherheit so, daß davon ausgegangen wird, frau hätte verhüten können, und daß es ihre Nachlässigkeit sei, daß sie schwanger geworden ist.

B.L.: Es wird also der Frau zugeschoben?

H. Seyler: Ja.

B.L.: Und der Mann wird bedauert, er muß ja auch noch Unterhalt zahlen, wenn die Frau austrägt.

H. Seyler: Bedauert werden die Männer nicht unbedingt, aber sie sind noch ein Stück weiter aus der Verantwortung heraus.

B.L.: Ich habe es selbst erlebt, daß ein guter Freund mich fragte, wie oft ich denn mit dem Vater meines Kindes Verkehr hätte, und als er erfuhr, daß es nicht nur eine Nacht war, sagte er, dann könne man es ja akzeptieren, denn sonst wäre es ja für den Vater bemitleidenswert, für eine Nacht zu zahlen.

H. Seyler: Das ist aus dem Denken des Mannes nachzuvollziehen. Es zeigt aber auch, daß Männer oft keine Verantwortung übernehmen, auch wenn sie nur einmal mit der Frau schlafen.

B.L.: Der Mann wird gesellschaftlich besser angesehen, während die Frau oft eine zusätzliche finanzielle Last mit dem Unterhalt zu tragen hat, wenn er eventuell jahrelang nicht einmal zahlt.

H. Seyler: Nicht nur im Finanziellen, sondern auch im Menschlichen besteht dieses Defizit.

B.L.: Wie empfinden Sie es eigentlich, wenn eine Frau mehrfach zu einer § 218-Beratung kommt? Sehen Sie eine Entwicklung bei der Frau?

H. Seyler: Es ist so, daß ich Frauen, die mehrfach zu mir kommen, frage, welche Informationen oder Probleme sie mit der Verhütung haben. Diese Hilfestellung gebe ich immer. Ansonsten macht es für mich keinen Unterschied. Wenn ich überhaupt besondere Merkmale sehe, so sind diese Frauen weniger selbstbestimmt, sie sind noch mehr in das gesellschaftliche Klischee und in ihre Frauenrolle eingebunden.

B.L.: Inwieweit sehen Frauen einen Abbruch als Einschnitt in ihrer Biographie an? Ist es vielleicht ein wichtiger Schritt, zum ersten Mal ja oder nein gesagt zu haben?

H. Seyler: Auch das ist wieder individuell verschieden. Ich denke, daß es jede Frau so sieht, daß es ein Teil ihres Lebens ist und daß es für einige Frauen einen entscheidenden biographischen Einschnitt in ihrem Leben bedeutet.

B.L.: Kann man feststellen, daß Frauen in bestimmten Situationen schwanger werden, wenn zum Beispiel eine Prüfung ansteht, wenn man vielleicht vor etwas ausweichen möchte oder wenn man einen neuen Partner hat? Kann diese Schwangerschaft nicht nur vom Geschlechtsverkehr, sondern auch von gewissen Lebenssituationen abhängen?

H. Seyler: Es liegt sicher nahe, so zu denken. Viele Frauen berichten darüber, in welcher Situation sie sich befinden, und diese Fälle bleiben mir auch im Gedächtnis, weil wir versuchen, Zusammenhänge herzustellen. Trotzdem würde ich mit Verallgemeinerungen vorsichtig sein. Aber jede Frau kann sich Gedanken machen, was eine ungewollte Schwangerschaft mit ihrer Lebenssituation zu tun hat.

B.L.: Welche Rückmeldungen erleben die Frauen eigentlich aus Ihrem Umfeld, wenn sie sagen: „Ich breche ab", oder: „Ich breche mehrfach ab"?

H. Seyler: Es ist unabhängig davon, wie oft eine Frau abbricht. Wenn sie in dieser Situation ist und mit FreundInnen oder Bekannten darüber spricht, so stellt sie dann häufig zum ersten Mal fest, daß viele Frauen um sie herum schon abgebrochen haben, was sie vorher vielleicht kaum für möglich gehalten hat. Bei dem Mehrfachabbruch ist es so, daß die Frauen sich oft einen Abbruch gerade noch gestatten, aber bei dem zweiten schon sehr viel mehr Schuldgefühle entwickeln. Ich nehme an, daß das auch entsprechend aus der Umgebung zurückkommt, daß das Denken eben so verbreitet ist: Einmal darf es passieren, aber dann nicht mehr.

B.L.: Ich möchte noch einen Satz aus Ihrem Programm vorlesen, vielleicht können Sie etwas dazu sagen: „Wir wollen öffentlich machen, was so oft tabuisiert wird und was doch seit jeher gilt: daß mehrere Abtreibungen sowie mehrere Geburten zu einem Frauenleben dazugehören können."

H. Seyler: Das sehe ich auch so.

B.L.: Gibt es eigentlich Schätzungen darüber, wie viele Frauen nach einem ersten Eingriff noch weitere haben?

H. Seyler: Ich kenne keine Zahlen, aber hier wird es große kulturelle Unterschiede geben. So wie die Einstellungen zu Schwangerschaftsabbrüchen kulturell sehr unterschiedlich sind, so ist die Abbruchsrate in Ländern, in denen Verhütungsmittel schwer oder gar nicht zu bekommen sind, sehr viel höher.

B.L.: Sie würden bei Mehrfachabbrüchen keinen unbewußten Kinderwunsch vermuten?

H. Seyler: Das kann im Einzelfall sein, allerdings kann man es nicht verallgemeinern. Das ist auch eine Frage, die jede Frau sich selbst stellen muß und nur selbst beantworten kann. Ich kann es auch akzeptieren, wenn eine Frau einen Kinderwunsch hat, diesen Teil von sich aber nicht leben möchte.

Sterilisation als Alternative?

B.L.: Wir sprachen es vorhin schon an, daß die Frauen oft Schuldgefühle haben und glauben, sie verhüteten nicht gut genug. Kann man ihnen diese Angst nehmen, oder ist sie tatsächlich von der Gesellschaft aufgedrängt?

H. Seyler: Meines Erachtens ist dies eine gesellschaftliche Zuweisung. Sie hängt aber mit der Sicherheit zusammen, die von der Schulmedizin suggeriert wird, und mit dem Mythos, daß alles machbar ist, auch eine hundertprozentige Verhütung. Das Leben verläuft aber anders als die Schulmedizin es sieht, und es gibt dabei nichts Sicheres, nichts Hundertprozentiges.

B.L.: Für mich bleibt die Frage, warum eine Frau, die der Meinung ist, ein Kind passe nicht in ihren Lebensplan, sich nicht sterilisieren läßt. Welcher Frau möchte man zumuten, zwanzig, dreißig Jahre lang die Pille zu schlucken oder die Spirale zu tragen. Sicherlich ist es ein schwerer Eingriff, aber es gibt ja auch die Möglichkeit der Silikonringe, der dann wieder rückführbar wäre.

H. Seyler: Sterilisation ist nicht rückgängig zu machen, das muß bei der Entscheidung klar gesehen werden. Bei mir persönlich zum Beispiel ist es so, daß ich nie Kinder haben wollte, aber im Laufe des Lebens verändert sich so vieles, auch meine Haltungen zu vielen Dingen. Ich wollte mir diese Möglichkeit nicht abschneiden. Es sieht inzwischen nicht so aus, als wenn ich jemals Kinder möchte, aber diese Entwicklungsmöglichkeit will ich mir immer noch nicht abschneiden.

B.L.: Und daß es mit Silikonringen in 80 % rückführbar ist, halten Sie für unwahr?

H. Seyler: Ich kenne diese Methode nicht. Sie wird hier auch nicht praktiziert.

B.L.: Mir wurde gesagt, sie werde in Ländern der Dritten Welt praktiziert, weil dadurch, daß die Eileiter nicht mehr durchschnitten werden, weniger Komplikationen auftreten. Es wird nur ein Silikonring um die Eileiter gelegt.

H. Seyler: Wahrscheinlich ist diese Methode nicht besonders sicher, und ob es sicher ist, daß die Frau wieder fruchtbar wird, wenn der Silikonring entfernt ist, weiß ich nicht. Es gibt einfach keine sichere und rückgängig zu machende Methode der Verhütung.

B.L.: Und selbst bei einer Sterilisation kann es noch zu einer Eileiterschwangerschaft kommen.

H. Seyler: In sehr seltenen Fällen.

Lust auf Kosten des Kindes

B.L.: Ich möchte noch etwas aus diesem Buch, „Das hätte nicht noch mal passieren dürfen!", vorlesen: „'Wenn die Situation so toll ist, kann es passieren, daß ich nicht verhüten will. Daher ist klar, daß ich öfter schwanger werden kann. Ich bin eigentlich nie krank, ein gesunder Mensch. Es ist einfach ein normales biologisches Funktionieren. Ich finde das ganz angenehm.' ...

'Ich glaube, daß jede Frau, die genauso offen ist, auch genauso empfangen kann. Ich bin bereit, ich will das in dem Moment. Das, glaube ich, ist der Grund für die Schwangerschaft. Manchmal habe ich sogar das Gefühl, richtig stolz darauf zu sein. Es ist einfach unheimlich schön.'" (S.92)

Liegt diesen Aussagen nicht ein hedonistisches Prinzip zugrunde?

H. Seyler: Und wenn?

B.L.: Das wäre für Sie keine Schwierigkeit?

H. Seyler: Wo sehen Sie die Schwierigkeit?

B.L.: Wenn für Sie das Leben des Individuums mit der Geburt beginnt, dann ist es für Sie vielleicht keine Schwierigkeit, für mich ist es eine, weil mir bei diesem hedonistischen Prinzip das Verantwortungsgefühl fehlt.

H. Seyler: Die Frau erlebt ihre Lust auf Kosten eines Lebewesens, das sie tötet, wenn sie abtreibt. Ist es das, was Sie der Frau vorwerfen?

B.L.: Ich würde nicht von Vorwurf sprechen, sondern daß diese Frau nicht ihre Verantwortung in ihrem Handeln sieht. Ich will keiner Frau eine Schuld zuweisen. Schuldzuweisung ist immer eine schwierige Sache. Trotzdem frage ich mich, wo bei diesen Frauen die Verantwortung ist; entsprechend ist es bei einem Mann, der mehr als zehn Frauen geschwängert hat. Ein solcher Mensch lebt doch nur seine Lust aus!

H. Seyler: Da sehe ich noch einen Unterschied, weil ein Mann, der zehn Frauen schwängert, diese Frauen in eine schwierige Situation bringt. Die Frauen haben dagegen bei den Abbrüchen selbst die Last zu tragen. Ein Abbruch wird immer als etwas moralisch Schlechtes hingestellt, und auch dafür müssen sie die Verantwortung übernehmen.

B.L.: Ich meine nicht nur für den Abbruch. Für mich beginnt das Leben wirklich früher, und für ihr umfassendes Handeln muß sie Verantwortung übernehmen.

H. Seyler: Also, daß sie Leben entstehen läßt und dann vernichtet. Ist es das?

B.L.: Ja, aber auch, daß sie ein Kind austrägt und dann auch für dieses keine Verantwortung tragen kann.

H. Seyler: Es muß ein bewußter Akt sein, daß man das Leben entstehen läßt, damit man es dann auch will?

B.L.: Aber die Frau, die die von mir verlesene Aussage ausgesprochen hat, läßt bewußt Leben entstehen, wenn sie sagt: „Ich finde es ganz richtig und fühle mich ganz toll", um es dann wieder zu vernichten.

H. Seyler: Weil sie es schön findet, es angenehm findet, daß das in ihrem Bauch passiert, ohne daran zu denken, wie es weiter geht, was dann später passiert?

B.L.: Das ist doch ein reines Lustprinzip, und damit habe ich ganz klar meine Schwierigkeiten!

H. Seyler: Ja, ich müßte wahrscheinlich noch mehr darüber nachdenken, wie ich dazu stehe. Aber ich kann vielleicht den Satz einer Frau dagegensetzen, wobei es wieder um die Verteilung der Verantwortung zwischen Mann und Frau geht. Sie hat zu mir gesagt: „Wissen Sie, ich habe vier Kinder, für die bin ich ständig verantwortlich, muß ständig für sie sorgen. Ich verdiene das Geld für sie und kümmere mich um alles. Und es gab einen Moment, als wir zusammen geschlafen haben, wo ich die Verantwortung abgeben wollte, ich wollte einmal nicht verantwortlich sein."

Ich möchte abschließend noch etwas erzählen: Wir ÄrztInnen müssen, um nach § 218 b beraten zu können, eine Fortbildung absolvieren, die vom Berufsverband für Gynäkologen durchgeführt wird. Das ging über zwei Tage, und es wurden Vorträge aus unterschiedlichen Institutionen gehalten. Der medizinische Teil wurde von einem Oberarzt aus einer Frauenklinik in München bestritten. Auf Nachfragen sagte er, daß in seiner Klinik nur acht bis zehn Abbrüche im Jahr durchgeführt werden. Dieser Arzt sollte also qualifiziert sein, uns etwas zum medizinischen Aspekt von Abbrüchen zu referieren. Anhand einer Dia-Serie wollte er zeigen, groß und in Farbe, wie ein Embryo in der 12. Woche aussieht. Diese Fotos, das hat er nebenbei so ganz locker erzählt, waren bei einem Abbruch bei einem 13jährigen Mädchen entstanden. Und zwar haben sie den Abbruch gemacht, indem sie den Bauch und die Gebärmutter aufgeschnitten haben, also ein Kaiserschnitt, und den Embryo rausgeholt haben. Aber das war nicht wichtig, nur die Fotos von dem Embryo sollten gezeigt werden, und zwar als Abschreckung. Ich weiß nicht, ob irgend jemand etwas gesagt hätte, wenn ich nicht aufgestanden wäre. Es ist ein absolutes medizinisches Unding, den Abbruch durch Kaiserschnitt durchzuführen. Zur Rechtfertigung hat der Arzt gesagt, daß sie keine Erfahrung mit einem Abbruch an einer 13jährigen gehabt hätten, ihn also nicht richtig hätten durchführen können. Und um Fotos von einem Embryo vorzuführen, schämte er sich nicht, diesen krassen Fall von medizinischem Behandlungsfehler ganz nebenbei zu erzählen, und das auf einer Fortbildungsveranstaltung über Schwangerschaftsabbrüche!

Bist du ein Mensch, so fühle meine Not!

INTERVIEW MIT HARTMUT GÖRG
von Thomas Höfer

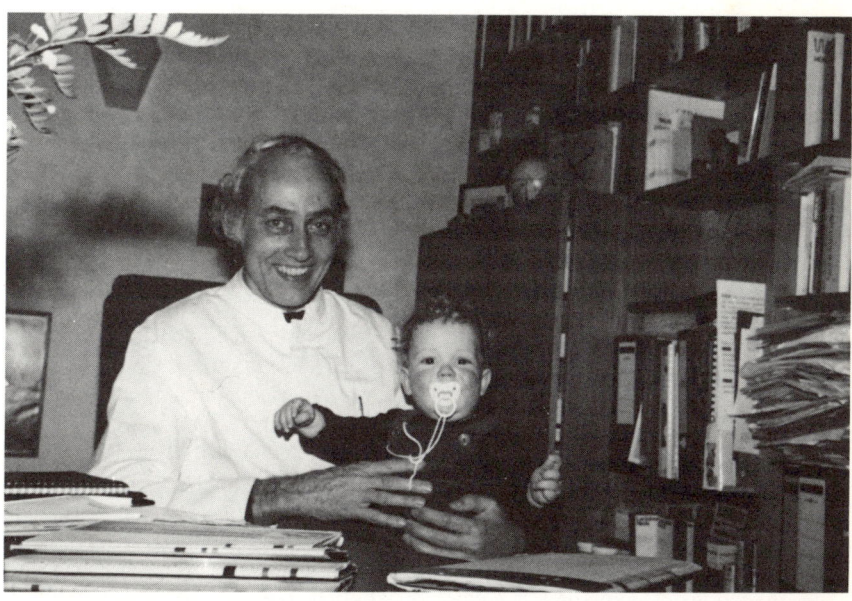

Dr. med. Hartmut Görg, *geboren am 11.09.1936 in Kassel. Durch die Groß-mutter in der Familie frühe Kontakte zur Anthroposophie und zur Christenge-meinschaft. Ab 1946 Waldorfschüler in Kassel bis zum Abitur 1957. Studium von Mathematik, Sport und Physik bis 1959, dann Medizin bis zum Physikum in Marburg, bis zum Staatsexamen 1965 in Frankfurt a.M. Weitere ärztliche und fachärztliche Ausbildung in Frankfurt und Langen. Dort als leitender Oberarzt in einer großen Frauenklinik (130 Betten) von 1972 bis 1976 tätig. In dieser Zeit wurde die bis dahin völlig schlummernde Beziehung zur Anthroposophie durch Fragen aus der beruflichen Tätigkeit neu entdeckt. Die Suche, Arzt auf anthropo-sophisch erweiterter Grundlage werden zu können, begann. Seit 1963 verheiratet, zwei Kinder.*

In der Zeitschrift *Die Christengemeinschaft* (3/1992, S.141 ff.) finden sich unter dem Titel „Bewußtseinsvernebelung?" Ausführungen Werner Hassauers, seines Zeichens Anthroposoph und 33 Jahre seines Lebens Frauenarzt, zu einem Bericht von Doris Henrichsen über den Stuttgarter Kongreß zum § 218 (*Die Christengemeinschaft,* 2/1992). Hassauer beklagt sich darüber, daß auf dem Kongreß offenbar nur „von der Freiheit der werdenden Mutter", hingegen nicht von „der Freiheit, die besteht, *bevor* eine Empfängnis zustande kommt", gesprochen worden sei und zieht daraus den Schluß, „daß es anscheinend menschenunwürdig ist, von den verschiedenen Möglichkeiten einer Empfängnisverhütung zu sprechen" (S.142). Zwar waren weder mein Interviewpartner noch ich auf dem Stuttgarter Kongreß, aber es ist keineswegs unter unserer Würde, über Methoden der Empfängnisverhütung zu sprechen. Vielleicht bietet die Diskussion über den Schwangerschaftsabbruch endlich Gelegenheit, auch in anthroposophischen Kreisen offen über Empfängnisverhütung zu reden. Daß Aufklärung in Waldorfschulen kein Unterrichtsgegenstand ist und dem Elternhaus überlassen wird, wird in der Öffentlichkeit ohnehin eher als Symptom einer vorfreudianischen, verklemmt-bürgerlichen Moral angesehen, denn als geeignetes Mittel zur Erziehung zur Weltoffenheit.

„Hier, *vor* dem Zustandekommen einer Schwangerschaft", so Hassauer weiter, der als Frauenarzt ständig ungewollt-schwangere Frauen, auch junge Mädchen, beraten hat, „ist auch der junge Mensch völlig frei. Mit dem Eintreten einer Schwangerschaft sind die Partner eine schicksalsmäßige Bindung mit einer dritten Individualität eingegangen, Schicksal hat gewaltet, und dieses Schicksal gilt es zu bejahen" (ebd.). Heißt das, daß mit einer alleinerziehenden Mutter, die sich von ihrem Partner getrennt hat, weil er ständig besoffen war und das „Zween die Woche" Martin Luthers allzu wörtlich nahm, und die daher noch zum vierten Mal schwanger wurde, ohne auch nur den entscheidenden Verkehr gewollt zu haben, oder mit einer schwangeren Vierzehnjährigen, die von dem Vater ihrer Freundin vergewaltigt wurde, über Methoden der Empfängnisverhütung geredet werden sollte? Soll man diese Frauen auf ihr Schicksal hinweisen, und darauf, daß eine „herannahende Individualität ja nicht ohne Lebensintention ist und ungeahnte, soziale Möglichkeiten als Hilfe für eine schwangere Frau in Gang setzen kann" (ebd.)? Ist das „echte, anthroposophische Gesinnung, auch in Bezug auf die Neugestaltung des § 218", wie Hassauer sie meint? Nebenbei: Ist eine echte Gesinnung immer eine anthroposophische? Und wer will die Echtheit einer Gesinnung, ob anthroposophisch oder nicht, prüfen außer jeder für sich?

Jeder Schwangerschaftsabbruch ist eine Entscheidung gegen ein in Entwicklung befindliches Leben, wie immer man Leben auch definieren will. Jeder Schwangerschaftsabbruch, ob aus medizinischer oder sozialer Indikation, nimmt einem Menschen die Möglichkeit, in dem Umfeld, in das er hineingeboren worden wäre, zu leben, Erfahrungen zu machen und sich zu entwickeln. Aus konventioneller Sicht ist dies endgültig. Aus anthroposophischer Warte muß berücksichtigt werden, daß durch eine Geburt eine Individualität zum wiederholten Male ins Erdenleben tritt. Sie war also bereits auf der Erde inkarniert und wird sich auf jeden Fall wieder inkarnieren, denn nur auf der Erde kann sie ihr Karma ausleben und an der Erdenentwicklung teilhaben. Ein Schwangerschaftsabbruch verhindert daher nicht die Existenz eines Menschen an sich, sondern die Existenz mit bestimmten Eltern und den damit verbundenen sozialen Verhältnissen.

„Durch eine Fristenlösung wird über die Würde eines Menschen, der sich überhaupt noch nicht wehren und sein Recht auf Leben behaupten kann, absolut hinweggehandelt. Dies aufzuzeigen und dann mit allen Mitteln darauf hinzuwirken, daß eine solche, sich zur Inkarnation anschickende Individualität entsprechende Aufnahme in unserer Gesellschaft finden kann, habe ich mir von diesem Kongreß erhofft" (S.143). Und wenn eine entsprechende Aufnahme nicht möglich ist? Wird dann durch den momentan gültigen § 218 die Gesellschaft zur Rechenschaft gezogen? Natürlich wollen alle für alle das Beste. Natürlich wünsche auch ich, daß jeder Mensch unter menschenwürdigen Bedingungen ins Dasein treten kann. Aber die Welt ist nicht rosarot, auch wenn es aus der Sicht des Ärztestandes so aussehen mag, und die Fallstricke des menschlichen Daseins auf dem Rücken der Mütter austragen zu wollen, erscheint mir doch ziemlich schäbig.

Die Situation einer ungewollt schwangeren Frau kann nur von dieser selbst gelöst werden, auch wenn ihr alle Hilfe zuteil werden muß, die Menschen geben können. Wenn sie dann immer noch zu dem Schluß kommt, lieber kein Kind bekommen zu wollen, ist das ihre Entscheidung, die jeder akzeptieren muß. Nicht so Hassauer. „Eine sehr verdrehte und vernebelte Bewußtseinsbildung in bezug auf das, was menschliche Freiheit wirklich ist" (ebd.), muß bei denen stattgefunden haben, die eine Fristenlösung befürworten. Offensichtlich weiß Hassauer, was menschliche Freiheit wirklich ist; er weiß es so genau, daß er Andersdenkenden Bewußtseinsvernebelung vorwirft. Ihn packt der missionarische Eifer, wenn er sagt: „Es geht in keiner Weise darum, sich wie ein Heiliger auf eine Säule zu begeben, sondern geradlinig die Wahrheit zu vertreten und dafür zu sorgen, daß diese nicht in den Bewußtseinen der Menschen vernebelt werde, sondern in die Praxis unseres realen, alltäglichen Lebens einfließt. Das ist echte, anthroposophische Gesinnung ..." (ebd.). Mir wäre es lieber, wenn sich die Menschen, die sich im Besitz einer absoluten Wahrheit meinen und mit dem Kreuz in der Pupille andere bekehren wollen, auf eine Säule zurückzögen, möglichst weit weg. Denn dann machen sie den Weg frei für diejenigen, die sich darum bemühen, die Wirklichkeit anzuschauen und die Nöte der real existierenden Menschen zu lindern. Sollte dies auch keine anthroposophische Gesinnung im Sinne Hassauers sein, eine christliche ist es allemal. Aber echt!

Thomas Höfer: Anthroposophische Medizin ist inzwischen ein Begriff, unter dem sich viele Menschen etwas vorstellen können. Was aber ist anthroposophische Frauenheilkunde?

Hartmut Görg: Diese Frage läßt sich vielleicht am besten biographisch beantworten. Ursprünglich hatte ich nicht die Absicht, Frauenarzt zu werden; daß dieser Beruf für mich der richtige ist, habe ich erst im Laufe meiner beruflichen

Entwicklung durch eigenes Erleben begriffen. Durch mein Schicksal wurde ich an diesen Beruf herangeführt und habe ihn als den für mich richtigen erkannt. In ähnlicher Weise ist dann die Anthroposophie hinzugetreten.

Da ich Waldorfschüler war, war mir die Anthroposophie von klein auf vertraut. Einen inhaltlichen Zugang hatte ich zwar nicht, denn Anthroposophie wird an Waldorfschulen nicht inhaltlich unterrichtet, auch wenn oft das Gegenteil behauptet wird. Vielmehr habe ich die Anthroposophie im Wirken von Menschen erlebt, zu denen ich aufblicken konnte, die für mich sehr hoch standen. Als ich dann die Schule verließ, kam die Anthroposophie für mich nicht in Betracht, sie schien mir unerreichbar. Aber es war eine tiefe Vertrauensgrundlage für sie in mir vorhanden.

Ein inhaltliches Interesse für die Anthroposophie habe ich erst viel später entwickelt. Als ich schon als Facharzt, als leitender Oberarzt in einer großen Klinik arbeitete, tauchten aus meinem Berufsleben Fragen auf, die für mich nicht mehr befriedigend beantwortet werden konnten. In dieser Situation erinnerte ich mich der Anthroposophie. Ich arbeitete damals stark an onkologischen Fragen, also an Geschwulsttherapie und Krebsbehandlung. Mein erster Zugang zur anthroposophischen Medizin war daher die Misteltherapie. Von da an war ein Damm gebrochen. Es taten sich ganz neue Aspekte auf; meine Art, die Dinge anzuschauen wandelte sich völlig, bis mir klar wurde, daß die Tätigkeit eines Frauenarztes auf anthroposophischer Grundlage etwas ganz anderes ist als die eines konventionellen Frauenarztes.

Durch das Allgemeine zum Speziellen

Der Unterschied zur konventionellen Frauenheilkunde, und damit komme ich auf den Kern Ihrer Frage, ist in der Hauptsache der, daß der ganze Mensch angeschaut wird. In der Sprechstunde sitzt ein ganzer Mensch vor mir, also muß ich ihn zunächst als Ganzheit anschauen und kann mich nicht auf Brust und Unterleib beschränken. Das bedeutet auch, daß ich mich in allen Belangen, die eine Patientin an einen Arzt haben kann, hinreichend auskennen muß. Als Facharzt hatte ich mich sehr auf die frauenärztlichen Aspekte spezialisiert, und durch die Anthroposophie wurde ich wieder etwas mehr der Allgemeinarzt, der ich einmal gewesen war, bevor die Spezialisierung einsetzte. Ich klammerte keine Bereiche mehr aus, sondern wandte mich allen ärztlichen Fragen zu, an die ich schicksalsmäßig durch meine Patienten herangeführt wurde. Meine hauptsächlichen Therapien beschränken sich dann allerdings wieder auf den fachärztlichen Bereich.

T.H.: Die Patientinnen, die zu Ihnen kommen, suchen also einen Frauenarzt, keinen Allgemeinmediziner?

H. Görg: Genau. Ich habe auch immer wieder betont, daß ich als Frauenarzt praktiziere. Anders könnte ich den speziellen Fragen des Berufes auch gar nicht gerecht werden. In meine Praxis kommen Frauen, nicht Männer und nicht Kinder, zumindest nicht als Patienten. Aber ich verstehe mich als Arzt im Sinne der medizinischen Kurse Rudolf Steiners, und dieser Begriff ist weiter als der eines Frauenarztes. Ich versuche, die Anforderungen, die aus der Anthroposophie heraus an einen Arzt gestellt werden, zu erfüllen, aber eben innerhalb des spezifischen Angebotes eines Frauenarztes.

T.H.: Kommen Ihre Patientinnen in erster Linie zu Ihnen, weil sie speziell zu einem anthroposophischen Frauenarzt wollen, oder steht das rein Frauenärztliche im Vordergrund?

H. Görg: In erster Linie ist das Frauenärztliche zu sehen. Ich halte es nicht für gut, das Attribut „anthroposophisch orientiert" als Markenartikel zu verkaufen, ohne die Anthroposophie verstecken zu wollen. Die Anthroposophie ist der Hintergrund, aus dem heraus ich arbeite und zu dem ich mich jederzeit bekenne. Ich betone sie daher auch nicht missionierend, sondern versuche, den Menschen, der vor mir sitzt, mit Hilfe der Anthroposophie wahrzunehmen und zu erreichen.

So kann es vorkommen, daß eine Frau sich bei mir in Behandlung begibt und erst im Laufe der Zeit, zum Beispiel durch die Art der Therapie, darauf stößt, daß ich auch aus der Anthroposophie schöpfe. Dadurch allerdings, daß ich schon eine Weile als anthroposophischer Frauenarzt praktiziere und nicht mehr völlig unbekannt bin, kommen immer mehr Patientinnen, die dieses spezielle Angebot suchen. Es kommt daher immer seltener vor, daß ich Patientinnen zum Beispiel dadurch gewinne, daß eine Frau einen Frauenarzt sucht, mein Praxisschild sieht und in meine Praxis kommt, weil sie in der Nähe ist. Am Beginn meiner praktischen Tätigkeit habe ich allerdings die meisten Patientinnen auf diese Art gewonnen. Und auch heute noch gibt es Patientinnen, die nicht wissen, was Anthroposophie ist. Sie wissen, daß ich aus einem bestimmten Hintergrund heraus arbeite, aber der interessiert sie nicht. Sie haben Vertrauen zu mir gefaßt, und auf dieser Grundlage kann ich als Arzt tätig sein.

T.H.: Können Sie ein konkretes Beispiel nennen, an dem deutlich wird, wie sich die Anthroposophie in Ihrem Tun niederschlägt?

H. Görg: Es gibt keinen Bereich, wo das nicht der Fall wäre. Ich könnte an keinem Punkt sagen, daß ich das gleiche täte wie ein konventioneller Frauenarzt. Die Sichtweise ist immer erweitert, sie bezieht immer den ganzen Menschen mit ein. Konventionelle Krebstherapie und Krebstherapie auf anthroposophischer Grundlage etwa sind zwei völlig verschiedene Welten, die sich allerdings im Schulmedizinischen wieder begegnen. Ich möchte hier nicht mißverstanden werden. Für mich ist es kein Problem, die schulmedizinische Behandlung zu verstehen, nachzuvollziehen und auch anzuerkennen. Sie ist die äußere Grundlage, auf der ich stehe, deren Entwicklung ich begleite und in der ich mich ständig weiterbilde. Aber ich sehe sie als völlig einseitigen Teil der Therapie, der für einige wenige Patienten in dieser Einseitigkeit stimmig ist, für viele aber dringend der Ergänzung und Erweiterung bedarf. Und dies ist es, was ich meinen Patientinnen im wesentlichen anbiete.

In der Schwangerschaft das Kind erleben

T.H.: Wie äußert sich die anthroposophisch erweiterte Sicht in der Schwangerschaftsbegleitung?

H. Görg: Auch hier gibt es, vielleicht in noch viel ausgeprägterem Maße, radikale Unterschiede, die allerdings nicht unmittelbar deutlich werden. Aber eine Frau, die ihr erstes Kind bei einem Schulmediziner, ihr zweites bei mir zur Welt gebracht hat, wird im nachhinein in der Art der Betreuung einen Unterschied wie Tag und Nacht empfinden. Und so ist es auch wirklich. Ich betreue in der Regel eher die Nachtseite, weniger die Tagseite.

T.H.: Wie darf ich das verstehen?

H. Görg: Ganz real! Das, was während des Tages nicht hervortritt, taucht in der Nacht auf, wo uns keine Sinneswahrnehmung zur Verfügung steht. Das Besondere an der Schwangerschaft ist nun, daß diese Seite auch in das Tagleben hineinspielt und von den Schwangeren übermittelt wird. Man muß nur das Bewußtsein für diese Dinge wecken. Mein wesentlicher Ansatz ist, die Nachtseite von ihrer Unbewußtheit zu entkleiden. Und wissen die Schwangeren erst einmal, in welcher Richtung sie suchen müssen, entdecken sie laufend neue Einzelheiten, die sie mir berichten und durch die ich ihnen bei ihrer Suche weiterhelfen kann.

T.H.: Können Sie einmal ein ganz konkretes Beispiel nennen?

H. Görg: Gerade zu Beginn einer Schwangerschaft zeigen sich bei den Frauen in der Regel alle möglichen Symptome, die zunächst als lästig empfunden werden, weil sie ungewohnt sind und den Gang des Alltags stören. Die meisten Frauen klagen zum Beispiel über häufige Müdigkeit. Sie können dann den Anforderungen des Alltags nicht so nachkommen, wie sie gerne möchten, sondern müssen schlafen. Ich versuche dann den Frauen zu erklären, wo die Ursachen für diese Müdigkeit liegen, damit sie verstehen können, was mit ihnen vorgeht, und nicht dem Schwangerschaftssymptom hilflos ausgeliefert sind.

In der Müdigkeit zeigt sich eine bereits vom Kind ausgehende Wirksamkeit. Anthroposophisch gesprochen: Das Kind überschwemmt die Mutter mit seinem Lebens- oder Ätherleib, und diese Kräfte gliedern sich in den ersten drei Monaten der Schwangerschaft in den Organismus der Mutter ein. Die Mutter ist es gewohnt, aus einem wachen Tagesbewußtsein heraus tätig zu sein, und nun kommt der Ätherleib des Kindes hinzu und übertönt dieses bewußte Leben. Die Wirkung kann man sich klar machen, wenn man auf die Pflanzenwelt schaut, die ja hauptsächlich aus ätherischen Kräften lebt. Ein Wachbewußtsein ist dort nicht zu spüren, die Pflanzen sind eigentlich immer schlafend. Ähnliches bewirkt der mächtige Ätherleib des Kindes: Er dämpft das Wachbewußtsein der Mutter, und die Mutter empfindet Müdigkeit. Natürlich ist das zunächst lästig, weil es die gewohnte Aktivität hemmt.

Da die Frauen wollen, daß sich ihr Kind gut entwickelt, rate ich ihnen, den Kräften des Kindes Raum zu geben, damit sie sich richtig in den Organismus der Mutter eingliedern können. Und nun geschieht das Wunderbare. Die Frauen erkennen in der Müdigkeit auf einmal eine andere Qualität, und sie beginnen nach ihr zu suchen, weil sie in ihr die Wirksamkeit des Kindes spüren. Und so entwikkeln sie eine neue Wachheit, die ihnen die Müdigkeit überwinden hilft. Sie brauchen der Müdigkeit nicht einfach mehr nachzugeben, müssen nicht mehr schlafen.

Die Müdigkeit behindert also die Mutter gerade deshalb in ihrem Tagesbewußtsein, damit sie sich dem Kind zuwendet. Bliebe sie der Sinnesseite des Alltags in dem Maße wie vor der Schwangerschaft verhaftet, könnte sie dem Kind gar nicht gerecht werden. Der stark physiologische Zustand der Müdigkeit zwingt die Mutter quasi, sich zum Kind umzuwenden.

Geht die Mutter diesen Weg zum Kind, dann kann sie in der Müdigkeit das Kind wahrnehmen. Dann kann das Kind die Mutter sogar beraten. In der Suche nach dem Kind werden der Mutter Verhaltensfragen vom Kind beantwortet. Wenn sie bei einer Verhaltensfrage ein inneres Sich-Wehren spürt, ist dies ein Nein, das vom Kind ausgeht. Richtet sich die Mutter danach, geht es ihr hinterher gut. Widersteht sie aber dem inneren Sich-Wehren, geht es ihr anschließend schlecht.

So kann es sein, daß die Mutter Dinge tut, von denen man allgemein annimmt, Schwangere dürften so etwas nicht tun, wie zum Beispiel Radfahren, Tennisspielen, ja sogar Akrobatik am Trapez. Aber das Kind rät zu, erzeugt in der Mutter ein Bedürfnis gerade das zu tun, was ihr angeblich schadet – und es bekommt Mutter und Kind. Umgekehrt kann zum Beispiel dem Schwimmen, das allen Schwangeren gemeinhin empfohlen wird, vom Kind ein Widerstand entgegengesetzt werden, so daß ich leidenschaftliche Schwimmerinnen erlebt habe, die während ihrer Schwangerschaft keinen Fuß ins Wasser setzten.

An diesem Beispiel möchte ich nur deutlich machen, daß ich den Schwangeren einen Weg zur Wahrnehmung der Innenseite der Schwangerschaft zeigen möchte, weil sie so zum Kind finden.

Fünfunddreißig Generationen bis zur Geburt

T.H.: Biologisch-medizinisch gesehen kann man von der Existenz eines Menschen frühestens ab dem Moment der Konzeption, also der Verschmelzung von Ei- und Spermazelle zu einer Keimzelle, sprechen. Aus dieser Keimzelle entwickelt sich dann ja der Embryo. Aus anthroposophischer Sicht ist dies aber nur die Außenseite eines viel komplexeren Geschehens. Die menschliche Individualität bereitet ihre Inkarnation auf der Erde aus der geistigen Welt heraus vor. In welcher Weise geschieht das?

H. Görg: Da Sie hier dezidiert auf einen anthroposophischen Aspekt abzielen, möchte ich vorausschicken, daß ich mich bei dem, was ich dazu sagen kann, in der Hauptsache auf die Überlieferungen der geisteswissenschaftlichen Forschungsresultate Rudolf Steiners stütze, die von eigenen Erlebnissen und Erfahrungen in einigen Punkten bestätigt werden können.

Der Hauptgedanke ist der, daß die Individualität des Menschen, sein Ich, ein geistiges Wesen ist, das sich wiederholt auf der Erde inkarniert. Eine Aussage Rudolf Steiners ist, daß der Mensch seine Inkarnation aus der geistigen Welt heraus über einen Zeitraum von dreißig bis fünfunddreißig Generationen vorbereitet. Demnach weiß eine Individualität ca. fünfunddreißig Generationen bevor sie sich verkörpert, als Kind welcher Eltern sie auf Erden leben wird. Eine solche Vorausschau ist nur vorstellbar, wenn man mit einbezieht, daß die Individualität in der geistigen Welt genaueste Kenntnis über die Schicksalsführung hat. Diese Vorausschau ist offenbar in der geistigen Welt vorhanden. Nur müssen wir sehen, daß wir eine solche Aussage aus der Sicht des zwanzigsten Jahrhunderts betrachten. Und hier spielt ein Faktor eine Rolle, der eine solche planvolle Vorbereitung immer wieder in Frage stellt: die Entwicklung der Individualität zur Freiheit. Dieser Gesichtspunkt ist in meinen Überlegungen eigentlich der wichtigste, und er rückt auch in allen Lebensbereichen und Lebensfragen immer mehr in der Vordergrund.

Wo aber kann Freiheit entstehen, wo kann sich eine freie Individualität entfalten? Doch nur im Erdenleben. In der Zeit zwischen Tod und einer neuen Geburt können wir uns nicht zur Freiheit entwickeln, wir können Anlagen, Entwicklungsmöglichkeiten schaffen, die Entwicklung selbst kann aber nur auf der Erde stattfinden.

Da der Durchbruch zur freiheitlichen Entwicklung des Menschen aus meiner Sicht im zwanzigsten Jahrhundert geschieht, müssen wir in Rechnung stellen, daß die Not der Menschen auf der Erde, Anschluß an diese Entwicklung zu finden und sie mitzuvollziehen, größer ist, als die gleichzeitig bestehende Not der Individualitäten in der geistigen Welt, sich auf der Erde zu inkarnieren. Die gesamte Erdenentwicklung kann ja nur weitergehen, wenn der einzelne sich in Freiheit zu einer Individualität hier auf der Erde entwickelt und durch diese Entwicklung wieder ein Verständnis, einen Zugang zu geistigen Tatsachen und Prozessen gewinnt.

Mit anderen Worten: Alles, was sich um die Individualisierung des hier lebenden Menschen gestaltet, was an Notwendigkeiten und Gesetzmäßigkeiten aus der geistigen Welt hereinwirkt, rückt ein wenig ins zweite Glied, auch wenn diese Dinge wesentlich und absolut weisheitsvoll sind. Aber für die Individualisierung des Menschen werden sie nur dann heilsam wirken können, wenn der Mensch auch von sich aus erkennt, daß sie zu seiner Entwicklung dazugehören. Wenn eine werdende Mutter einen Zugang zu der sich verkörpernden Individualität hat, zu dem neu ins Leben tretenden Menschen, wenn sie die Zusammenhänge erkennt – nicht bloß das Prinzip intellektuell versteht –, dann wird sie zu dem Kind auch leichter ja sagen können und sich im Einklang mit den Dingen finden. Weiß die Mutter aber noch nicht, wer sie selbst ist, kann sie sich nicht im Einklang finden, dann ist die Not, die eigene Entwicklung ein Stück voranzubringen, größer als die Sorge um die „fremde" Individualität, die durch sie auf die Erde kommen soll.

Freiheit und Notwendigkeit

T.H.: Genau der Punkt der generationenlangen Vorbereitung einer Geburt macht mir Schwierigkeiten. Wenn eine Individualität ihre Inkarnation über ca. dreißig Generationen vorbereitet, muß sie etwa 1000 Jahre vor ihrer Geburt wissen, wer ihre Eltern werden. Damit ist aber Freiheit für die auf der Erde lebenden Menschen ausgeschlossen; ein Paar hat dann nicht die Freiheit, sich für oder gegen ein Leben mit Kindern zu entscheiden, es kann nicht entscheiden, wie viele Kinder es bekommen will und mit welchem zeitlichen Abstand die Kinder in etwa kommen sollen.

H. Görg: Diese lange Vorbereitungszeit muß man aus der Sicht der Individualität in der geistigen Welt verstehen. Dort gibt es keine Freiheit, dort herrschen eindeutige geistige Gesetzmäßigkeiten. Freiheit, und damit die Möglichkeit, von geistigen Gesetzmäßigkeiten abzuweichen, gibt es nur auf der Erde.

T.H.: Das bedeutet doch aber, daß heute, im zwanzigsten Jahrhundert, sich kaum noch eine Individualität plangemäß inkarnieren kann.

H. Görg: Sicherlich wird es nur in seltenen Fällen klappen. Aber aus dem Miterleben von Schwangerschaften kann ich sagen, daß eine Zielgerichtetheit doch hin und wieder erlebbar ist. Bei den Menschen, die mit sich selbst im Reinen sind und die versuchen, im Einklang mit der geistigen Welt und ihren Gesetzen zu leben, ist der Weg für eine aus geistiger Welt vorbereitete Geburt doch offen. Hier berühren wir den Bereich der Empfängnissteuerung, der Planung der Geburten von der Erde her. Rudolf Steiner hat den sogenannten eugenetischen Okkultismus angekündigt, was bedeutet, daß die Menschen die Fähigkeit entwickeln werden, gezielt Geburten zu planen, entsprechend den Gesetzen der geistigen Welt.

Aber selbst wenn eine Mutter die geistige Notwendigkeit erkennt, daß sich zu einem bestimmten Zeitpunkt eine Schwangerschaft bei ihr einstellt, kann ein Gesichtspunkt in ihrer eigenen Entwicklung höherwertig sein, so daß sie sich gegen das Kind entscheidet. Dann hat das Individuelle der Mutter Vorrang. Hier gibt es keine Einbahnstraße, die mit zwingender Notwendigkeit gegangen werden muß. Die Freiheit des Individuums muß bis in die höchsten geistigen Sphären hinein gewahrt bleiben können, weil sonst die Entwicklung zur Freiheit ad absurdum geführt würde.

Wenn sich ein Mensch inkarniert ...

T.H.: Zu welchem Zeitpunkt verbindet sich die sich inkarnierende Individualität mit dem in der Mutter wachsenden Keim?

H. Görg: Nach einer oft mißverstandenen Aussage Rudolf Steiners geschieht dies etwa am siebzehnten Tag nach der Befruchtung. Ich würde diese Zahl am liebsten gleich wieder loslassen, weil sie eben nur eine Zahl ist, die als solche mit geistigen Vorgängen nichts zu tun hat. Der Zeitpunkt hängt nach einer anderen Aussage Rudolf Steiners auch davon ab, wie stark und okkult erfahren oder unerfahren die sich verkörpernde Individualität ist, er ist also variabel. Der siebzehnte Tag dient nur als Richtwert, hinter dem zwar eine geistige Gesetzmäßigkeit stehen mag, von der aber im Laufe der Individualisierung immer mehr abgewichen wird.

Für mich bedeutet das, daß ich mein Augenmerk mehr darauf richte, unter welchen Umständen sich ein Mensch inkarniert, wie sich dies im Embryologischen spiegelt. Eine Grundbedingung ist zum Beispiel die Einnistung der Eizelle in die Gebärmutterschleimhaut. Mit der Einnistung wird der Keim quasi in das Blut der Mutter eingebettet, er wird in der Schleimhaut ganz in fließendes Blut eingehüllt. Damit befindet sich der Keim am wärmsten Ort im mütterlichen Organismus, wodurch die Voraussetzung für die Inkarnation geschaffen ist. Die Inkarnation kann nicht in einen „kalten" Ort erfolgen – auch wenn der Gebärmutterinnenraum rein physiologisch nur unerheblich kälter ist als die Schleimhaut.

T.H.: Gibt es Anhaltspunkte dafür, daß eine Mutter den Moment der Inkarnation erlebt?

H. Görg: Das ist sicher eine wichtige Frage, die sich aber konkret nur schwer und auch nur von Einzelfall zu Einzelfall beantworten läßt. Es kommt darauf an, was die Mutter innerlich erlebt. Wenn sie mir sagt, sie habe den Moment der Inkarnation wahrgenommen, glaube ich ihr das. Einen äußeren Beweis wird man dafür jedoch nie erbringen können, wie überhaupt in der gesamten anthroposophisch orientierten Geisteswissenschaft ein äußerlicher Beweis nicht möglich ist.

T.H.: Aber es gibt Frauen, die solche Wahrnehmungen haben?

H. Görg: Die gibt es. Zu mir kommen Frauen in die Sprechstunde, die mir berichten, sie seien schwanger, obwohl physisch noch kein Nachweis geführt werden kann, weil der entscheidende Verkehr erst ein oder zwei Tage zurückliegt. Aber diese Frauen berichten, daß sich ihnen das Kind gezeigt hat, daß sie eine konkrete Wahrnehmung von dem sich inkarnierenden Kind hatten.

T.H.: Haben nur die Mütter solche Erlebnisse oder auch Väter?

H. Görg: Auch Väter können solche Erlebnisse haben. Sie können zum Beispiel wissen, daß ihre Frauen schwanger sind, während die Frauen noch ahnungslos sein können.

Bewußtes Begleiten der Schwangerschaft

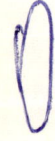

T.H.: Was können Eltern tun, um die geistigen Prozesse während einer Schwangerschaft zu begleiten?

H. Görg: Hinhorchen lernen. Die Eltern müssen sich für Mitteilungen, die vom Kind kommen, öffnen, sie müssen bereit sein und etwas erfahren wollen. Die Wege dahin sind wieder ganz individuell. Einige Eltern stellen von sich aus Fragen in diese Richtung, und dann kann ich Hinweise geben, wo sie suchen sollen. Das Beispiel mit der Müdigkeit habe ich ja schon gebracht. Ähnliche Dinge lassen sich die ganze Schwangerschaft über in unterschiedlicher Weise wahrnehmen. Aber man muß offen sein.

Wer nicht offen ist, erlebt auch nichts. Es gibt Frauen, die mit diesen Hinweisen, die ich geben kann, nichts anfangen können. Gut. Ich nehmen das dann so hin, denn ich verstehe mich nicht als Missionar und will die Menschen nicht von etwas überzeugen, was sie nicht nachvollziehen können. Aber meist kommt im Laufe der Schwangerschaft doch eine Frage, und dann können die Frauen rückblickend verstehen, was ich irgendwann in Bezug auf ein bestimmtes Symptom zu ihnen sagte. Auch solche Wege sind möglich.

Verhütung

T.H.: Was raten Sie Paaren, die zu einem bestimmten Zeitpunkt keine Kinder haben wollen, aber nicht auf Geschlechtsverkehr verzichten möchten?

H. Görg: Die Frage läßt sich pauschal kaum beantworten, weil für die Frage leitend ist, was der individuelle Mensch zur Empfängnisverhütung benötigt. Um offen genug zu sein, gehe ich von der Vorstellung aus, daß der Patient, der vor mir sitzt, eine Methode braucht, die ich noch nie beraten habe. Will man pauschal sprechen, kann man die Sterilisation, die endgültig ist, die Pille, die Spirale und die natürliche Verhütung, die allerdings sehr gewissenhaft und aufmerksam betrieben werden muß, nennen. Andere sichere Methoden gibt es nicht. Aber mit pauschalen Aussagen wird man dem einzelnen Menschen nicht gerecht.

In der Beratung versuche ich zu erfahren, was das Bedürfnis bei der Empfängnisverhütung ist, wie die Einstellung zum Partner ist, wie der Partner über die Verhütung denkt und was er von ihr erwartet. Das alles muß ich erst einmal verstehen und in meine Überlegungen mit einbeziehen. Dann stelle ich die Methoden, die überhaupt in Frage kommen, vor und empfehle eine bestimmte. Aber damit ist noch nichts entschieden, denn jetzt ist die Frage, was der Patient und sein Partner daraus machen.

Natürliche Verhütung – jeden Tag aufs Neue

T.H.: Halten Sie die natürliche Empfängnisverhütung für eine zuverlässige Methode?

H. Görg: Natürliche Empfängnisverhütung bedeutet nicht, daß nach einem bestimmten Schema die fruchtbaren bzw. unfruchtbaren Tage im Laufe eines Monatszyklus ermittelt werden, so daß einfach die Tage abgezählt werden und an den vermeintlich empfänglichen Tagen kein Verkehr stattfindet. Vielmehr fordert die natürliche Methode ein hohes Maß an Aufmerksamkeit, Willensstärke und Gewissenhaftigkeit. Ob eine Frau das auf sich nehmen will, kann jede nur für sich allein entscheiden. Dazu kann man keine drängen. Die Frau muß jeden Morgen, am besten kurz nach dem Aufwachen, aktuell abklären und entscheiden, ob sie an diesem Tag empfänglich ist oder nicht, egal welche rhythmischen oder gesundheitlichen Schwankungen gerade vorliegen. Da gibt es eine Reihe von Symptomen, die jeden Tag neu festgestellt werden müssen und die die Antwort auf die Frage geben, ob die Frau empfänglich ist oder nicht. Einige der Symptome sind etwa die Beschaffenheit des Schleimes im Gebärmutterhalskanal, die Beschaffenheit des Muttermundes, die Körpertemperatur und viele mehr. Eine Frau, die nach solchen Symptomen sucht, wird auch allein immer mehr finden.

Die natürliche Methode läßt sich auch in mehr geistige Bereiche weiterentwickeln. Sie kennen vielleicht mein Buch „Gespräche mit Ungeborenen". Dort schildere ich eine weitergehende Art der natürlichen Verhütung, die über eine Schulung der Fähigkeiten geistiger Erkenntnis darauf zielt, ein sich ankündigendes Kind vor der Empfängnis wahrzunehmen, um sich dann vollbewußt und in Freiheit für oder auch gegen das Kind zu entscheiden. Diese Methode ist sicherlich in die Zukunft gerichtet und knüpft an das an, was Rudolf Steiner über den eugenetischen Okkultismus sagt. Heute ist sie wohl nur für sehr wenige, ernsthaft strebende und gewissenhafte Menschen in Ansätzen zu verwirklichen. Aber die Menschheit wird in der Zukunft die Fähigkeiten für eine solche Methode entwickeln.

„Sie müssen die Wirkung der Pille kennen"

T.H.: Sie würden es nicht ablehnen, einer Patientin die Pille zu verschreiben, wenn sie es verlangt?

H. Görg: Sehen Sie, ich bin auch Schulmediziner. Wenn ich merke, eine Patientin ist mit der natürlichen Methode überfordert – und das ist oftmals bei Jugendlichen und Frauen Anfang der zwanziger Jahre der Fall –, dann verschreibe ich auch die Pille. Häufig wissen diese Frauen noch gar nicht, was sie wollen, im Äußeren ja, aber nicht im Inneren. Wenn sie gerade erst um innere Orientierung ringen, kann ich oftmals nur noch den einfachsten Weg der Empfängnisverhütung mittels der Pille anbieten. Da nutze ich dann die Kenntnisse der Schulmedizin und wende sie in geeigneter Weise an. Aber ich gebe den Pillenpatientinnen, auch den ganz jungen, mehr mit auf den Weg, als es meine Fachkollegen tun, indem ich ihnen erkläre, was sie mit der Pille in Wirklichkeit tun. Sie müssen wissen, daß die Pille den ganzen rhythmischen Menschen manipuliert, und sie müssen lernen, mit dieser Manipulation umzugehen.

Die Pille bringt in den Hormonhaushalt, der sonst rhythmisch fließend ist, einen mechanischen Takt hinein. Davon ist dann nicht nur der Monatszyklus betroffen, sondern alle Rhythmen im Körper. Alle Nebenwirkungen der Pille sind aus dieser Einflußnahme heraus erklärlich. Langsamerer Fluß der Galle in der Leber, ein Nachlassen der Elastizität der Gefäße usw., alle diese Folgen beruhen darauf, daß ein fließender Rhythmus zum Takt erstarrt. Ein junges Mädchen, das jeden Morgen die Pille nimmt, aber deren Nebenwirkungen nicht will, muß der Pille sozusagen bewußt auftragen, nur in der erwünschten Weise zu wirken, indem es sich beispielsweise nicht in das oft automatenhafte Programm des Alltags einbinden läßt, sondern mehr den eigenen inneren, schöpferischen Ideen folgt. Zu dieser Bewußtseinsarbeit halte ich die Mädchen an, und das gefällt ihnen. Ich lasse mir darüber regelmäßig Bericht erstatten. Und irgendwann kommt der Punkt, an dem sie merken, daß die Nebenwirkungen der Pille doch durchschlagen. An diesem Erlebnis werden die jungen Frauen wach, und durch dieses Aufwacherlebnis entsteht die Frage nach alternativen Methoden der Verhütung, in der Regel nach zwei bis drei Jahren.

T.H.: Nehmen wir an, eine junge Frau kommt zu Ihnen, die über drei oder mehr Jahre die Pille regelmäßig genommen hat, und will nun umstellen. Wie lange dauert es, bis sich ihr Organismus soweit normalisiert hat, daß sie zuverlässig natürlich verhüten kann?

H. Görg: Das ist wieder individuell verschieden. Im seltenen Extremfall erwacht die eigene rhythmische Steuerung der Eierstocktätigkeit nie wieder, die Eierstöcke bleiben funktionslos. Gelegentlich setzt die Periode erst nach Jahren wieder ein. Die Regel allerdings ist, daß die Periode sofort wieder einsetzt und sich im Laufe von drei Zyklen halbwegs normalisiert hat. Die Pillenwirkungen setzen sich allerdings in manchen Bereichen noch über Jahre hinweg fort. Aus geisteswissenschaftlicher Sicht kann man sagen, daß erst im Laufe eines Siebenjahresrhythmus die Wirkung der Pille ganz überwunden sein kann. Für die Praxis gelten aber die drei Zyklen als Maß.

Dieser Zeitraum spielt bei der Verträglichkeit der Spirale eine wichtige Rolle. Die Spirale wird von mir auch jungen Mädchen, die die Pille nicht mehr wollen, als Alternative angeboten, allerdings unter der Voraussetzung, daß die eigene Rhythmik wieder funktioniert. Solange dies nicht der Fall ist, wird die Spirale nicht vertragen, und die häufigste Ursache für die Unverträglichkeit der Spirale ist, daß sie unmittelbar nach oder sogar noch während der Einnahme der Pille eingesetzt wurde. Unter Pillenwirkung ist die rhythmisch-elastische Anpassungsfähigkeit der Gebärmutter eingeschränkt!

Die Spirale – keine ständige Abtreibung

An dieser Stelle möchte ich gleich einen Einwand entkräften, der oft gerade von anthroposophisch orientierten Patientinnen gemacht wird, die keine Abtreibung wollen: Die Spirale würde eine ständige Abtreibung bewirken. Das stimmt nicht. Embryologisch ist es ja so, daß die Inkarnation mit der Einnistung in die Gebärmutterschleimhaut vollzogen wird. Und was bewirkt die Spirale? Sie verhindert eben diese Einnistung. Eine Verbindung einer Individualität mit dem Keim hat also noch gar nicht stattgefunden. Zwar wird die Inkarnation nicht zugelassen, aber das gleiche geschieht bei jeder anderen Verhütung auch.

T.H.: Ich habe einmal als Einwand gegen die natürliche Verhütung gehört, daß durch den Orgasmus der Frau ein Eisprung ausgelöst werden könne. Das würde jede noch so genaue Diagnose fruchtbarer Tage ad absurdum führen.

H. Görg: Dieser Einwand beruht auf der Übertragung der Ergebnisse von Tierbeobachtungen, insbesondere Kaninchen, auf den Menschen. Ich will nicht ausschließen, daß dies auch beim Menschen möglich ist, aber ich sehe einen Geschlechtsverkehr, der zur Befruchtung führt, als einen vom Kind geführten Geschlechtsverkehr. Die Ursache liegt nicht beim Orgasmus, sondern beim Kind, das die Eltern in einem bestimmten Augenblick dazu verleitet, einen Geschlechtsverkehr zu haben.

Die unsicheren Methoden

T.H.: Bisher haben Sie ein Verhütungsmittel noch gar nicht erwähnt, das in den letzten Jahren große Bedeutung erlangt hat: das Kondom.

H. Görg: Hier kann man das Diaphragma gleich mitnennen. Kondom und Diaphragma gehören für mich zu den unsicheren Methoden. Durch chemische Mittel läßt sich die Zuverlässigkeit zwar erhöhen, zum Diaphragma gehören die chemischen Wirkstoffe ja immer dazu, aber absolut sicher sind diese Methoden nicht. Diaphragma allein, ohne chemische Mittel, ist fast so wirksam wie keine Verhütung.

T.H.: Was spricht gegen das Kondom?

H. Görg: Es birgt eine Reihe von Risiken, die sich in den häufig auftretenden Kondomunfällen spiegeln, sei es, daß das Kondom kaputtgeht, sei es, daß es von dem vorzeitig erschlaffenden Glied rutscht. In diesen Fällen gelangt das Ejakulat in die Scheide, was häufig zu panikartigen Reaktionen führt. Damit hat man im Praxisalltag ständig zu tun.

T.H.: Was tut man in einem solchen Fall?

H. Görg: Wird so ein Mißgeschick sofort, innerhalb von vierundzwanzig Stunden, gemeldet, verordne ich „die Pille danach" – nicht zu verwechseln mit der jetzt in der Diskussion befindlichen sogenannten Abtreibungspille. Diese „Pille danach" stellt einen schweren hormonellen Eingriff dar, der nicht so ohne weiteres gut vertragen wird. Es gibt da eine Reihe unangenehmer Nebenwirkungen, so daß Frauen, die das einmal durchgemacht haben, es freiwillig kein zweites Mal wollen. Die Pille verhindert die Einnistung, indem künstlich die Periode ausgelöst wird.

Vergewaltigung – vom Kind geführt?

T.H.: Angenommen, eine Frau wird als Folge einer Vergewaltigung schwanger. Fällt es da nicht schwer, anzunehmen, der Geschlechtsverkehr sei vom Kind geführt? Der Vater wäre dann ja fein heraus, denn er könnte zu seiner Entschuldigung anführen, er sei das Werkzeug des Kindes. Das Kind hingegen würde aus der geistigen Welt heraus ein Verbrechen initiieren und sich den Eltern gegenüber schuldig machen.

H. Görg: Diese Frage ist schwierig zu bewerten, insbesondere wenn man sie rein äußerlich anschaut. Natürlich kann man annehmen, daß auch eine solche Schwangerschaft vom Kind bei dieser Mutter gewollt wurde. Aber es ist schwer, die betroffenen Mütter für einen solchen Gedankengang frei zu machen. Denen sitzt zunächst einmal der Schock der Vergewaltigung zu tief in den Gliedern, und die erste Aufgabe muß sein, Hilfen zu geben, um aus diesem Schock herauszukommen. Welche konkreten Hilfen braucht der Mensch? Da hilft es nicht, aus einer schönen Theorie heraus darauf hinzuweisen, daß auch dieses Kind ein Kind ist, das zu einer Mutter will und dem daher das Leben zu schenken ist. Ich wäre Dogmatiker, wollte ich eine solche Frau unter allen Umständen dazu bewegen, das Kind zur Welt zu bringen. Ich versuche aber, Verständnis für die zugrundeliegenden Prozesse zu wecken, wozu man sich in die Position des Kindes begeben muß.

Eine Individualität will sich auf der Erde verkörpern, ein Kind sucht sein Leben. Bezieht man die lange Vorbereitungszeit aus der geistigen Welt mit ein – bis zu fünfunddreißig Generationen –, so führt ein weisheitsvoller Weg das Kind wie auf einer Einbahnstraße zu ganz bestimmten Eltern. Heute entwickelt sich auf der Erde die Freiheit, was dazu führt, daß diese Wege in der Regel verändert werden, so daß es quasi einen Massenstau von Ungeborenen gibt, die ihr Ziel nicht erreichen können. Für diese Menschen wird sich nach einer Aussage Rudolf Steiners das Karma sofort neu ordnen, so daß sie einen anderen Weg auf die Erde finden, der ihrem Karma entspricht. Dieser Weg ist dann nicht über fünfunddreißig Generationen vorbereitet, sondern bildet sich spontan, hin zu einer geeigneten Mutter und einem vom Erbstrom geeigneten Vater. Der Befruchtungsakt steht aber unter der Wirkung des Geistkeimes, der von Engelwesen heruntergeleitet wird. Wenn ich von „Kind" spreche, setze ich dieses komplexe Wirken von geistigen Wesen dabei voraus.

Für mich ist es klar, daß der Zielort eines Kindes in erster Linie die Mutter ist, weniger der Vater. (Vgl. Rudolf Steiner: Wege der geistigen Erkenntnis und der Erneuerung künstlerischer Weltanschauung. GA 161, 02.02.1915, S.69 f.). Das Kind sucht also die Mutter auf, weil es sich durch sie an einem Ort – in einer bestimmten sozialen Umgebung, einem bestimmten Volk und einer bestimmten Region – inkarnieren kann, an dem es sein Schicksal ausleben kann. Nun gibt es aber vielleicht durch unser Bewußtseinsseelen-Chaos zur Mutter keinen Vater. (Vgl. Rudolf Steiner: Die Theosophie des Rosenkreuzers. GA 99, 29.05.1907, S.52–56). Aber das Kind will zur Welt, was die Mutter in eine seelische Verfassung bringt, die Empfänglichkeit, Bereitschaft zur Empfängnis, ausstrahlt. Mehr nicht. Taucht innerhalb des astralischen Wirkungskreises dieser Mutter nun ein Mann auf, der für das Kind als Individualität zwar unbedeutend sein kann, aber einen für den physischen Leib des sich inkarnierenden Ich geeigneten Erbstrom mitbringt, kann dieser Mann im Trieb angeregt werden.

Kompliziert wird die ganze Frage dadurch, daß ein Wille zu neuem Leben mit Ziel auf die Mutter mit irritierten astralischen Konstitutionen bei allen Beteiligten verbunden ist. Das Kind bringt angeregte Astralwesen aus seiner Vergangenheit mit. Sie rufen im Astralleib der Mutter entsprechende Anregungen hervor. Werden diese bewußt, können sie sich nicht verselbständigen; wirken sie aber unbewußt, erreichen sie leichter den Astralleib des vom Ich des Kindes ergriffenen Mannes. Im Mann wiederum wirken die Anregungen zusammen mit dem in ihm vom kindlichen Ich ergriffenen Willensimpuls. Bleibt beides unbewußt – instinkthaft (was bei Vergewaltigungen oft der Fall ist) –, kann das Ich des Mannes den mächtigen Trieb nicht beherrschen und es kommt zur Tat.

Ich-kontrolliert, also bewußt, könnte aus Freiheit bei der betreffenden Frau und dem Mann eine völlig andere Begegnung daraus werden oder für das Kind ein anderer – und von der Mutter gewollter – Vater gefunden werden. Unser instinktbetontes, zu unbewußtes Astralerleben aus dem Ich schafft die Bedingungen zur Untat – nicht der Wille des Kindes! So gesehen ist das Vergewaltigungsgeschehen von komplexen geistigen Vorgängen auf dem Astralplan verursacht, aber nicht direkt, im freien, schuldig werdenden Sinne, gewollt herbeigeführt.

Es ist unglaublich schwer, eine Mutter für solche Gedanken zu öffnen, einer Mutter klar zu machen, daß das Kind zu ihr wollte und der Mann nur das Mittel zum Zweck war. Für die Frau steht verständlicher Weise die Gewalttat des Mannes im Mittelpunkt. Gelingt es nicht, die Mutter behutsam zu einer für den geschilderten Sachverhalt offenen Sicht zu bewegen, ist eine Abtreibung kaum zu verhindern, wofür man dann Verständnis haben muß.

T.H.: Für mich ist dieser Gedankengang nicht unmittelbar nachvollziehbar. Ich kann mir nur vorstellen, daß ein Kind eine sich ihm zufällig bietende Gelegenheit zur Inkarnation nutzt, ohne die Umstände, die zur Konzeption führen, zu beachten. – Wie steht es mit der Schuld des Mannes?

H. Görg: Natürlich macht sich der Mann schuldig, ganz ohne Frage. Er hat die Beherrschung verloren und der Frau Gewalt angetan. Diese Tat ist karmisch wirksam. Der Mann wird in einem späteren Leben für Ausgleich sorgen müssen und auch schon im Nachtodlichen seine Tat erleiden.

Gelingt es, bei einer betroffenen Frau Verständnis für diesen Gedanken zu wecken, kann es in seltenen Fällen dazu kommen, daß die Frau dem Mann verzeiht. Damit wird aber bereits das Karma hier auf der Erde entlastet. Hierzu kann ich das Buch von Prokofieff über „Die okkulte Bedeutung des Verzeihens" empfehlen. Es deckt die ganze Tiefe des Verzeihens als karmaordnende Kraft auf. Natürlich ist dieser Weg nur in Freiheit und aus eigenem Willen zu gehen, dazu kann man niemanden zwingen.

T.H.: Die Frage bei unerwünschten Schwangerschaften ist, ob die Frau das Kind annehmen kann oder nicht. Unter welchen Umständen halten Sie einen Schwangerschaftsabbruch für gerechtfertigt?

H. Görg: Für mich persönlich, ich sage das aber wirklich nur für mich, gibt es keine direkte Indikation. Die einzige unmittelbar nachvollziehbare Ausnahme ist, wenn durch die Schwangerschaft eine Gefahr für das Leben der Mutter. Die Frage ist sonst kaum allgemein zu beantworten. Für mich ist nur der Weg praktikabel, daß ich vom einzelnen Menschen – von der konkreten Situation – ausgehe. Wenn eine Patientin aus freiem Entschluß aus für mich nachvollziehbaren Gründen ein Kind nicht austragen will, obwohl ich ihr alle Einblicke gegeben habe, die vom Geisteswissenschaftlichen her möglich sind, dann muß ich ihre Entscheidung akzeptieren.

T.H.: Wären Sie in einem solchem Fall bereit, die Abtreibung selbst vorzunehmen?

Es liegt in der Freiheit des Arztes, nicht abzutreiben

H. Görg: Nein. Nach einer Aussage Rudolf Steiners lädt der abtreibende Arzt durch die Abtreibung karmische Schuld auf sich. Und wie es in der Freiheit der Schwangeren liegt, das Kind nicht austragen zu wollen, liegt es in meiner Freiheit, die Abtreibung nicht durchführen zu wollen.

Mein ärztlicher Auftrag lautet für die Gesundheit von Mutter und Kind zu sorgen. Nur in dem Fall, daß die Schwangerschaft die Gesundheit der Mutter gefährdet, wäre eine Ausnahme für mich zu erwägen, bei der ich auch den Schwangerschaftsabbruch durchführen und die karmische Schuld auf mich nehmen würde.

T.H.: Interessanterweise betrifft die einzige bekannte Äußerung Rudolf Steiners zur Abtreibung, auf die Sie ja auch schon anspielten, genau so einen Fall. Haben Sie eine Vorstellung davon, welcher Art die Schuld ist, die der Arzt auf sich lädt?

H. Görg: Leider fehlt mir da jede Vorstellung. Ich weiß, daß eine Schuld entsteht, die ausgeglichen werden muß, aber ich suche noch nach einem Weg, schon in diesem Leben etwas zum Ausgleich beitragen zu können. Während meiner Ausbildung zum Facharzt habe ich auch Abtreibungen durchgeführt, damals war ich noch in Unkenntnis der Zusammenhänge. Da ist karmische Schuld entstanden; wie ich sie ausgleichen werde, weiß ich nicht.

T.H.: Was geschieht mit einer Frau, die aus nicht medizinischen Gründen abtreibt und der Sie die Durchführung der Abtreibung verweigern?

H. Görg: Es liegt dann in der Freiheit der Frau, einen Arzt zu finden, der bereit ist, die Abtreibung durchzuführen. Sehen Sie, ich fühle mich auch in Not, wenn ich eine Abtreibung verweigere, und hier beginnt meine Freiheit. Natürlich kann man diese Haltung verurteilen, insbesondere wenn man die Dinge theoretisch und pauschal anschaut. Aber im Konkreten habe ich bisher noch keine Patientin erlebt, die mich für meine Haltung verurteilt hätte, die mich nicht verstanden hätte. Natürlich bin ich nach der Abtreibung auch wieder für meine Patientinnen da.

T.H.: Angenommen, eine Frau, der Sie die Abtreibung verweigern, geht zu einem Pfuscher und nimmt Schaden. Damit laden Sie auch Schuld auf sich.

H. Görg: Wer zu einem Pfuscher geht, weiß doch, was er zu erwarten hat. Freiwillig geht da niemand hin. Nur wer in Not und Panik handelt, geht zu einem Pfuscher. Eine wirklich freie Entscheidung hat es da nicht gegeben. Meine Grundannahme aber ist, daß die Entscheidung für die Abtreibung in Freiheit getroffen wird. Dazu führe ich mit den Betroffenen lange, mühsame und sehr zeitaufwendige Gespräche, oft über mehrere Tage verteilt, um sie überhaupt dazu zu bringen, eine freie Entscheidung zu treffen. In diesen Gesprächen kann es auch dazu kommen, daß sich die Frau zu dem Kind bekennt und es austrägt. Das ist dann nicht etwa mein Verdienst, sondern der freie Wille der Mutter. Oft sind die Frauen später froh, das Kind doch bekommen zu haben, keine mir bekannte hat es je bereut. Wenn der Wunsch bestehen bleibt, ist die innere Not meist nicht völlig überwunden, aber soweit habe ich meine Patientinnen doch immer motivieren können, daß sie nicht zu einem Kurpfuscher gehen. Außerdem fällt es heute überhaupt nicht mehr schwer, einen Arzt zu finden, der vor einer Abtreibung keine Skrupel hat.

T.H.: Ein anderer Arzt macht sich, oft ohne ein Bewußtsein davon zu haben, karmisch schuldig, weil Sie die Abtreibung ablehnen.

H. Görg: Das ist ein Problem, dessen ich mir bewußt bin und dem ich dadurch zu begegnen versuche, daß ich den abtreibenden Ärzten quasi innerlich beistehe, indem ich sie in meine Gedanken mit aufnehme. Dies ist ein intimer innerlicher Prozeß, der sich nur schwer in Worte fassen läßt.

„Wir können die Abtreibung nicht verbieten"

T.H.: Läßt sich aus der Anthroposophie ein zwingender Grund gegen Abtreibung ableiten?

H. Görg: Die Frage ist ein Widerspruch in sich, denn die Anthroposophie ist kein dogmatisches Lehrgebäude, sondern ein Weg, auf dem ich erkennen kann – nicht muß –, ob eine Abtreibung sinnvoll ist oder nicht. Es lassen sich sogar gute Gründe nennen, die dafür sprechen, daß wir die Abtreibung heute ertragen müssen, obwohl wir wissen, daß die Kinder daran leiden und daß Karmawege durchkreuzt werden, nämlich damit der individuelle Mensch auf der Erde ein Stück in seiner freiheitlichen Entwicklung weiterkommt. An den innerlichen Schmerzen, die sich nach einer Abtreibung einstellen, kann ein Mensch wachsen und neue Fähigkeiten und Erkenntnisse entwickeln. Darauf kommt es doch an, in der Entwicklung ein Stück weiterzukommen.

Ich weiß mich in dieser Frage einig mit Michaela Glöckler, der Leiterin der Medizinischen Sektion an der Freien Hochschule für Geisteswissenschaft, Goetheanum. Wir offenbaren damit eine gewisse Akzeptanz in der Abtreibungsfrage, die vielen Anthroposophen ein Dorn im Auge ist. Aber wir sind ja nicht schlechthin für Abtreibung, sondern wir akzeptieren sie in der größten Not der Individualisierung, damit die Betroffenen überhaupt weiterkommen, vielleicht im nachhinein eine stärkere Erkenntnisfähigkeit bekommen und dazu beitragen können, daß

Abtreibung nicht mehr sein muß. Verbieten können wir die Abtreibung aber nicht, das ist moralisch unzulässig.

Früher habe ich mich immer als Anwalt der Ungeborenen verstanden, und so möchte ich auch weiterhin gesehen werden. Für mich ist im Laufe der Zeit aber immer deutlicher geworden, daß das Individuelle der einzelnen Frau, die vor mir sitzt, das Allererste ist, das absoluten Vorrang vor allem anderen hat. Ich sehe es weiterhin als meinen Auftrag an, die Frau auf die Nöte des Ungeborenen hinzuweisen, und vielleicht kann es gelingen, daß sie das Kind lieben lernt und annimmt, aber einzig und allein aus freiem Willen.

Seelische Not durch Abtreibung

T.H.: Welche Folgen hat eine Abtreibung für die abtreibenden Frauen?

H. Görg: Seelische Schmerzen.

T.H.: Treten diese Probleme in jedem Fall auf?

H. Görg: In jedem Fall. Durch die Abtreibung wird ein begonnener karmischer Weg abgebrochen, und das bedeutet immer seelischen Schmerz. Auf diesen Schmerz muß man eine Frau vor der Abtreibung hinweisen, und nach der Abtreibung muß man ihr helfen, ihn zu überwinden. Ich weise die Frauen darauf hin, daß ein Kind eine Mutter auch nach einer Abtreibung weiter begleitet. Das Kind bleibt bei der Mutter und daher quält sich die Mutter mit der Anwesenheit des Kindes herum, sie spürt weiterhin die Bereitschaft des Kindes, doch zu ihr zu kommen.

Ein Beispiel hierzu habe ich in dem Buch „Gespräche mit Ungeborenen" veröffentlicht. Eine Patientin berichtete mir, daß sich bei ihr mehrfach ein und dasselbe Kind habe inkarnieren wollen. Nach einer Abtreibung, in die die Mutter allerdings hineingetrieben wurde und die sie sofort bereute, kam es wieder, wurde aber zu einem Zeitpunkt geboren, zu dem es noch nicht lebensfähig war. Dann kam es wieder, als Frühgeburt im 32. Monat und war so fit, wie es ein Kind in der 32. Woche eigentlich nicht sein kann. Die Mutter hat nach der Abtreibung mit größter Hingabe um dieses Kind gerungen, hat es auf denkbar komplizierten Wegen zur Welt gebracht und an diesem Prozeß Unglaubliches gelernt. Sie hat sich in einer Weise entwickeln können, wie ich es mir für viele Menschen wünsche. Und dem Kind, das heute in der zweiten Klasse ist, sieht man bis heute an, daß es hat zur Welt kommen wollen, es steht mit blühender Gesundheit und einer ungeheuren Willensstärke im Leben. An diesem Beispiel kann deutlich werden, daß auch eine Abtreibung noch die Möglichkeit zur Weiterentwicklung geben kann. Die Abtreibung kann ein Wendepunkt in der Entwicklung eines Menschen sein, wenn die betroffene Frau sich am Geschehen weiterentwickelt.

T.H.: Sie setzen voraus, daß es sich bei den verschiedenen Schwangerschaften immer um die gleiche Individualität gehandelt hat, die zur Inkarnation drängte. Mir scheint es fraglich, ob diese Voraussetzung zutrifft.

H. Görg: Das kann man natürlich bezweifeln, denn auch hier ist ein äußerlicher Beweis nicht möglich. Aber ich erlebe das so und werde in meiner Annahme auch durch die Berichte der betroffenen Frauen bestärkt.

T.H.: Sie sagten, seelische Probleme würden in jedem Fall auftreten. Peter Petersen nennt eine Zahl von höchstens 20 Prozent.

H. Görg: Petersen meint wahrscheinlich konfliktbeladene Probleme, also Depressionen, nicht abreißende Schuldvorwürfe und dergleichen. Das meinte ich nicht. Aber seelische Turbulenzen tauchen eigentlich immer auf. Selbst bei Frauen, die aus einer relativ klaren Bewußtseinslage abgetrieben haben und sich auch im nachhinein immer wieder dazu bekennen können, ohne sich durch Schuldvorwürfe zu zermürben, ist das zu beobachten. Diese Frauen bereuen mitunter im nachhinein ihre Tat, halten sie aber aus damaliger Sicht nach wie vor für richtig.

Ich hatte einmal eine Patientin, die mir eine Abtreibung, die sie vor vierzehn Jahren hat vornehmen lassen, verschwiegen hat. Damals war sie noch nicht meine Patientin. Diese Abtreibung hat sie verdrängt, so daß sie nicht nur nicht mit mir, sondern auch nicht mit einem anderen Menschen darüber gesprochen hat. Dieser Frau habe ich in einem anderen Zusammenhang, der mit Abtreibung nichts zu tun hatte, ein Beispiel für das Phänomen gebracht, daß Kinder, die nicht zu ihren schicksalsmäßig vorherbestimmten Müttern haben kommen können, sich dennoch in der Nähe der Mutter inkarnieren. Da wurde die Frau mit einem Mal ganz bleich und brach in Tränen aus. Nachdem sie sich wieder beruhigt hatte, berichtete sie mir von ihrer Abtreibung und sagte, daß ihr durch meine Ausführungen klar geworden wäre, daß ihr abgetriebenes Kind längst geboren worden sei und ihr bekannt wäre. Sie hätte sich nie erklären können, wieso sie zu dem Kind einer Freundin, bei dem sie die Patin ist, immer starke mütterliche Gefühle gehegt hätte. Jetzt wäre ihr klar geworden, daß dieses Kind ursprünglich zu ihr hatte kommen wollen. So ist es aber ein Jahr nach der Abtreibung bei ihrer Freundin zur Welt gekommen.

Dieses Schicksal, daß sich mir da unerwartet in meiner Praxis offenbarte, ist mir zum Erlebnis geworden. Seitdem kann ich Frauen, die sich nach einer Abtreibung mit Schuldvorwürfen plagen, beruhigen, indem ich ihnen sage, daß das Kind längst in ihrer näheren Umgebung inkarniert sein könne. Die Frauen können die Dinge dann anders anschauen und können sogar eine Wahrnehmungsfähigkeit entwickeln, die es ihnen ermöglicht, karmische Zusammenhänge zu begreifen. Für die Frauen liegt Trost darin zu wissen, daß sich nach einer Abtreibung das Schicksal des Kindes neu ordnet.

Auch dies ist ein Beispiel dafür, daß eine Abtreibung zwar ein schwieriger Punkt in der Biographie sein kann, daß aber die Krise überwunden werden kann und neue, zukunftsweisende Kräfte aus ihr entstehen können.

Pseudonymus

EINE SATIRE AUS DER ZEITSCHRIFT *Info3*

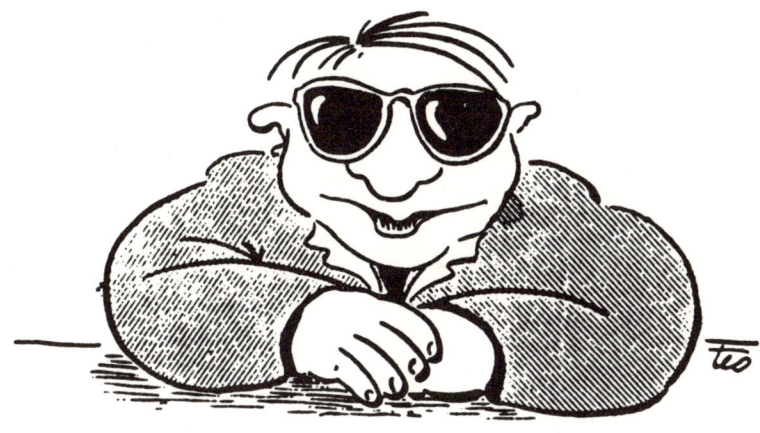

Vorsicht!
Es könnte sich um Satire handeln.

Liebe Freunde!

Familie Müller wohnt in einem Vorort von Stuttgart. Sie haben zwei kleine Kinder. Er hat sich selbständig gemacht, und sie muß neben ihren mütterlichen und hausfraulichen Pflichten kräftig im Betrieb mit anpacken. Ein weiteres Kind wäre in dieser Lage eine mittlere Katastrophe. Herr Müller sieht das zwar ein, fühlt sich aber zu jung, um auf die betreffende Seite des ehelichen Lebens zu verzichten. Da Kondome bei ihm als Lustbremsen wirken, beauftragt er seine Frau, die Empfängnisverhütung zu regeln. Frau Müller geht in eine Buchhandlung und sucht nach einem geeigneten Ratgeber, weil es ihr peinlich ist, den Hausarzt zu fragen. Beim Blättern in einem Wälzer namens „Kindersprechstunde" von Wolfgang Goebel und Michaela Glöckler stößt sie auf das Kapitel „Familienplanung – wissen wir, was wir tun?" Weil das Buch auch sonst eine Menge nützliche Ratschläge für Mütter zu enthalten scheint, kauft sie es. – Noch am selben Abend macht sich Frau Müller über das fragliche Kapitel her und liest: „Wir möchten ... zum Gespräch über diese Fragen Gesichtspunkte beitragen, wie sie sich aus einer Auffassung ergeben, die das vorgeburtliche und nachtodliche Leben mit einbezieht." Sie reibt sich die Augen, rückt die Lampe zurecht und guckt angestrengt hin. Sie hat richtig gelesen. „Dabei legen wir die Forschungsergebnisse Rudolf Steiners zugrunde", heißt es weiter. „Er schildert, wie sich das Leben nach dem Tode in zwei große Abschnitte gliedert." – „Ja, verflixt noch mal, was interessiert mich denn das Leben nach ... das was?" murmelt Frau Müller verwirrt und blättert zurück, um nachzusehen, ob sie das richtige Kapitel aufgeschlagen hat. Sie hat. „Die erste Hälfte steht im Zeichen der Aufarbeitung der Erfahrungen des vergangenen Erdenlebens." Sie schaut das Buch vorwurfsvoll an und kommt sich vor wie jemand, der eine saudumme Frage gestellt hat und die verdiente saudumme Antwort erhält. „Friedrich!" ruft sie durch die halbgeöffnete Tür in Richtung Fernsehzimmer, „komm doch mal eben." Er bellt unwirsch zurück. Es läuft gerade die Sportschau. Sie muß allein damit fertig werden. „Die zweite Hälfte ist dann schon ganz der Vorbereitung des neuen Erdenlebens gewidmet. Über Generationen hin fühlt sich das Menschen-Ich in seinem ewigen Seelenwesen angezogen ..."

Frau Müller bekommt das Gefühl, entweder mit ihr sei etwas nicht in Ordnung oder mit dem Buch. Hilfesuchend schaut sie auf den Buchdeckel. „Kindersprechstunde. Ein medizinisch-pädagogischer Ratgeber". Hinten steht: „Aus der langjährigen Erfahrung im klinischen Bereich und der ambulanten Kinderarztpraxis ..."; wissenschaftlich. Also, denkt Frau Müller, muß es wohl an mir liegen. Nun tut sie, was sie immer tut, wenn sie die Übersicht verliert: Sie holt Pralinen und stopft sie in sich hinein. Nebenan brüllt Friedrich so laut, daß die Schrankscheiben klirren. Frau Müller setzt sich energisch zurecht und liest weiter, fest entschlossen, mit einem Schlag alles zu verstehen. Sie hat zwar nicht studiert, aber blöd ist sie deshalb noch lange nicht. „So sucht sich jeder Mensch den zu ihm am ehesten passenden Vererbungsstrom aus und wartet auf den richtigen Zeitpunkt seiner Verkörperung." – „Das Buch verarscht mich", schießt ihr durch den Kopf, und sie fühlt die unklare Sehnsucht in sich aufsteigen, darauf herumzutrampeln. „Friedrich!!!" Er hört an ihrem Tonfall, daß sie nicht nur herumnörgelt, sondern ein echtes Problem haben muß, und reißt sich vom Fußballspiel los. „Ja?" – „Die Sehnsucht nach dem Geborenwerden und Erfüllen einer bestimmten Schicksalsaufgabe mischt sich mit herein in die sinnliche Liebe zwischen den Eltern, deren gegenseitige Anziehung verstärkend und modifizierend", rezitiert sie mit verdächtig schriller Stimme. – „Reiz mich nicht", knurrt Friedrich und macht Anstalten, den Raum wieder zu verlassen. – „Das steht hier", schreit sie ihm nach, „im Kapitel über Empfängnisverhütung." Sie nimmt fünf Pralinen auf einmal. Friedrich ruft durch die Tür: „Überlies das philosophische Zeug, verstehn wir sowieso nicht. Sieh nach, was sie praktisch über Verhütung schreiben." Für den Augenblick fühlt sie sich getröstet, überspringt ein paar Zeilen und findet: „Eine hormonelle oder mechanisch betriebene Empfängnisverhütung würde das Ungeborene zunächst zum Warten veranlassen. Oder aber es zwingen, sich nach einer gewissen Zeit ein ähnlich geartetes Elternpaar auszusuchen." Jetzt überkommt sie etwas wie Sarkasmus. Sie braucht ein Opfer. „Friiiidriiiich", sagt sie gedehnt, „würdest du mir einen Augenblick dein Ohr leihen?" Sie hört ihn eine fürchterliche Verwünschung ausstoßen, das Gebrüll und die sich überschlagende Reporterstimme aus dem Fernseher brechen ab. Er kommt herein, baut sich theatralisch vor ihr auf und sagt mit einem gefährlichen Unterton: „Also?" – „Lieber Friedrich", doziert sie, „wenn ich das vorgeburtliche und das nachtodliche Leben mit einbeziehe, fällt mir sogleich auf, daß unser nächstes Kind sich in seinem ewigen Seelenwesen schon seit Generationen von uns angezogen fühlt. Nehme ich nun die Pille oder laß mir so ein Spiralding einsetzen, muß es warten, und wenn ihm der Geduldsfaden reißt, sieht es sich nach anderen Eltern um, die uns ähnlich sind. Da würden dann andere Leute unser Kind kriegen. Du siehst also, ich kann unmöglich verhüten." – „Was bezweckst du mit dem Mist?" fragt Friedrich mühsam beherrscht. – „Das steht in dem Buch!" – „Ach Quatsch, du wirst wie immer alles falsch verstanden haben." Er macht ein strenges Gesicht, nimmt das Buch und liest nach. „Vergiß es", sagt er dann in seiner herzerfrischend geraden Art, „das sind Bhagwan-Leute oder so was. Irgend 'ne Sekte. Wo kaufst du eigentlich deine Bücher?" – „Steiner", verbessert sie ihn. Er kramt eine Weile in seinem Gehirnkasten, dann kommt das gewünschte Wort: „Anthroposophen. Kannste vergessen." Fünf Sekunden später geht nebenan das Getöse wieder los. „Ham wir noch Bier unten?" ruft Friedrich, „hol mir bitte zwei." – „Ja, gleich", sagt sie müde und liest, weil sie eine sehr neugierige Frau und ansonsten durch Friedrichs Klarstellung beruhigt ist, schnell noch das Kapitel zu Ende. „Zum Abschluß sei noch eine empfängnisregelnde Methode erwähnt, die gegenüber den medikamentösen und mechanischen die geringfügigsten unerwünschten Nebenwirkungen aufweist: die freiwillige sexuelle Enthaltsamkeit." – „Die verarschen die Leute", denkt Frau Müller, während sie aufsteht, um in den Keller zu gehen, „die verarschen die Leute nach Strich und Faden. Das is'n Ding. Nach Strich und Faden tun die einfach die Leute ...", und auf der Treppe fällt ihr noch ein: „Und wieso, bitteschön, müssen denen ihre Ungeborenen bei der freiwilligen Enthaltsamkeit *nicht* warten? Die kennen sich ja in ihrem eigenen Wirrwarr nicht mehr aus." Bei Müllers stimmt die Welt wieder.

Tags darauf geht Frau Müller zu ihrem Hausarzt und läßt sich die Pille verschreiben.

Pseudonymus

Aus: Info3, Frankfurt/M., Nr.4/1985
Der Abdruck erfolgt mit freundlicher Genehmigung.

Geschlechtsleben –
eine Herausforderung des Ich
VORTRAG VON WOLFGANG GÄDEKE*

Vor kurzem, am 16. September 1991, erschien im *Spiegel* ein Essay von Walter Wallmann, dem ehemaligen hessischen Ministerpräsidenten und Oberbürgermeister von Frankfurt, in dem er die Ausweglosigkeit, das Problem des Schwangerschaftsabbruchs strafrechtlich zu lösen, meines Erachtens in der gebotenen Kürze brillant dargestellt hat. Aber er hat auch deutlich gemacht, daß auch die Fristenlösung, für die er als einzig möglichen juristischen Ausweg plädiert, noch keine Lösung des Problems bedeutet. Es gibt eigentlich gar keine Lösung des Problems auf der Ebene, auf der es bisher diskutiert wird.

Denn das Strafrecht muß ja davon ausgehen, daß der Mensch für sein Handeln verantwortlich ist, und zwar auch unter der Berücksichtigung der Tatsache, daß sein Bewußtsein nicht immer ganz klar, sondern auch einmal getrübt ist. Dabei kann es auch sehr hilfreich sein, sich zu verdeutlichen, daß Schuldspruch und Strafzumessung zwei völlig zu trennende Dinge sind. Das könnte meines Erachtens in der Strafrechtsdiskussion ganz neue Perspektiven eröffnen. Ich glaube aber nicht, daß man darum herumkommt, anzuerkennen, daß der Mensch für sein Handeln verantwortlich ist.

Die Verantwortung des Menschen

Aber was heißt das eigentlich? In meinen Augen heißt das, daß der Mensch, soweit es irgend geht, durch eigene Tätigkeit und Arbeit die Folgen seiner eigenen Taten ausgleichen muß. Das ist ja letztlich auch der Inhalt des Karmagedankens. Das heißt, es gibt ganz sicher immer Tatenfolgen, die durch das Strafrecht nicht auszugleichen sind. Das wäre auch dann der Fall, wenn der Schuldspruch

---

*Der Vortrag wurde am 28.09.1991 auf dem Methorst, Schulungsstätte der Christengemeinschaft in Emkendorf, gehalten. Er war ein Beitrag zur Tagung „Strafrecht, Medizin und Religion in den Problemen von Abtreibung, Drogenabhängigkeit und 'Euthanasie'".

Wolfgang Gädeke: geboren 1943 in Bremen, Studium am Priesterseminar der Christengemeinschaft, Stuttgart, und Studium der evangelischen und katholischen Theologie, Geschichte und Psychologie in Marburg und Tübingen. 1968 Priesterweihe. Pfarrer der Christengemeinschaft in Ulm, Kiel, Hamburg und seit 1982 wieder in Kiel. Dozent am Priesterseminar der Christengemeinschaft in Stuttgart. Tätigkeit als Eheberater. Kurse über Ehe für Jugendliche und Erwachsene. Mitglied der Anthroposophischen Gesellschaft seit 1968 und der Freien Hochschule für Geisteswissenschaft seit 1970. Seit 1990 Lenker der Christengemeinschaft in Norddeutschland.

Veröffentlichungen: „Anthroposophie und die Fortbildung der Religion", Flensburg 1990 (zusammen mit Rudolf und Wilhelm Gädeke). Beiträge und Interviews in den FLENSBURGER HEFTEN, besonders in den Sonderheften Nr.1: Partnerschaft und Ehe; Nr.9: Zehn Jahre real-existierendes freies Geistesleben; und Heft 35: Die Christengemeinschaft heute. Anspruch und Wirklichkeit.

von der Strafzumessung befreit würde oder auch Sühne- oder Ausgleichstaten an deren Stelle treten würden. Niemals wird man mit einem noch so guten Strafrecht alles ausgleichen können. Da es sich beim Recht um die irdischen Dinge handelt, kann man allenfalls bemüht sein, durch das Strafrecht einen Ausgleich herbeizuführen, so gut es eben geht und so weit es auf Erden möglich ist. Es ist wohl deutlich, daß im Falle der Tötung menschlichen Lebens da eine große Schwierigkeit besteht. Es ist eben ein gewaltiger Unterschied zum Beispiel zu einem Diebstahl. Wenn ein Mensch einem anderen etwas gestohlen hat, so könnte man immer noch sagen, daß er etwa den Verlust zu erarbeiten und zu erstatten hätte oder einen anderen Ausgleich erbringen müßte. Bei Eigentumsdelikten wäre das noch einigermaßen möglich. Auch bei Beleidigungen oder anderen seelischen Verletzungen könnte man sich noch sehr wohl Ausgleichstaten vorstellen. Aber Tötungsdelikte schaffen nun einmal einen Tatbestand, der unumkehrbar ist, denn wir können eben nicht das menschliche Leben wieder herstellen. Daher ist im Sinne eines Ausgleichs eine gerechte Strafzumessung schon vollkommen unmöglich. Im Sinne der Einlösung der Verantwortung muß das Strafrecht hier versagen.

Verantwortung ist ein Wert, der allein uns Menschen zukommt. Denn nur wir Menschen sind in der Lage – jedenfalls potentiell haben wir diese Fähigkeit –, die Wirkungen unserer Tat im voraus abzuschätzen. Hinzu kommt, daß wir – anders als das Tier – nicht hundertprozentig instinktgebunden handeln müssen, sondern einen gewissen Freiraum haben. Wenn es diese Voraussetzung einer gewissen Handlungsfreiheit des Menschen nicht gäbe, hätten weder die Androhung von Strafe für eine bestimmte Tat noch der Strafvollzug einen Sinn. Man käme nicht umhin, alle menschlichen Taten als naturbedingt zu erklären. Gerade so, wie es natürlich ist, daß die Katze die Maus fängt und frißt. Man käme nicht auf die Idee, eine Katze zu tadeln, weil sie mit der noch lebenden Maus herumspielt.

Also das ist etwas, was zu unserem Menschsein unabdingbar dazugehört, daß wir Verantwortung tragen, weil wir vorausschauend die Folgen unserer Taten abwägen und vorstellen können. Als elementare Grundsätze für unser Handeln und die Bildung unseres Gewissens können vielleicht zwei Dinge gelten.

Der eine Grundsatz wird durch ein Sprichwort umschrieben, das ich aus meiner Kindheit kenne, von dem ich aber nicht weiß, woher es stammt: Was du nicht willst, daß man dir tu, das füg auch keinem andern zu. Hier ist die Gleichheit so angesprochen, daß man sich in den anderen Menschen hineinversetzen sollte, um sich dasjenige, was man im Begriffe ist, ihm anzutun, so vorzustellen, als würde es einem selber angetan. Das ist eine Fähigkeit, über die nur wir Menschen verfügen. Eine Katze kann sich nicht in das hineinversetzen, was sie der Maus antut. Sie kann ihre Tat nicht vorausdenken, daher kann sie auch nicht frei und verantwortungsbewußt handeln.

Der andere Grundsatz, der dasselbe nun positiv ausdrückt, stammt aus dem Evangelium: „Alles nun, was ihr wollt, daß euch die Leute tun sollen, das tut ihnen auch" (Mt. 7,12). Das ist der Inhalt des Gesetzes in der Bibel, der als

Sachverhalt positiver Taten dargestellt wird. Bei beidem geht es darum, die grundsätzliche Gleichheit von Mensch zu Mensch zu erkennen.

Nun ist es aber so, daß wir dieses Vorausschauen, diese Gewissensprüfung nicht immer leisten oder nicht immer leisten können. So daß wir dann auf irgend eine Weise schuldig werden und doch einem anderen etwas antun, von dem wir nicht wollten, daß es uns angetan würde. Oder aber wir unterlassen, etwas zu tun, von dem wir nicht wollten, daß es an uns unterlassen würde. Gerade darin zeigt sich ja Würde und Fluch des Menschen, daß er nicht aufgrund seiner Einsicht sofort alles in die Wirklichkeit umsetzen kann. Denn wenn wir das alles unmittelbar auch tun würden, was wir als richtig erkannt und anerkannt haben, und auf der anderen Seite alles lassen würden, was wir in diesem Sinne als unrecht und ungut erkannt und anerkannt haben, dann wären wir moralische Automaten. Daß es aber einen Weg, einen Unterschied zwischen Einsicht und Tat gibt, gerade das macht die Würde unseres Menschseins aus. Denn sonst wären wir Tiere oder Engel, d.h. Wesen, bei denen es keinen Unterschied zwischen Einsicht und Willen gibt. Beim Tier kann man zwar nicht von Einsicht sprechen, aber was in das Tier als Gesetzmäßigkeit hineingelegt worden ist, zwingt es auch zu einem entsprechenden Handeln. Und was der Engel denkt, muß er auch tun. Also dieser Abgrund beim Menschen zwischen Denken und Handeln, zwischen Einsicht und Tat ist zutiefst verbunden mit seiner Würde und Freiheit und ermöglicht erst die als unrichtig erkannte, die böse Tat. Diese Kluft zu überbrücken, ist unsere eigentliche menschliche Entwicklungsarbeit.

„Ohne das Geschlechtsleben gäbe es das Problem der Abtreibung nicht"

Wo liegt nun in bezug auf das Problem der Abtreibung die Verantwortung? Es wird in der ganzen Diskussion viel über unsere gesellschaftlichen Verhältnisse, Kinderfeindlichkeit, soziale Mißstände, ungenügende Anerkennung der Arbeit als Mutter und Hausfrau usw. gesprochen. Das ist gewiß berechtigt und vieles muß auch unbedingt verändert werden. Aber zunächst einmal liegt die Verantwortung des Menschen für sein Handeln doch im Bereich seiner individuellen Taten und Möglichkeiten. Und auf diese möchte ich im weiteren zu sprechen kommen, so wie es bereits in der Themenstellung anklingt: Geschlechtsleben – eine Herausforderung des Ich. Denn ohne das Geschlechtsleben gäbe es das Problem der Abtreibung ja nicht. Das Geschlechtsleben ist nun einmal eine ganz wesentliche Quelle des Problems. Daher muß man sich auch einmal die unbequeme Frage stellen, ob der Schwangerschaftsabbruch ein angemessenes Mittel zur Geburtenregelung und Familienplanung ist.

Wenn es heißt, daß schon in früheren Zeiten durch bestimmte Kräutermixturen Schwangerschaftsabbrüche bewirkt wurden und so der Geburtenregelung dienten, dann muß man nicht nur bedenken, daß durch das Überwiegen des Gruppenbewußtseins über das Individualbewußtsein die Schätzung des einzelnen individuellen Lebens wesentlich geringer war als heute, sondern auch, daß die Verhütungsmittel der Vergangenheit mit Abstand nicht den Wirkungsgrad erreichen konnte wie die nach unseren heutigen Wissensstand hergestellten; denken Sie nur an die Pille. Es bestanden in der Vergangenheit nicht annähernd die gleichen Möglichkeiten, durch Verhütung Geburtenregelung und Familienplanung zu betreiben. Die heutigen Möglichkeiten der Verhütung legen aber die Frage nahe, ob durch die Tötung individuellen menschlichen Lebens – und darum handelt es sich nun einmal bei einer Abtreibung – die Verhältnismäßigkeit der Mittel zur Geburtenregelung und Familienplanung gewahrt ist. Nach meinem Rechtsempfinden ist die Verhältnismäßigkeit der Mittel nicht gewahrt, und so kann ich auch diejenigen verstehen, die in der gegenwärtigen Diskussion das menschliche Leben als schutzwürdiges Rechtsgut an die erste Stelle setzen, wenn auch die Menschenwürde als Grundwert im Grundgesetz noch vor dem menschlichen Leben genannt wird. Das menschliche Leben ist und bleibt eines der schützenswürdigsten Rechtsgüter. Daran kann man auch in der Diskussion um den § 218 nicht vorbeigehen. Dem schutzwürdigen Rechtsgut des menschlichen Lebens steht dann das Selbstbestimmungsrecht der Frau entgegen. Nun ist aber die Frage, ob dieses Selbstbestimmungsrecht nicht an einem ganz anderen Punkte ausgeübt werden muß. Ist es nicht möglich und zumutbar, dieses Selbstbestimmungsrecht an anderer Stelle wahrzunehmen? Diese Fragestellung kommt in der Diskussion, die ich in den letzten Wochen verfolgt habe, gar nicht mehr vor.

Zwei wirksame, aber unvereinbare Prämissen

In der Diskussion werden einige Dinge als ganz selbstverständlich vorausgesetzt. Es gibt Prämissen, die sich auf das Geschlechtsleben beziehen und die so wirksam sind, daß sie gar nicht mehr ausgesprochen werden müssen. Ich meine aber, daß sie einer bewußten Prüfung unterzogen werden müssen, gerade weil sie so tief in den Köpfen und Herzen der Menschen darinnenstecken. Eine dieser Prämissen heißt: Geschlechtlichkeit und Fortpflanzung sollen nicht zusammengehören. Der moderne Mensch ärgert sich über den natürlichen Zusammenhang von Geschlechtlichkeit und Fortpflanzung. Und er setzt alles daran, diesen natürlichen Zusammenhang aufzulösen. So werden Millionenbeträge in die Forschung investiert, um Fortpflanzung ohne Geschlechtlichkeit zu ermöglichen und herzustellen. Gemeint ist also der ganze Bereich der künstlichen Befruchtung, der In-vitro-Fertilisation.

Auf der anderen Seite versucht der Mensch alles in seiner Macht Stehende zu tun, damit es Geschlechtlichkeit ohne Fortpflanzung gibt. Das reicht bis hin zur Abtreibungspille RU 486, die zwar in Deutschland noch nicht zugelassen ist. Aber das ist nur eine Frage der Zeit, denn was auf diesem Gebiet machbar ist, läßt sich nicht stoppen. Der Mensch versucht also, den Zusammenhang zwischen

Geschlechtlichkeit und Fortpflanzung zu negieren und ihn aufzulösen. Allerdings zeigt schon die Notwendigkeit der Verhütung, daß hier ein Zusammenhang besteht, der einfach nicht zu leugnen ist. Geschlechtlichkeit ist immer mit jedenfalls potentieller Fortpflanzung verbunden.

Zu dieser ersten Prämisse kommt nun eine zweite hinzu. Zu dem ersten Anspruch und Wunsch, daß die Geschlechtlichkeit von der Fortpflanzung getrennt, also die Verhütung absolut sicher sein soll, kommt der zweite, daß die Geschlechtlichkeit nicht durch unnatürliche Maßnahmen verändert und gestört sein darf. Es ist der Wunsch, daß die Geschlechtlichkeit trotz Verhütung ganz natürlich vonstatten gehen soll. Diese beiden Ansprüche vertragen sich aber nicht miteinander. Denn es gibt keine Verhütung, die gleichzeitig absolut natürlich und absolut sicher ist. Das schließt sich aus. Diese Ansprüche, die mehr oder weniger unbewußt oder unausgesprochen in den Seelen der Menschen wirken, sind illusionär. Denn jede Trennung von Sexualität und Fortpflanzung muß künstlich herbeigeführt werden, d.h. mit Bewußtsein und durch gezielte Tätigkeit. Absolute Sicherheit und Natürlichkeit zugleich gibt es nicht.

Das zeigen ja auch die vielen Fälle unglaublicher Situationen, in denen dann doch Kinder kommen. Bei klein Erna heißt das: „Von dem büschen in Heu ..." Das ist zwar noch etwas vorwissenschaftlich, trifft aber doch das Problem. Dann kommen eben die TroPi-Kinder, die *Tro*tz-*Pi*lle-Kinder, die in der Karikatur so erscheinen, daß sie herzlich lachen und schließlich die geballte Hand öffnen, in der dann die Pille zum Vorschein kommt. Ich habe in meiner Eheberatungstätigkeit immer wieder erfahren können, daß die Menschen völlig konsterniert sind und sich fragen, wie diese Schwangerschaft trotz aller sicherer Verhütungsmethoden nur entstehen konnte. Ich habe da schon so viele Geschichten gehört – und ein Arzt könnte da sicherlich noch viel mehr erzählen –, die alle zeigen, daß es sich bei der Geschlechtlichkeit um ein Gebiet handelt, das sich der hundertprozentigen rationalen Erfassung und Sicherheit entzieht. Absolute Natürlichkeit und absolute Verhütungssicherheit zusammen gibt es nicht. Das ist eine glatte Illusion. Es sei denn, man richtet sich nach Radio Eriwan. Sie kennen das vielleicht. Die Frage an Radio Eriwan lautet: Ich habe einen Freund, was muß ich tun, damit ich nicht schwanger werde? Antwort: Tun Sie nichts! Ganz einfach ...

Nun, wir sehen also, daß es in diesem Bereich keine einfachen und glatten Lösungen gibt. Die kann es nicht geben! Das hat nicht nur seine Gründe im Zusammenhang von Geschlechtlichkeit und Fortpflanzung, sondern hat auch noch seine tieferen Gründe, die ich jetzt ein wenig betrachten will. Auf welcher Ebene man auch das Problem der Abtreibung angeht und diskutiert – auf der Rechtsebene wurde das schon deutlich –, man kommt immer wieder in eine ausweglose Situation, es ist eine Aporie. Man kann hier zu keiner einfachen Lösung kommen, die allgemeingültig besagt: So ist es richtig, und so ist es falsch, weil auf diesem Felde alles paradox ist. Gerade diese Aporie und Paradoxie weisen darauf hin, daß wir Menschen heute mehr denn je in eine freie Situation gestellt sind.

Instinktgebundenheit im Tierreich

Das hat schon seine natürlichen Grundlagen. Denn wenn man die Geschlecht-lichkeit etwas näher betrachtet – und ich möchte das in einigen Grundzügen tun – , dann muß man zunächst sagen, daß die Sexualität selbstverständlich eine Natur-tatsache, ein Naturvorgang ist. Die geschlechtliche Fortpflanzung ist ja nicht auf allen Stufen des Naturreiches vorhanden, sondern erst auf einer bestimmten Ent-wicklungsstufe bei Pflanze, Tier und Mensch entstanden. Im Pflanzen- und Tier-reich gibt es eben auch die ungeschlechtliche Fortpflanzung, und die hat es auch einmal in der Entwicklung des Menschen gegeben. Wo immer aber die Ge-schlechtlichkeit auftritt, ist sie ein Naturvorgang, die Geschlechtlichkeit stellt sich von alleine ein.

Im Tierreich ist das Zusammenleben und Zusammenwirken der Geschlechter in der Gesamtheit durch den Instinkt geregelt. Dazu nur zwei Beispiele: Die Höckerschwäne leben monogam, d.h. in einer lebenslangen Einehe. Sie haben ihre Befruchtungs- und Brutzeiten, sie haben ihre Pflegezeiten, das gesamte Ge-schlechtsleben ist bis in alle Einzelheiten durch den Instinkt festgelegt.

Die Tiger leben als Einzelgänger und haben die allergrößten Schwierigkeiten, überhaupt zu einer Begattung zu kommen, weil ihre – menschlich ausgedrückt – Antipathie und Aggression gegenüber den Artgenossen so groß sind, daß eine Annäherung fast nicht möglich ist. So ist die Begattung ein äußerst dramatischer und aggressionsgeladener Vorgang, in dem das Tigermännchen sich äußerst vor-sichtig und ständig fauchend dem Weibchen nähern muß, weil sie genauso stark ist wie er, und er sich daher auch in einer ständigen Gefahr befindet. Wir haben also zwei Extreme aus dem Tierreich: zum einen die lebenslange Monogamie, zum anderen das lebenslange Einzelgängertum. So gibt es bei allen Tierarten Instinkte, die ganz bestimmte Formen des Auslebens der Geschlechtlichkeit vor-geben und prägen.

Keine staatliche Bevormundung, sondern individuelle Verantwortung

Und diese Instinktgebundenheit gibt es beim Menschen nicht. Das ist eine der fundamentalen Tatsachen, warum die Geschlechtlichkeit beim Menschen über-haupt zum Problem wird, das sich dann schließlich auch in der Problematik des Schwangerschaftsabbruchs zeigt. Wir sind Instinktkrüppel in bezug auf das Aus-leben der Sexualität. Die Biologen sagen, der Mensch sei pansexuell, d.h. daß er zu jeder Zeit sexuell bereit sei. Das stimmt allerdings nicht so ganz, denn es gibt auch beim Menschen Reste bestimmter natürlicher Rhythmen. Das wurde kürz-lich auch dadurch bestätigt, daß man bestimmte Geruchsstoffe, die im Schweiß und in den Körperausscheidungen des Mannes vorhanden sind, in ihrer Wirkung auf Frauen untersucht hat. Durch die Versuche mit diesen isolierten Geruchsstoffen hat man herausgefunden, daß sie auf Frauen in der fruchtbaren Phase zwischen zwei Perioden anziehend wirken und von Frauen als angenehm empfunden werden. In den übrigen Phasen wurden sie aber als unangenehm empfunden. Dadurch hat man einen Hinweis darauf, daß auch beim Menschen noch ganz rudimentär Prozesse vorhanden sind, die bei den Tieren die Brunstzeit usw. steuern. So ist ja beim Menschen so manches noch rudimentär vorhanden, das ihn zwar in seinen Handlungen nicht absolut bestimmt, ihn aber doch noch leicht beeinflußt, ihn vielleicht geneigt macht. Aber diese Einflüsse sind so schwach, daß sie nur durch die Isolierung solcher Geruchsstoffe in eindeutigen Versuchsergebnissen nachweisbar sind.

Solche Rudimente können aber nicht darüber hinwegtäuschen, daß der Mensch auf dem Felde des Geschlechtslebens keine den Tieren vergleichbare Instinktprägung hat. Deshalb hat der Mensch von Anfang an – seit der Steinzeit, seit der Jäger- und Sammlerzeit – immer in Gemeinschaften und später dann in Kulturen gelebt, die dieses Instinktdefizit durch bestimmte Formen – Gesetze, Normen, Tabus, Bräuche – ausgeglichen haben. Dadurch wurde immer eine bestimmte Form des Zusammenlebens der Geschlechter, und damit auch des Auslebens der Geschlechtlichkeit, eingerichtet. Die Geschlechtlichkeit war immer ein soziales und gesellschaftliches Gestaltungsproblem. Wer die Gesetze, Tabus usw. übertrat, der wurde bestraft. So wissen wir aus dem Alten Testament, daß zum Beispiel bei den Juden die Ehebrecherin sogar gesteinigt wurde.

Heute sind wir aber in unserem Kulturkreis auf einer Menschheitsstufe angekommen, wo wir uns solche Maßregelungen zu Recht nicht mehr gefallen lassen. Auch das ist ja ein Teil der Diskussion um den § 218, daß wir eine Bevormundung durch den Staat nicht hinnehmen wollen. Diese Entwicklungstendenz läßt sich auch im Bereich der Ehegesetzgebung deutlich festmachen. In früheren Zeiten hat der Staat vorgegeben, was Inhalt, Sinn und Zweck der Ehe sein soll. Das reichte bis in unser Jahrhundert hinein. Das Moderne und Fortschrittliche der bundesdeutschen Ehegesetzgebung – vor allem des Scheidungsrechts – ist, daß nicht mehr nach der Erfüllung eines definierten Inhaltes, Sinnes und Zweckes der Ehe gefragt wird, und somit im Falle einer Scheidung auch nicht mehr die Schuldfrage gestellt wird, sondern daß nur noch nach den Tatbestandsmerkmalen geurteilt wird, ob ein Paar zusammenlebt oder nicht. Wenn die Ehepartner eine gewisse Zeit nicht mehr zusammenleben, dann gilt die Ehe als zerrüttet und als nicht mehr bestehend. Der Tatbestand der Ehe ist damit aufgelöst. Dieser Umschwung der Ehegesetzgebung zeigt schon deutlich einen Rückzug des Staates, des Gesetzgebers aus dem Bereich der Moralität. Was Ehe sein soll, ist ein moralisch-geistiges Problem und kein Rechtsproblem.

Daran wird also deutlich, daß heute der ganze Bereich der Geschlechtlichkeit zu einem individuellen Problem, zu einer Frage individueller Verantwortung geworden ist. In der Vergangenheit wirkten in diesem Bereich noch die Gesetzestafeln, zum Beispiel in der protestantischen Eheauffassung Luthers: Gott hat die Ehe gestiftet. Da ist dann über die Liebe, Treue usw. bis hin zur ehelichen Pflicht

Wenn man der Meinung ist, keine Wiedergeburt, verbaut man eine Seite d. Druck ... ein ... Leben zu leben.

alles weitgehend geregelt. Die Geschlechtlichkeit war gewissermaßen einklagbar. Die Frau hatte ihre eheliche Pflicht zu erfüllen – bis 1954 auch nach bundesdeutschem Recht –, d.h. sie mußte ihrem Mann zur Verfügung sein. Damit hatte der Mann auch keine Ausflucht für irgendwelche Seitensprünge, da er ja eine Frau hatte, die zur Geschlechtlichkeit verpflichtet war.

Das aber ist heute anders, denn es gibt keinen Rechtsanspruch mehr, keine vorgegebene Eheform, und somit auch keine vorgegebene Form, in der sich Geschlechtlichkeit ausleben kann und soll. Alles ist in die individuelle Freiheit des einzelnen gelegt, und das bedeutet zunächst, daß in diesem Bereich Willkür und Chaos auftreten müssen. Denn die Geschlechtlichkeit ist ja nicht nur eine nette Begleiterscheinung, die die Natur erfunden hat, um den Naturwesen, Tieren und Menschen, die Last der Fortpflanzung zu erleichtern oder zu versüßen, sondern sie selber ist schon eine höchst paradoxe Angelegenheit.

Unterschiedliche Sexualität bei Frau und Mann

Schon die Tatsache, daß die Geschlechtlichkeit bei weiblichen und männlichen Individuen unterschiedlich erlebt wird, was man besonders deutlich bei Tieren sehen kann, deutet auf diese Problematik. Bei den Tieren hat man immer das Gefühl, daß die Weibchen nichts vom Geschlechtsakt haben, aufgeregt sind immer nur die Männchen. Nur bei den Männchen kann man dann beobachten, daß ihnen zum Beispiel der Kamm schwillt, daß sie mit den Federn rascheln, merkwürdig einhertrippeln, oder was auch immer dann veranstaltet wird. Wenn man betrachtet, was die Tiermännchen alles veranstalten, so ist das doch wahnsinnig komisch und erhellend. Welcher Aufwand!

Bei den Seelöwen genießen es die Weibchen offensichtlich, wenn sie in ihren Kolonien auf den kalifornischen Felsen liegen und sich ein Männchen als Pascha ausgewählt haben – andere Männchen dürfen gar nicht näher herankommen –, das dann erst einmal, etwas locker ausgedrückt, Eurythmie machen muß. Er muß schwimmend tanzen! Es ist wirklich zauberhaft, das anzusehen, wie das Männchen dann schwimmt, und offensichtlich haben die Weibchen daran auch ihre Freude. Also bei den Seelöwenmännchen ist es so, daß sie sich nicht leiblich herausputzen wie einige Fische oder Vögel, die dann ganz besonders schön und farbenprächtig werden, sondern sie entzücken durch die Schönheit der Bewegung, durch Eu-rythmie. Sie müssen lange im Wasser tanzen, das ist ihr Hochzeitstanz. Aber die Weibchen tanzen nun nicht etwa mit, sondern sie schauen nur zu, bis schließlich ein Weibchen zur Begattung ins Wasser gleitet. Danach geht dann das Spiel von vorne los.

Ich führe das nur an, um auf die Unterschiedlichkeit der Sexualität von Frau und Mann auch beim Menschen hinzuweisen. Denn auch auf diesem Gebiet gibt es ein ideologisch vorgeprägtes Urteil, das besagt, daß die Frauen in bezug auf ihre Sexualität prinzipiell den Männern gleich seien. Das aber ist eine Unwahrheit und eines der schlimmsten Vorurteile, das auch von einigen Lehrstühlen der Universitäten verkündigt wird. So hat zum Beispiel einer der Professoren am Sexualkundeinstitut der Universität Hamburg dies als Tatsache verkündet. Seiner Ansicht nach würde es auf diesem Felde nur so lange Probleme geben, bis endlich die prinzipielle Gleichheit der männlichen und weiblichen Sexualität anerkannt würde. Ohne die Unterschiede zwischen der weiblichen und männlichen Sexualität hier nun weiter charakterisieren zu wollen, sei doch festgestellt, daß diese Behauptung eine verheerende Unwahrheit ist, die immer neue Probleme schafft.

Die zerstörerische Potenz der Sexualität

Ein anderes Problem, das in der Sexualität selber liegt, ist darauf zurückzuführen, daß die Sexualität Willenscharakter hat, Wärmecharakter, und das heißt, daß die Kraftrichtung immer von innen nach außen geht. Die Sexualität ist wie Feuer eine ausdehnende Kraft. Sie ist eine Grundkraft wie die Sympathie, und man vergleicht sie am besten mit dem Feuer, denn auch das Feuer hat die Eigenschaft, daß es nur zerstört, wenn es ungestaltet und unbegrenzt wirksam ist. Denken Sie an Schillers Glocke: „Wehe, wenn sie losgelassen!" Man kann die zerstörerische Kraft dieses Feuers am besten da erkennen, wo Sexualität in gesteigerter Weise als einseitige Kraft in Erscheinung tritt, also auch völlig losgelöst von jeglicher Fortpflanzung. Und das kann man insbesondere – aber natürlich nicht nur da – in der Promiskuität einiger Homosexueller beobachten. Ich will mit dieser Aussage keine Diffamierung verbinden, sondern nur darauf hinweisen, daß in solchen Fällen sozusagen Sexualität pur in Erscheinung tritt, auch und gerade in ihrem verzehrenden und zerstörenden Charakter. Diese Zerstörung wirkt in den menschlichen Verhältnissen, im sozialen Miteinander. Denn der andere Mensch wird in einer Weise zum bloßen Objekt und zum Instrument, d.h. zum bloßen Gegenstand der Begierde, die zerstörend wirken muß. Diese Tendenz wirkt allerdings immer in der Sexualität mit, sie wird nur am Extrembeispiel besonders deutlich. Ich möchte noch einmal betonen, daß ich durch die Erwähnung dieses Beispiels nicht die Homosexualität beurteilen möchte und schon gar nicht homosexuelle Menschen, die nicht selten sehr produktiv und seelisch-geistig sehr hochstehend sind, sondern es lediglich zur Verdeutlichung herangezogen habe. Es sind ja auch nicht alle Homosexuellen promisk, aber in den Fällen, in denen es vorkommt – im Extrem Hunderte von Partnern pro Jahr –, wird die zerstörerische Kraft einseitiger und losgelöster Sexualität besonders deutlich. Jegliche menschliche Bindung, jegliche menschliche Beziehung wird dadurch zerstört. Denn Bindung, Verbindung – von der Liebe gar nicht zu sprechen – kann in solchen Fällen gar nicht entstehen. Das ist ein Element der Sexualität, das im Extrem deutlich wird. Es gibt viele andere gesellschaftliche Phänomene, an denen die Zerstörungskraft einer isolierten Sexualität abzulesen ist. Denken Sie nur an den sexuellen Mißbrauch von Kindern. Das ist ein weiteres krasses Beispiel, das uns darauf verweist, wie richtig es ist, wenn die Psychologie sagt, daß die Sexualität von Natur aus einen hohen Grad an Aggression habe. Aggression ist der reine ungestaltete Wille, und der muß zerstören. Viele Kulturerscheinungen – bis hin zur Prostitution – zeigen, daß Sexualität dazu neigt und dahin zielt, den anderen Menschen zum bloßen Objekt zu machen.

Die Geschlechtlichkeit als göttliche Schöpfung

Sie mögen vielleicht denken, hier spricht der typische Kirchenvertreter, der Ihnen die tradierte christliche Diffamierung der Sexualität einbläuen will. Die Sexualität als Sünde, als zerstörerische Kraft ist aber nur die eine Seite. Denn die eigentliche Frage ist doch vielmehr die, ob die Sexualität einen Sinn, und vor allem einen Sinn außerhalb der Fortpflanzung hat. Dazu muß man zunächst einmal sagen, daß die Geschlechtlichkeit von den Göttern bzw. von Jahve bewirkt worden ist, und zwar indem Mann und Frau überhaupt getrennt wurden und es dann noch hieß: „Darum wird ein Mann Vater und Mutter verlassen und an seinem Weibe hangen, und sie werden sein ein Fleisch" (1. Mose 2,24). Das geschah nicht durch die Schlange, also durch den Widersacher, sondern durch den Schöpfergott selber. Deshalb sagen auch viele Theologen – was nur nicht so deutlich bemerkt wird –, daß die Geschlechtlichkeit eine göttliche Schöpfung sei und daher gar nicht Sünde sein könne.

Desweiteren ist nun aus der Bibel auch abzulesen, daß erst durch den Sündenfall selber, d.h. durch die Einwirkung der Schlange, des widergöttlichen Wesens, dieser ganze Vorgang mit Bewußtsein durchdrungen worden ist. „Da wurden ihre Augen aufgetan, und sie sahen, daß sie nackt waren" (1. Mose 3,7). Rudolf Steiner hat das deutlicher beschrieben, daß nicht gleich in dem Moment, in dem die Menschheit begann, sich geschlechtlich fortzupflanzen, auch das Bewußtsein von diesem Vorgang vorhanden war, sondern daß dieses erst viele, viele Jahrtausende später eintrat. Vorher war die Geschlechtlichkeit, die zur Fortpflanzung führte, wie beim Tier, sozusagen programmiert, vorgeformt durch so etwas ähnliches wie Brunstzeiten, aber das Erlebnis der Geschlechtlichkeit war total anders. Die Menschen nahmen damals beim Geschlechtsakt – so Rudolf Steiner – gar nicht ihre Leibeszustände und -vorgänge wahr, sondern sie erlebten in ihrer Seele die Wesenheit des Partners und die Wesenheit des kommenden Kindes. „Und Adam *erkannte* sein Weib Eva, und sie ward schwanger" (1. Mose 4,1). Es war ein geistig-seelisches Erkennen, das Bewußtsein war auf Geistig-Seelisches gerichtet. Die Leibesvorgänge waren dabei völlig unbewußt.

Wenn wir uns nun fragen, wie so etwas möglich und vorstellbar ist, dann brauchen wir uns nur daran zu erinnern, wie unser Denken funktioniert. Das Denken funktioniert nämlich genau so: Wenn wir denken, haben wir im Bewußtsein nur den Inhalt unseres Denkens. Die Gedanken, die Begriffe, Vorstellungen sind uns bewußt. Was aber das Gehirn dabei alles machen muß, damit wir so denken können, das erleben wir gar nicht. Unsere Gehirnvorgänge sind uns völlig unbewußt. Stellen Sie sich vor, wir würden beim Denken ständig unsere Gehirnwindungen, sämtliche Gehirnprozesse, elektrische Ströme, chemische Reaktionen und Stoffumlagerungen wahrnehmen! Im Denken haben wir also einen Vorgang, der im Prinzip genauso verläuft wie in frühesten Menschheitszeiten der Geschlechtsakt.

Die Antipathiegeste der Begierde – Die Paradoxie der Sexualität

Der Geschlechtsakt hat sich aber dann verändert. In der Zeit vor der Sintflut – anthroposophisch gesprochen: die Mitte der Atlantis – entstand erst das Bewußtsein für die Leibesvorgänge. Dieses Bewußtsein entfaltete sich zunächst über die Sinneswahrnehmung des Auges. Daher heißt es auch in der Bibel: „Da wurden ihre Augen aufgetan" (1. Mose 3,7). Mit dem Wahrnehmen der schönen Leibesgestalt – die menschliche Leibesgestalt ist ja die höchste Formgestalt, die es überhaupt in der Natur gibt – erwuchs erst das Bedürfnis nach dieser Gestalt. Und so entstand schließlich auch die Lust, d.h. die bewußte seelische Erlebnisqualität der Leibesvorgänge. Nun ist aber die Begierde etwas, was der eigentlichen Grundkraft der leiblich-physischen Geschlechtlichkeit, der Sympathie mit ihrer nach außen öffnenden, strömenden Geste zuwiderläuft. Denn Begierde heißt, daß in den Seelenkräften, die da walten, nicht nur Sympathie ist, sondern ein Übergewicht an Antipathie. Das schildert Rudolf Steiner schon in seiner „Theosophie" (GA 9) im dritten Kapitel über die drei Welten, wo er die erste Region des Seelenreiches die Region der Begierdeglut nennt. Dort schildert er, daß die Antipathie in der Begierde stärker ist als die Sympathie. Wenn man unter Sympathie dasjenige versteht, was ausströmt, was sich wärmehaft nach außen hin seelisch verbindet, dann ist Antipathie das Gegenteil, nämlich etwas, das sich zusammenzieht, kälteartig, und anderes nicht an sich heranläßt. Und die Begierde stellt sich in ihren Sympathie- und Antipathieanteilen so dar wie beim Baby, das erst den Mund aufmachen muß, bis es die Mutterbrust erfassen und saugen kann, wobei dann das Saugen allerdings das Wichtigere ist. In der Begierde muß der Mensch sich erst öffnen, damit er etwas aufnehmen kann, aber das dann folgende Zumachen ist die eigentliche Geste der Begierde. In der Begierde zieht der Mensch etwas in sich hinein, damit es sein eigen wird.

Sexualität und Liebe sind nicht dasselbe

Diese Grundgeste der seelischen Begierde hat sich damals in der Menschheitsentwicklung mit der Geschlechtlichkeit verbunden, und zwar zuerst beim Mann. Dadurch ist also seelisch mit der Geschlechtlichkeit etwas Abschließendes, etwas Trennendes verbunden worden, das leiblich-physisch gar nicht mit der Geschlechtlichkeit verbunden ist. Denn die leiblich-physische Geschlechtlichkeit entspricht einem Bild der Verbindung, der Wärme und des Überfließens. Also eine Sympathiegeste. In der Sexualität selber liegt also die Paradoxie, daß sie leiblich-ätherisch ein Sympathievorgang ist, seelisch aber ein Antipathievorgang. Dieser Antipathieanteil bleibt meistens total unbewußt. Er wirkt aber trotzdem. Die Römer haben das an den Tieren bemerkt, denn es gibt den lateinischen Ausspruch: „Post coitum omnia animalia tristae sunt." Nach dem Coitus sind alle Tiere traurig. Auch einige Psychologen haben das inzwischen dargestellt und deutlich gemacht, daß die Geschlechtlichkeit eben nicht einfach dasselbe ist wie die Liebe, obwohl das heute noch vielfach so gedacht und postuliert wird. Es ist nicht dasselbe. Rudolf Steiner geht sogar so weit, daß er sagt, so wie es sein kann, daß zwei Fahrzeuge zusammenstoßen und dann zusammen sind, so kann es natürlich auch geschehen, daß Liebe und Sexualität zusammenkommen, aber sie haben so wenig miteinander zu tun wie die Fahrzeuge vor ihrem Zusammenstoß. Das ist die eine Seite in ein etwas krasses Bild gesetzt. Rudolf Steiner hat aber auch gesagt, daß die Sexualität die einfachste und primitivste Form der Liebe sei, aus der sich die höhere Liebe erst entwickeln solle. Damit haben wir wieder einmal so ein schönes widersprüchliches Paar von Äußerungen Rudolf Steiners, das einen davor bewahrt, dogmatisch zu werden.

Also: Begierde schließt uns von einem anderen seelischen Wesen ab. Und sie hat tendenziell die Geste, daß wir dasjenige, was wir in der Begierde umschließen, instrumentalisieren, zu eigen machen, zum Besitz machen. Und diese seelische Grundgeste ist seitdem in steigendem Maße durch die Menschheitsentwicklung – und mindestens in den letzten Jahrzehnten auch bei den Frauen – als unvermeidlicher Bestandteil der Geschlechtlichkeit dieser beigemischt. Und das macht die Paradoxie auf diesem Felde aus. Die Begierde selber ist aber eine notwendige Tatsache für die Entwicklung des Menschen, denn nur durch Begierde werden wir seelisch ein Wesen, das sich von den anderen unterscheidet. Wir würden also nie seelisch individuell werden, wenn wir nicht auch Antipathiekräfte hätten, die wir im wesentlichen durch die Begierde haben. In diesem Sinne ist Begierde Sünde, denn Sünde, sondern, heißt trennen. Aber diese Sonderung, diese Trennung ist notwendig, damit wir überhaupt ein individuell abgeschlossenes seelisches Wesen sein können.

Die Mission der Begierde

Die Begierde, die mit der Geschlechtlichkeit verbunden ist, ist nun noch aus einem besonderen Grunde notwendig, denn sie wirkt so, daß sie das Seelenwesen des Menschen stärker mit dem Leibe verbindet. Begierde im Geschlechtlichen hat inkarnierende Wirkung. Und so ähnlich, wie Rudolf Steiner von der Mission des Alkohols in der nachatlantischen Zeit gesprochen hat und von seiner Notwendigkeit bis zur Zeitenwende als Inkarnationshilfe der Menschenseele in den physischen Leib hinein, so ähnlich ist auch die Begierde, die mit der Geschlechtlichkeit verbunden ist, ein Inkarnationsmittel für die menschliche Seele. Das sind, soweit ich das überschauen kann, auch die tieferen Gründe für die alten Sexualkulte in den früheren Mysterien.

Trotzdem bleibt dieser trennende, entfremdende Charakter der Begierde bestehen, ja er verstärkt sich sogar noch. Damit wird die ganze Paradoxie, die auch mit dem Begriff der Liebe verbunden ist, wiederum deutlich: Auf der einen Seite möchte man etwas mit und für den anderen tun, aber auf der anderen Seite will man etwas von ihm haben. In jeder natürlichen Liebe ist zunächst immer auch Egoismus darinnen, notwendigerweise. „Liebe deinen Nächsten wie dich selbst." Wir lieben erst einmal uns selbst.

Und aus dieser Paradoxie von Liebe und Sexualität gibt es keinen unmittelbaren, einfachen, direkten Ausweg. Denn man kann nicht einfach sagen, daß nun Askese das Richtige sei, denn das führt in den allermeisten Fällen sowohl für den einzelnen als auch in der sozialen Gemeinschaft zu ganz unmöglichen Konsequenzen. Wie zweitausend Jahre Christentum und auch das Seelenringen Luthers deutlich gemacht haben, führt Askese allein nicht zu einer wirklichen Überwindung dieser Paradoxie. Zölibat oder auch Josefs-Ehe, wie man das früher genannt hat, sind für die allermeisten Menschen keine Lösung. Im anderen Extrem sind wir aber heute in der Versuchung, die Sexualität zu verherrlichen, bis dahin, daß gesagt wird, sie sei die eigentliche Selbstverwirklichung des Menschen. Es ist eine immer häufiger anzutreffende Ansicht, daß die Sexualität ein wesentlicher Ausdruck der Persönlichkeit des Menschen sei, was ich allerdings für den allergrößten Quatsch halte, denn gerade die Sexualität ist ja das Gattungshafteste an uns. Hier liegt eine Verdrehung der Begriffe vor. Heute befinden wir uns also in einer Phase, in der wir weniger versuchen, das Problem durch Askese zu lösen, sondern indem die Menschen versuchen, mehr und mehr alles auszuleben, was Spaß macht.

Die Möglichkeit der Verwandlung: Vermenschlichung der Sexualität

Diesen beiden Polen gegenüber – der Vermeidung einerseits und der Verherrlichung andererseits – gibt es nun aber als drittes auch die Möglichkeit der Verwandlung. Und dieses Dritte ist eigentlich dasjenige, was sich aus dem Evangelium und aus der Anthroposophie heraus ergibt. Diese Verwandlung ist eine Kulturtat, die der Mensch aus Einsicht und Freiheit anstreben kann, aber nicht muß. Ich will nur in einigen Stichworten verdeutlichen, was ich damit meine. Da die Sexualität, die Geschlechtlichkeit in sich die Tendenz hat, den anderen Menschen zum Objekt zu machen, und daraus eine Instrumentalisierung der Sexualität entspringt, kann dem nur durch eine Personalisierung der Sexualität entgegengewirkt werden: also das Gegenteil von Hunderten von Partnern im Jahr. Anders ausgedrückt: Es geht um eine Vermenschlichung der Sexualität. Auf dieses Ziel und auf diese Aufgabe scheint mir schon etwas von Natur aus hinzudeuten – gewissermaßen wie eine biologische Prophetie –, nämlich die Tatsache, daß die Fortpflanzungsorgane beim Tier noch alle so organisiert sind, daß die Tiere die Begattung *a tergo,* von hinten, vollziehen. Beim Menschen aber sind die Geschlechtsorgane von Natur aus so eingerichtet, daß sich der Geschlechtsakt *en face,* im Zugewandtsein, im Gegenüber als natürliche Form vollzieht. Die Geste, die biologisch veranlagt ist, liegt also in der Zuwendung zum anderen Wesen. Wenn man als Bild nimmt, wie sich zum Beispiel der Geschlechtsakt bei Hühnern und Hunden vollzieht, dann kann man sagen, daß die Weibchen ihn über sich ergehen lassen. Beim Menschen ist da doch offensichtlich etwas anderes gemeint, wenn man diese natürliche Bildhandlung einmal heranzieht. Die geschlechtliche Beziehung ist eben nur ein Teilaspekt einer ganzmenschlichen Beziehung – und das heißt letztlich Einehe: eine ganzmenschliche Beziehung, ganz in dem Sinne, daß alle Wesensglieder des Menschen umfaßt werden, und ganz auch in dem Sinne, daß alle zeitlichen Erscheinungen des Menschen, also seine gesamte Biographie, davon umfaßt werden. Das ist *ein* Sinn der Einehe, daß sie gewissermaßen der Rahmen, der Bereich sein kann, in dem die Sexualität ihrer sozial zerstörenden Kräfte entledigt wird. Ganz ähnlich wie bei einem Feuer im Ofen. Das war Luthers feste Überzeugung, auf die er seine Ehetheologie gebaut hat.

Die Folgen der Geschlechtertrennung

Ich könnte jetzt noch viel darüber sprechen, warum es die geschlechtliche Fortpflanzung überhaupt gibt, was der Mensch der Tatsache der geschlechtlichen Fortpflanzung für sein Menschsein überhaupt verdankt. Ich kann es im Rahmen dieses Vortrags aber nur kurz nennen und nicht weiter ausführen. Die Entwicklung des Gehirnes ist das eine Ergebnis der Trennung in die Geschlechter, und damit die Entwicklung der leiblichen Grundlage des Denkens. Die Entwicklung des Sexualtriebes ist ein weiteres Ergebnis, denn der eingeschlechtliche Mensch wäre in sich so vollkommen, daß er sich nicht nach dem anderen Menschen sehnen würde. Es ist also die Entwicklung des Triebes zum anderen Menschen, und damit die Entwicklung der leiblichen Grundlage der Liebe. Als nächstes wäre die Entwicklung der individuellen körperlichen Leiblichkeit zu nennen, also zum Beispiel die Entwicklung des individuellen Eiweißes und sonstiger körperlicher Merkmale, die überhaupt erst ermöglichen, daß sich ein individuelles geistiges Wesen mit dem Leibe verbinden kann. In einem ansonsten allgemeinen Gleichen – denn bei eingeschlechtlicher Fortpflanzung entstehen ja erbgleiche Nachfahren – können sich so individuell verschiedene Geistwesen verkörpern, und dadurch entstand die leibliche Grundlage des Ich. Die leibliche Grundlage des Denkens, der Liebe, des Ich und letztlich auch die leibliche Grundlage der Freiheit verdanken wir der Trennung in die Geschlechter, und somit der sexuellen Fortpflanzung.

Aber mit der sexuellen Fortpflanzung sind auch all die schwierigen Dinge verbunden wie Irrtum, Lüge, Krankheit, Tod, Egoismus. Das sind die negativen Begleiterscheinungen, die in der Geschlechtertrennung ihren Ursprung haben. So daß man also zusammenfassend sagen muß: Die Sexualität ist eine kosmologische Tatsache, die unser Menschsein auf vielfältigste positive und negative Weise konstituiert.

Die Notwendigkeit des bewußten Umgangs mit der Sexualität

Mit dem zwanzigsten Jahrhundert kommen wir nun in eine neue Situation, ähnlich wie beim Alkohol, der seine Mission erfüllt hat, da der Mensch genügend inkarniert ist in seinem Leib. Wenn danach der Genuß des Alkohols nun in gleicher Weise weitergeführt wird, dann wirkt er zerstörerisch. So stehen wir jetzt in einer Zeit, wo die Sexualität beginnt, ihre zerstörerische Kraft immer mehr zu entfalten, weil die gestaltende und begrenzende Kraft – die dem Bild des Ofens entspricht –, die von außen durch die Gesellschaft dem Menschen gegeben war, nun aufhört zu wirken. Wir befinden uns also jetzt in einer Situation, in der die Feuerkräfte der Sexualität ungehindert, ungebremst im Individuum wirksam werden. Dadurch aber verstärkt sich die zerstörerische Potenz. Die Frage und Aufgabe, die daraus resultiert, ist, wie diese Kraft nun gestaltet und begrenzt werden kann, so daß sie nicht zerstörerisch wirkt, sondern eventuell sogar wie das Feuer des Ofens positiv wirkt.

Hilfreich für die Erhellung dieser Frage können auch einige Ausführungen des Paulus sein, die er im 7. Kapitel des 1. Korintherbriefes macht, wo zwar seine grundsätzliche asketische Neigung durchkommt und er sinngemäß sagt: „Am besten wäre es, ihr könntet auf das alles verzichten. Denn ihr begebt euch damit in Nöte hinein, die ich euch gerne ersparen würde." Und da Paulus mit dem baldigen Erdenende rechnete, meinte er, daß am besten alle Menschen so sein würden wie er, d.h. ohne Geschlechtlichkeit leben könnten. Er wußte aber, daß die Geschlechtlichkeit bis zum Erdenende wirksam sein würde. Und er hat für diese Zeit und für die Menschen, die eben noch nicht so weit sind wie er – obwohl er das allen wünschte –, einige Verhaltensmaßregeln aufgestellt: „Es ist besser freien, als Brunst leiden", übersetzt Luther (1. Kor. 7,9). Also: Es ist besser, einen Ehepartner zu haben, als sich in der Begierde zu verzehren. Rudolf Steiner soll mal gesagt haben: Schnitzel essen, ist besser als Schnitzel denken. Paulus hat dafür auch bestimmte Formulierungen gebraucht: „Es habe jeder seine eigene Frau und jede Frau ihren eigenen Mann" (1. Kor. 7,2). Und: „Entziehe sich nicht einer dem anderen, es sei denn mit beiderseitigem Einverständnis eine Zeitlang, damit ihr zum Beten Ruhe habt. Dann kommt wieder zusammen, damit die Begierde nicht Macht über euch gewinnt" (1. Kor. 7,5), Luther sagt, „auf daß euch der Satan nicht versuche, weil ihr euch nicht enthalten könnt". Außerdem kann man auf diesen Bereich auch übertragen, was Paulus im Galatherbrief geschrieben hat: „Einer trage des anderen Last" (Gal. 6,2). Denn die Einseitigkeit unseres Menschseins als Mann und Frau ist bei näherer Betrachtung eine Last. Und zwar nicht nur die geschlechtliche Seite, sondern die ganze Einseitigkeit des Mannes und der Frau.

Eine kurzfristige Verwandlungserwartung ist aber in jedem Falle illusionär, jedenfalls für die allermeisten Menschen. Nur zwei Beispiele: Eine Frau sagt in der Eheberatung zu mir: „Ja, aber warum meditiert er denn, wenn er nicht endlich darüber hinwegkommt?" Oder die etwa 45 Jahre alte Frau eines Gynäkologen: „Er muß doch nun endlich einmal so weit sein, daß das keine Rolle mehr spielt." Sie lachen, aber ich finde das gar nicht mehr zum Lachen, muß ich ehrlich sagen. Denn die Perspektive der Überwindung der Sexualität ist eine, deren erste Stufe in 7.000 Jahren ansteht. Und wer die anthroposophische Kosmologie ein bißchen kennt, der weiß, daß die endgültige Überwindung der Sexualität erst auf der Venus angezeigt ist, also erst auf dem übernächsten Erdenzustand. Wenn man weiß, daß der Beginn der Sexualität der Mitte der Lemuris, d.h. vor rund 35.000 Jahren, lag und daß vor 20.000 Jahren die Begierde einsetzte, dann wird man nicht mehr meinen, eventuell nächstes Jahr damit fertig zu sein. Dann wird vielmehr deutlich, daß der Mensch in einen großen kosmologischen Prozeß eingespannt ist. Und wenn man weiß, was die Sexualität im Laufe der Menschheitsevolution bewirkt hat, d.h. was sie für den Menschen ermöglicht hat, dann kann man sich sagen, daß die Früchte – Denken, Liebe, Ich, Freiheit – zwar so langsam reifen, aber wir können den Halm, die Blätter und die Ähre noch nicht verbrennen, denn das Korn ist noch nicht reif, das an dieser Pflanze wachsen soll. Und so wie alles Stroh, Spelze usw. nur Hilfsmittel waren, damit das Korn entstehen konnte, so ist die Sexualität natürlich auch nur ein Hilfsmittel, damit all das, was ich genannt habe, entstehen kann, damit die Menschheitsevolution auf Erden überhaupt vor sich gehen kann. Irgendwann darf dann auch die Sexualität verfallen, verbrannt oder kompostiert werden, um anderen Dingen in der Weltevolution wieder zugänglich zu werden.

Die Sexualität muß also irgendwann wieder verschwinden, muß irgendwann wieder aufgehoben werden. Aber das wird erst dann geschehen, wenn dasjenige, was sie hervorrufen kann und bewirken soll, auch wirklich gereift ist. Solange müssen wir mit den Paradoxien der Sexualität leben und versuchen, sie so weit wie möglich auszugleichen. Das kann zum Beispiel dadurch geschehen, daß wir die Qualität der Geschlechtlichkeit, wie sie sich von Natur aus beim Mann herausgebildet hat, dem annähern, wie sie sich bei der Frau ausgebildet hat. Denn die weibliche Sexualität ist menschlicher als die männliche. Die weibliche Sexualität hat nicht diesen Aggressionscharakter, und die weibliche Begierde ist nicht so einseitig auf den Leib des anderen Menschen gerichtet. Sie umfaßt immer auch die Seele des anderen Menschen und ist dadurch ganzmenschlicher. Für ein gemeinsames Tragen – und da weiß ich mich auch einig mit Ekkehard Klöhn, „Typisch weiblich, typisch männlich" – müssen die Männer sich in bezug auf die Qualität verwandeln und der Frau entgegenkommen, und die Frauen müssen dem

Mann entgegenkommen in bezug auf die Quantität, dann entsteht ein tragfähiger Kompromiß. Das ist jetzt natürlich sehr abgekürzt gesagt.

Auf jeden Fall sind wir aber zu einem bewußten Umgang mit der Sexualität verdammt. Wir können nicht in voratlantische Zeiten zurück und uns danach sehnen, daß alles im Schlaf passiert. Wir müssen die Sexualität gestalten, und dazu gehört auch ein teilweiser Verzicht, ein Triebaufschub. Nur das ist in unserer narzißtischen Gesellschaft ungeheuer schwer zu vermitteln. Jeder Triebaufschub, jeder Triebverzicht wird heute weitgehend als Frustration abgelehnt. Aber selbst Siegmund Freud hat gesagt, daß alles, was aus dem Unterbewußten an Trieben heraufkommt, zu einem Drittel radikal unterdrückt, zu einem weiteren Drittel sublimiert, d.h. verwandelt, werden muß, und das letzte Drittel darf dann ausgelebt werden.

„Moral muß und wird eine Sache des einzelnen werden"

Vielleicht ist durch diese Skizze deutlich geworden, daß Schwangerschaftsabbruch letztlich kein Mittel zur Problemlösung ist. Sie ist nur eine Scheinlösung im konkreten Einzelfall, d.h. es wird das Problem der Sexualität nachträglich auf Kosten menschlich-individuellen Lebens einer Scheinlösung zugeführt. Im Seelenleben der Frauen kann dann der Schwangerschaftsabbruch doch erhebliche Konsequenzen haben. Und selbst, wenn es zunehmend Frauen gibt, die sich über diese Konsequenzen hinwegsetzen können, dann ist es trotzdem noch die Frage, ob es für die Seele der Frau gut ist, wenn sie solche Ereignisse in ihrer Biographie wegstecken kann. Daraus kann man nun aber meines Erachtens nicht folgern, daß der § 218 mit seiner Strafandrohung bestehen bleiben sollte, das ist nicht die Konsequenz meiner Überlegungen. Ich wollte nur zeigen, daß der Ursprung des Problems ein ganz anderer ist, nämlich die Notwendigkeit, in unserem Jahrhundert, in der Situation, in der die gesellschaftlichen Kräfte nicht mehr moralbildend wirken, mit der Sexualität bewußt, verantwortlich, individuell umzugehen.

Früher wurde mit dem Strafrecht Moral erzwungen. Das ist auch heute noch so und bleibt auch – hoffentlich – bestehen. Denn wir können Raub, Mord, Vergewaltigung usw. nicht einfach ohne Konsequenzen geschehen lassen. Der Schutz des Lebens mit strafrechtlichen Mitteln bleibt bestehen – wird aber durch die Streichung des § 218 oder durch eine Fristenlösung durchlöchert. Das muß man klar sehen, auch wenn man den alten § 218 nicht aufrechterhalten kann. Es ist weder logisch, noch wissenschaftlich, noch moralisch, noch religiös konsequent und einleuchtend, warum die Tötung eines Embryos vor dem dritten Monat in der Entscheidungskompetenz der Mutter liegen soll, nach dem dritten Monat aber nicht mehr. Damit kommt das Strafrecht in eine ausweglose Inkonsequenz, die aber nicht mehr verhindert werden kann und darf.

Damit geht eine moralische Verantwortung aus dem Bereich des Staates an das Einzelindividuum über. Moral muß und wird eine Sache des einzelnen werden.

Damit wird Abtreibung aber nicht automatisch zur moralisch zu rechtfertigenden Tat. Denn die Folgen für das Schicksal des Kindes, der Mutter und des abtreibenden Arztes bleiben bestehen. Und nur weil wir diese Folgen als heutige Menschen noch nicht geistig konkret überschauen können, sind wir überhaupt fähig, eine solche Handlungsweise für unbedenklich zu halten.

„Lebensschutzgruppen"
PROGRAMMATIK UND MACHTEINFLUSS
Jutta Konkel

Die Anklagen einiger Lebensschützer für Schwangerschaftsabbruch reichen von „Embryocaust" über „Krieg gegen ungeborene Kinder" bis hin zu „Hinrichtung Unschuldiger".[1)]

Ebenso vielseitig wie die Bezeichnungen des „Delikts" sind auch die Argumente der Lebensschützer, die sich teilweise auf demagogische Tötungsvorwürfe beschränken, andererseits jedoch auch sensibel an die aktuelle Diskussion angepaßt wurden. So sind beispielsweise Zielsetzungen der Frauenbewegung, wie die Streichung der eugenischen Indikation, aus dem Kontext herausgenommen worden, um sie für ihre Zwecke zu instrumentalisieren.

Von den „Krüppelfrauen" (von diesen bewußt gesetzter Begriff, um die gesellschaftliche Realität widerzuspiegeln), die sich insgesamt für die Selbstbestimmung der Frau ausgesprochen haben, ist zu hören: „Was die Diskussion so kompliziert und mißverständlich macht, ist die Tatsache, daß sich die Argumentationsstränge gegensätzlicher Interessengruppen in einigen Bereichen stark ähneln, teilweise so identisch wirken, daß es oft schwerfällt festzustellen, aus welcher 'Ecke' der jeweilige Artikel kommt."[2)]

Durchgängig vertreten sind eindringliche Appelle an die Frau, zunehmend auch öfter an den „werdenden Vater", sich für eine „moralisch vertretbare", „gewaltfreie" Möglichkeit des Umgangs mit einer ungewollten Schwangerschaft zu entscheiden, was in jedem Fall das Austragen der Schwangerschaft bedeutet. Als Alternative zum Abbruch wird zum Beispiel die Adoptionsfreigabe propagiert, und zwar mit dem Argument, es gäbe viele unglückliche Paare ohne Kinder, die gerne ein Baby adoptieren würden. Frauen sollen demnach auch noch die Verantwortung für die Kinderlosigkeit anderer aufgebürdet bekommen.

Lebensschutz in der Politik

Neben dem durch Mehrheitsbeschluß angenommenen Unionsentwurf existieren noch weitere Vorschläge zur Neuregelung der Gesetzgebung, die von einigen Unionsabgeordneten vehement vertreten wurden und die an dieser Stelle genannt werden sollen.

Die Ansbacher Erklärung:

„Die CSU fordert in ihrer im Juli 1991 vorgelegten Ansbacher Erklärung verbesserte Aufklärung zum Beispiel über Verhütungsmethoden, die Erweiterung des Hilfsangebots für Schwangere und die Abschaffung von zwei Indikationen. Die eugenische und kriminologische Indikation sollen entfallen bzw. in der medizinischen und einer schweren psychosozialen Notlagenindikation aufgehen. Die

Schwangere und ihr Arzt, der vor der Abtreibung zur Beratung der Frau verpflichtet ist, müssen die Notlage schriftlich begründen. Die Frau macht sich strafbar, wenn sie gegenüber dem Arzt falsche Angaben macht mit dem Ziel, die Anerkennung der Notlage zu erreichen. Ebenfalls bestrafen will die CSU Personen, die Schwangere in ihrer Notlage allein lassen oder sie zum Schwangerschaftsabbruch drängen."[3]

Dr. Paul Hoffacker-Entwurf:
„Der im Februar 1991 vom Vorsitzenden der Gesundheits-Arbeitsgruppe der CDU, Paul Hoffacker, vorgelegte Entwurf verschärft das Indikationsmodell. Die abtreibungswillige Frau solle bei sozialer Indikation zur Aussage vor einer Kommission aus einem Arzt, einem Sozialarbeiter und einem Psychologen verpflichtet werden, die über die Notlage entscheiden sollen."[4]

Paul Hoffacker, Vorsitzender des Bundestagsausschusses für Jugend, Familie und Gesundheit (1985–87), gesundheitspolitischer Sprecher der Unionsfraktion und Herausgeber des Buches „Auf Leben und Tod" wurde „wegen des Fortbestehens der Notlagenindikation"[5] von Herbert Werner (CDU, MdB, Oberstudienrat a.D.) für seinen Vorschlag kritisiert.

Vorschlag der Initiativgruppe von Herbert Werner:
„In ihrem Entwurf spricht die Gruppe ausschließlich von der 'Tötung eines ungeborenen Kindes'. Der Schwangerschaftsabbruch wird unter Strafe gestellt, und zwar für den Arzt und für die Frau. Bestraft werden sollen außerdem Väter, die eine Frau zum Abbruch drängen, und zwar 'wegen der erhöhten Verantwortung als Beschützergarant'. Straflosigkeit will die Initiativgruppe nur gewähren, wenn 'eine konkrete Gefahr für das Leben der Schwangeren' besteht oder wenn eine 'dauerhafte und schwerwiegende Beeinträchtigung ihres körperlichen und seelischen Gesundheitszustands' droht, der nicht auf eine andere für die Schwangere zumutbare Weise abgewendet werden kann. Der Arzt muß die dafür wesentlichen Gesichtspunkte schriftlich festhalten."[6]

Es muß wohl kein besonders ausgeprägter Pessimismus vorhanden sein, um sich vorstellen zu können, welche Möglichkeiten des Machtmißbrauchs eine derartige Gesetzgebung eröffnen könnte. So entfällt beispielsweise bei dem Werner-Entwurf das Recht der Frau, nach einer Vergewaltigung frei zu entscheiden, ob sie die Schwangerschaft austragen möchte oder nicht. Der Frau wird zugemutet, sich mit dem „Produkt der Gewalttat" permanent auseinanderzusetzen. Betrachten wir einmal die Zeit des Nationalsozialismus, in der Bevölkerungspolitik durchaus auch zwangsweise geregelt wurde, so würde dieser Entwurf zumindest derartige Wiederholungen nicht ausschließen können. Fazit einer solchen Gesetzgebung wäre, daß das „ungeborene Leben" in allen Aspekten ranghöher als jegliches Selbstbestimmungsrecht der Frau wäre.

Lebensschutz und die Kirche

„Der Mensch ist Mensch von der Zeugung an. Sobald die weibliche Eizelle und die männliche Samenzelle beim Befruchtungsvorgang ineinander verschmelzen, entsteht *vollständiges menschliches Leben.*"[7]

So liest sich der einleitende Teil einer Publikation Lothar Gassmanns (Theologe), Mitarbeiter des „Weißen Kreuzes e.V." und der „Aktion Lebensrecht für Alle e.V." sowie Mitinitiator der Ortsgruppen „Christen für das Leben".[8]

„Dabei hatte die katholische Kirche einst, in den alten Zeiten wahllos pfuschender Engelmacher, die Sündenlast einer Abtreibung keineswegs sonderlich hoch bewertet. Schutzwürdig, so das Urteil der Kirchenlehrer, sei ein Embryo erst, wenn er 'beseelt' werde – was einem männlichen Fötus 40 Tage, einem weiblichen 80 Tage nach der Empfängnis widerfahre. Erst als im 19. Jahrhundert dank medizinischer Fortschritte das Abtreibungsrisiko für die Frauen zu sinken begann, erklärte die Kirche das keimende Leben vom Moment der Zeugung an für sakrosankt."[9]

Weiterhin ist bei Gassmann eine Art Tagebuch eines Embryos im Mutterleib zu lesen:

„1. Tag: Heute hat mein Leben begonnen. Doch meine Eltern wissen es noch nicht. Ich bin noch kleiner als ein Apfelkern, aber schon unverwechselbar *ich*. Es ist jetzt klar: Ich werde ein Mädchen sein mit blonden Haaren.

...

47. Tag: Heute hat der Doktor meiner Mutter gesagt, daß es mich gibt. Bist du glücklich darüber, Mama? Du mußt noch warten, bis du mich in deinen Armen wiegen kannst.

...

80. Tag: Mama, ich kann dein Herz schlagen hören. Nimmst du auch mein leises Tap-tap, Tap-tap wahr? Du wirst eine ganz gesunde kleine Tochter haben. Manche Babies haben es schwer, in die Welt hineinzukommen. Da können freundliche Ärzte helfen. Aber manche Mütter, glaube ich, wollen ihre Kinder gar nicht haben. – Ich jedenfalls kann es kaum erwarten, auf deinen Armen getragen zu werden, dein Gesicht anzufassen, dich anzusehen. Ob du auch so gespannt auf mich wartest wie ich auf dich?

Hier bricht das Tagebuch ab. Dann heißt es nur noch: 'Mama, warum hast du das getan? Warum hast du es zugelassen, daß sie mein Leben nahmen? Wir hätten es doch so schön zusammen haben können.'"[10]

Am 08.10.1991 lauteten Auszüge eines Artikels der *taz* Hamburg folgendermaßen:

„Deutsche Konservative vertreiben Briefe mit Embryo-Nachbildungen ... 'Mama, warum hast du das getan?' klagt der Embryo in riesigen Lettern an ... Die 'Deutschen Konservativen', die nach eigenen Angaben bereits 250.000 Briefe gegen den 'Babymord' verschickt haben, setzen ganz auf die Öffentlichkeitswirksamkeit ihrer Aktion. Frühere Kampagnen gegen AusländerInnen oder für die

Freilassung des inzwischen verstorbenen Hitler-Stellvertreters Rudolf Heß ver-
pufften meist völlig wirkungslos."[11]

Ebenso denkwürdig wie diese Übereinstimmung der Kampagnen sind die Spe-
kulationen Gassmanns:

*„Andererseits werden 'Vergewaltigungen' gemeldet, die gar keine sind. 'Ver-
gewaltigung' ist ein dehnbarer Begriff. Beispielsweise kann eine Frau, die sich
mit ihrem Liebhaber verkracht hat, leicht behaupten, er habe sie vergewaltigt,
obwohl es vielleicht gar nicht so war."*[12]

Ganz allgemein gilt wohl für Christen das fünfte Gebot: „Du sollst nicht töten"
und das meint, „'... daß wir unserem Nächsten an seinem Leibe keinen Schaden
noch Leid tun, sondern ihm helfen und fördern in allen Leibesnöten.' Daraus
folgern wir: Das klare Ja zum Schutz ungeborener Kinder und das klare Ja zur
Förderung der Lebenschancen geborener Kinder gehören für Christen untrennbar
zusammen. Das Nein zum Schwangerschaftsabbruch und das tätige Ja zur ideel-
len und materiellen Stützung betroffener Frauen, Paare und Kinder gehören zusammen. – Schwangerschaftsabbruch ist kein Mittel der Familienplanung oder
der Korrektur sexueller Unbedachtheit."[13]

Abschließend sei noch auf eine Aussage des Erzbischofs von Fulda, Johannes
Dyba, hingewiesen, der ungeachtet des fünften Gebotes zum Beispiel gegen einen
„gerechten Krieg" nichts einzuwenden hat:

„Einen 'Kinderholocaust' nennt er etwa die Abtreibung, ihre Abrechnung auf
Krankenschein ein 'staatlich finanziertes Tötungsgeschäft'."[14]

Die Frage nach der Berechtigung derartiger Aussagen stellt sich bei näherer
Betrachtung der Haltung des Heiligen Stuhls zum Dritten Reich umso eindringli-
cher. War es doch gerade der Vatikan, der Hitlers Staat mit Abschluß des Reichs-
konkordats (völkerrechtlicher Vertrag zwischen dem Vatikan und einem Staat zur
Wahrung gegenseitiger Interessen, wie zum Beispiel im spezielleren die freie
Religionsausübung, Einrichtung eines konfessionellen Schulwesens usw.) international gesellschaftsfähig machte und somit den Holocaust teilweise mitzuver-
antworten hat. Der Vertrag ist übrigens nie annulliert worden und hat seine
Gültigkeit bis heute beibehalten.

Anmerkungen:

1. Frauen gegen den § 218. Bundesweite Koordination (Hg.): Vorsicht „Lebensschützer". Hamburg 1991, S.203

2. ebd., S.227

3. Aktuell. Lexikon der Gegenwart. Dortmund 1991, S.353

4. ebd.

5. Frauen gegen den § 218, a.a.O., S.104 f.

6. Verschärfung und generelle Freigabe. In: Süddeutsche Zeitung, Nr.223/26.09.1991

7. Lothar Gassmann/Ute Griesemann: Abtreiben? Fragen und Entscheidungshilfen. Stein am
   Rhein 1985, S.9

8. vgl. ebd., Die Verfasser
9. Ein moralischer Skandal. In: Der Spiegel, Nr.39/1991, S.58
10. Lothar Gassmann/Ute Griesemann: Abtreiben? a.a.O., S.10 ff.
11. Sigrun Nickel: Makabre Kampagne gegen 'Babymord'. In: taz Hamburg, 08.10.1991
12. Lothar Gassmann/Ute Griesemann: Abtreiben? Kap.: Was tun bei Vergewaltigung und Inzest? a.a.O., S.49
13. Ulrich Eibach: Lebensschutz contra Selbstbestimmung. Wuppertal/Zürich 1991, S.67 f.
14. Römischer Furz. In: Der Spiegel, Nr.44/1991, S.97

„... denn sie wissen nicht, was sie tun!"

ÜBER DIE HALTUNG DER KATHOLISCHEN KIRCHE ZUM SCHWANGERSCHAFTSABBRUCH

Arfst Wagner

„Freunde und Hoffnung, Trauer und Angst der Menschen von heute, besonders der Armen und Bedrängten aller Art, sind auch Freude und Hoffnung, Trauer und Angst der Jünger Christi. Und es gibt nichts wahrhaft Menschliches, das nicht in ihren Herzen seinen Widerhall fände."[1]

Die gesamte Diskussion um die Themen Abtreibung, Empfängnisverhütung, Sexualität und Sterbehilfe ist mit Emotionalität besetzt wie kaum eine andere. Diese Themen liegen dem einzelnen Menschen sehr nahe, haben mit seinem täglichen Leben zu tun und fordern seine Stellungnahme. Die verschiedenen Positionen scheinen oft unglaublich einseitig. Wer einmal eine Position innehat, hat es meist schwer, sich in die Position der anderen Seite hineinzuversetzen. Es liegt hierin sicher *ein* Grund für die Emotionalisierung: Jeder fühlt sich im Recht, *weil er aus seiner Sicht*, aus dem Kreise *seiner* Argumente, Erfahrungen und Sichtweisen heraus zu eben seiner Position kommen muß. Schon der Gebrauch eines der beiden Worte Schwangerschaftsabbruch/Abtreibung für den genannten Sachverhalt scheint eine bestimmte Haltung zu präjudizieren. Das ganze Thema ist aber derartig kompliziert und vielschichtig, daß nur unter Einbezug aller Argumente und Betrachtungsweisen eine überzeugende und sachgemäße Auseinandersetzung erfolgen kann.

Wenn jedoch die Bereitschaft zum Zuhören, zum Gespräch nicht mehr gegeben ist, wird die Überwindung der Einseitigkeit nahezu unmöglich. Doch gelegentlich erscheint selbst diese fehlende Bereitschaft verständlich. Wem ständig Arroganz begegnet, und das meint Arroganz: den Gesichtspunkt des anderen nicht akzeptieren zu wollen, der verschließt sich auf Dauer dem Gespräch. Und gerade wenn jemand *betroffen* ist, ist es verständlich, wenn er gegen solcherart Arroganz empfindlich reagiert.

Der Versuch, die Haltung der katholischen Kirche zur Abtreibungsfrage zu beschreiben, zu dokumentieren, muß sich darum bemühen, diese Haltung zu *verstehen.* Tatsächlich teile ich auch viele Auffassungen, die ich in den Unterlagen, die mir zur Verfügung stehen, gelesen habe. Mit den Schlußfolgerungen, die darin gezogen werden, kann ich mich jedoch in wesentlichen Punkten nicht einig sehen. Das soll ausdrücklich betont werden. Die Verurteilung von Menschen, die sich in Not, zumal in *seelischer* Not befinden, kann ich nicht gutheißen. Diese Not muß zutiefst nachempfunden werden, um sie wirklich verstehen zu können.

Muß sich nicht derjenige, der zum Beispiel den Schwangerschaftsabbruch aus sozialer Indikation ablehnt, fragen, ob er nicht grundsätzlich den Menschen, die sich in dieser Not befinden, seine Tür offenhalten und ganz persönlich bereit sein muß, jede ihm mögliche Hilfe zu leisten?

Aus Fulda, dem Sitz des Erzbischofs Dyba, der wegen seiner extremen Haltung zu dem in Rede stehenden Themenkreis bekannt ist, wurde mir umfangreiches Material zur Verfügung gestellt. Ich will zunächst auf dieses Material eingehen.

„Schwangerschaftskonflikte – Wie hilft die Kirche?"

Unter dieser Überschrift liest man in einem Faltblatt eine Zusammenfassung der kirchlichen Aktivitäten.[2] In den elf alten Bundesländern gibt es 225 staatlich anerkannte katholische Beratungsstellen und 19 Nebenstellen. Im Jahre 1989 haben ca. 80.000 Frauen das Beratungsangebot wahrgenommen. Aus dem Text der Broschüre:

„Die vielfältigen Hilfeleistungen der Beratungsstellen sind nur durch kirchliche und staatliche finanzielle und materielle Hilfen möglich ... 1989 wurden insgesamt 9,3 Mio. DM aus diözesanen Hilfsfonds ausgegeben, davon als Zuschüsse 8,1 Mio. DM als Soforthilfen und Darlehen 1,2 Mio. DM."

In diesem Faltblatt ruft die Kirche zu folgenden Aktionen auf:
1. Gesprächsabende und Veranstaltungen zur Aufklärung über den Schutz des ungeborenen Lebens.
2. Verbesserung der Wohnraumsituation, zum Beispiel für junge und kinderreiche Familien; kircheneigene Wohnungen sollen zur Verfügung gestellt werden.
3. Es soll bei Renovierungen und Umzügen geholfen werden.
4. Verbesserung der Kinderbetreuung (Entlastung der Mutter auch in den ersten Jahren nach der Geburt).
5. Schularbeitenhilfe organisieren.
6. Hilfen im Krankheitsfall.

Weitere Gedanken über Hilfen und Beratung zeigen, daß man sich in kirchlichen Kreisen Gedanken darüber macht, wie die Mißstände, die Mütter in die Situation treiben, in der sie möglicherweise an einen Schwangerschaftsabbruch denken müssen, beseitigt werden könnten. Dieses soziale Engagement wird in dem Faltblatt vielfältig dokumentiert.

„Argumente für das Leben"

In einem kleinen Heft mit diesem Titel finden sich 16 Ansichten und Antworten, die den Befürwortern des Rechts auf Schwangerschaftsabbruch die Argumente der Kirche entgegenstellen. Zum Beispiel:

Ansicht 1: „Zu Beginn der Schwangerschaft handelt es sich noch nicht um einen Menschen, sondern um Zellgewebe, das Teil des mütterlichen Organismus ist. Man kann noch nicht von einem Kind sprechen."

Antwort: „Es ist heute eine medizinische und biologisch gesicherte Erkenntnis, daß mit der Vereinigung von Ei- und Samenzelle individuelles menschliches Leben beginnt. In der Entwicklung von der befruchteten Eizelle bis zur Geburt gibt es keinen qualitativen Sprung. Prof. Erich Blechschmidt formuliert das so: 'Der Mensch entwickelt sich nicht *zum* Menschen, sondern *als* Mensch.'"

Ansicht 2: „Unabhängig von der Frage, zu welchem Zeitpunkt das menschliche Leben beginnt, ist aber unbestritten, daß Mutter und Kind eine Einheit bilden. Ohne die Mutter ist das Kind nicht lebensfähig, und niemand kann sie ersetzen. Aus diesem Grunde kann auch sie allein nur die Entscheidung über die Fortsetzung der Schwangerschaft treffen."

Antwort: „Es trifft zu, daß das Kind von der Mutter abhängig ist und ohne sie nicht leben kann. Aber dennoch ist das Kind ein eigenständiger Mensch. Es kann zum Beispiel eine andere Blutgruppe haben als die Mutter, ein anderes Geschlecht, eine andere Farbe der Augen, andere Anlagen. Alle Zellen des heranwachsenden Kindes unterscheiden sich von den Zellen der Mutter. Trotz der engen Verbindung von Mutter und Kind handelt es sich um zwei grundverschiedene Menschen. Das Kind ist nicht ein Teil der Mutter."

Ansicht 7: „Nicht nur das ungeborene Kind, auch die Frau hat ein Recht auf die Entfaltung ihres Lebens, auf Selbstverwirklichung. Ein Kind kann diesem Recht entgegenstehen. Dann muß man abwägen."

Antwort: „Es kann diesen Zielkonflikt geben. Aber wenn wir in unseren eigenen Plänen und Lebensperspektiven gestört werden, können wir nicht einfach mit der Tötung menschlichen Lebens reagieren. Das ungeborene Kind hat zudem keine Möglichkeit, sich in diesem Zielkonflikt zu Wort zu melden. Neben den Lebensperspektiven der Frau steht das Lebensrecht des Kindes. Das Recht auf Selbstverwirklichung kann nicht gleichwertig zum Recht auf Leben in die Waagschale gelegt werden.

Jeder Mensch muß im Laufe seines Lebens Entscheidungen treffen, die ihm etwas abfordern. Wir können und dürfen nicht immer den leichteren Weg gehen. So können wir zum Beispiel kranke und hilfsbedürftige Menschen nicht einfach ihrem Schicksal überlassen, nur weil sie vielleicht unsere Selbstverwirklichung beeinträchtigen. Das gilt erst recht für das hilflose ungeborene Kind."

Ansicht 10: „Als Alternative zur Abtreibung wird immer wieder auf die Möglichkeit der Adoption hingewiesen. Von vielen Müttern und Vätern wird diese aber als Zumutung empfunden. Man könne nicht erwarten, daß eine Mutter ein geborenes Kind, zu dem sie eine persönliche Beziehung entwickelt hat, einfach weggibt, und zudem werde sie dann auch noch als Rabenmutter angesehen."

Antwort: „Es ist für die Mutter sicher eine ganz schwierige Entscheidung, sich endgültig und für immer von ihrem Kind zu trennen. Aber es geht nicht nur um die Mutter, sondern auch um das Kind. Das Kind hat sein eigenes Recht auf

Leben. – Wenn mit einer Adoption das Leben des Kindes gerettet werden kann, dann hat das nichts mit Rabenmutter zu tun. Vielmehr zeigt die Mutter eine besondere Liebe zu ihrem Kind, wenn sie eine solch schwere Entscheidung auf sich nimmt, um das Leben ihres Kindes zu retten.

Es ist tragisch, daß so viele ungeborene Kinder getötet werden, während über eine Million Ehepaare darauf warten, ein Kind adoptieren zu können. Für alle, die sich sehnlichst ein Kind wünschen, ist eine Abtreibung eine unbegreifliche Tat."

Man wird nicht sagen können, daß die Kirche keinen engagierten Standpunkt vertritt, daß sie sich nicht für das Leben einsetzt. Das Argument der Adoptionsmöglichkeit ist jedoch fadenscheinig, denn daß Ehepaare darauf warten, ein Kind adoptieren zu können, liegt sicher nicht darin begründet, daß es auf der Welt zu wenig notleidende Kinder gibt, sondern hat vielmehr seine Ursachen im Adoptionsrecht. Angesichts der weltweiten Not der Überbevölkerung ist es daher auch für viele weit unbegreiflicher, daß sich die katholische Kirche nicht zur Befürwortung der Empfängnisverhütung durchringen kann. Auf das ganz wesentliche Problem der Stellung der katholischen Kirche zur Empfängnisverhütung werde ich noch eingehen.

„Dem Leben eine Chance geben – Ja zum ungeborenen Leben"

In der dritten vorliegenden Broschüre mit dem oben genannten Titel findet sich nun jedoch leider nicht nur das soziale Engagement der Kirche, sondern eine scharfe Verurteilung von Menschen, die zu dem Problem Schwangerschaftsabbruch eine andere Meinung vertreten. In dieser Broschüre wird diese Verurteilung in einer meiner Ansicht nach nicht mehr vertretbaren Form publiziert.

Das Schulamt Augsburg rief vor einiger Zeit Jugendliche auf, sich zum Thema Abtreibung/Schwangerschaftsabbruch in Form von Texten und Bildern zu äußern. Von diesen Texten sind in der vorliegenden Broschüre einige wiedergegeben. Hier zwei Beispiele:

> STREIT
> Heute haben wir ziemlich
> schlimm gestritten.
> Und warum?
> Ich habe Dir gesagt,
> daß ich ein Kind von Dir erwarte.
> Und Du?
> Du hast einfach gesagt,
> na, und?
> Mein Problem?
> Treib's ab!
> Ganz einfach.

Ich liebe Dich abgöttisch.
Aber,
wegen Dir werde ich
nicht
zur Mörderin! (Manuela, 16 Jahre)

Folgender Text ist auch im Original als Todesanzeige aufgemacht, dort allerdings mit kindlicher Handschrift. Um die Wirkung zu verdeutlichen, haben wir den Text ähnlich gesetzt.

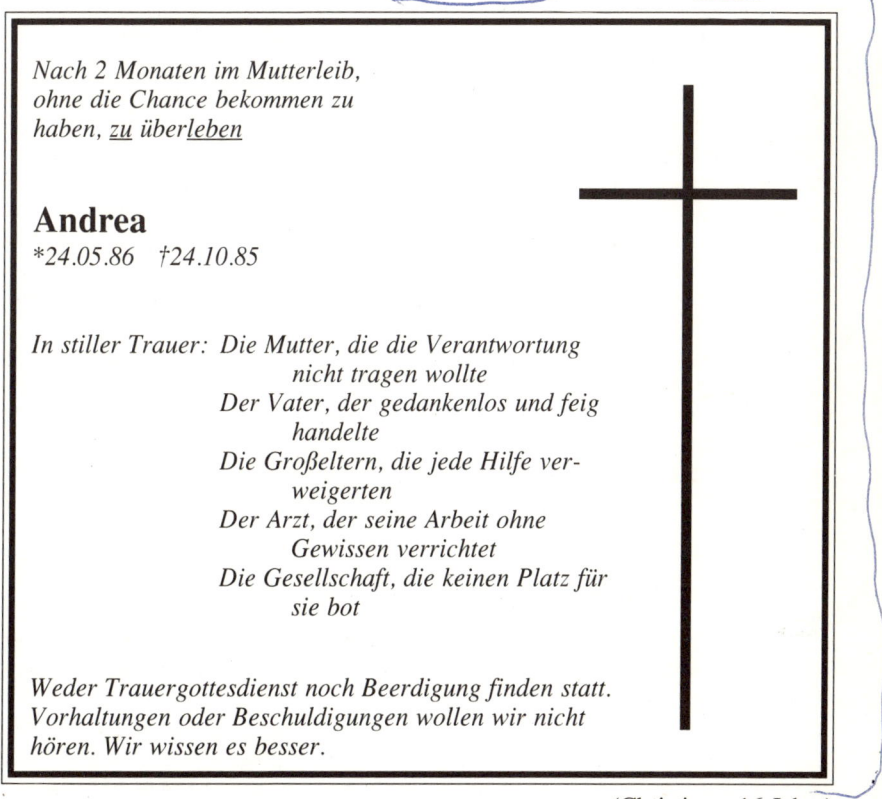

*Nach 2 Monaten im Mutterleib,
ohne die Chance bekommen zu
haben, zu überleben*

Andrea
*24.05.86   †24.10.85

*In stiller Trauer: Die Mutter, die die Verantwortung
                nicht tragen wollte
        Der Vater, der gedankenlos und feig
                handelte
        Die Großeltern, die jede Hilfe ver-
                weigerten
        Der Arzt, der seine Arbeit ohne
                Gewissen verrichtet
        Die Gesellschaft, die keinen Platz für
                sie bot*

*Weder Trauergottesdienst noch Beerdigung finden statt.
Vorhaltungen oder Beschuldigungen wollen wir nicht
hören. Wir wissen es besser.*

(Christiane, 16 Jahre)

Hier werden junge Menschen dazu benutzt, die Diskussion um die Frage des Schwangerschaftsabbruchs zu emotionalisieren. Der Herausgeber der Broschüre verweist im Text darauf, daß diese „teilweise sehr drastischen und provozierenden Texte ... nicht in jedem Fall die Meinung des Herausgebers" widerspiegeln. Anscheinend ist ihm selber nicht ganz wohl bei der Publikation gewesen.

Zum Menschenbild der katholischen Kirche

Aus den genannten Unterlagen wird deutlich, daß im Hintergrund des kirchlichen Engagements ein dezidiertes Menschenbild steht. Erfahrungen in verschiedenen Diskussionen zum Thema zeigten, daß demgegenüber die Befürworter des Schwangerschaftsabbruchs häufig kein Menschenbild vertreten bzw. dieses Menschenbild fast immer unreflektiert bleibt. Um einmal das katholische Menschenbild näher anzuschauen, zitiere ich einen Text, in dem in komprimierter Form das Thema „Kreatianismus" behandelt wird, also die kirchenamtliche Lehre von der Erschaffung der Seele durch Gott.

Kreatianismus ist „... die kirchenamtliche Lehre, daß Gott jede einzelne Seele aus dem Nichts erschafft und in eins damit mit den in der Zeugung vereinigten elterlichen Zellen zur Einheit des Menschen verbindet. Die Seele existiert nicht vor ihrer substantiellen Einheit mit dem Leib (... gegen die Theorie einer Seelenwanderung). Überwiegend wird in der katholischen Theologie angenommen, daß die Beseelung im Augenblick der Vereinigung der elterlichen Zellen eintrete (nicht erst mit der Geburt ... und nicht beim ersten intellektuellen Akt). Der Kreatianismus leugnet nicht, daß die Eltern in wahrem und eigentlichen Sinn die Ursache des neuen *Menschen* sind, aber er besagt auch, daß alles wirkliche Neuwerden einer geistigen, freien Person die kreatürliche Ursache überbieten muß, durch die hindurch Gott wirkt ..."[3]

Das Menschenbild der katholischen Kirche besagt also, unter anderem aus diesem Text hervorgehend, daß a) die menschliche Seele nicht vor ihrer substantiellen Einheit mit dem Leib besteht und b) von Gott aus dem Nichts erschaffen wird.

Das sich aus der anthroposophischen Geisteswissenschaft ergebende vorgeburtliche und nachtodliche Leben bleibt diesem Menschenbild verschlossen.

Hinweis auf die Fähigkeit des „eugenetischen Okkultismus"

Im Zusammenhang mit der Entwicklung zukünftiger menschlicher Fähigkeiten wies Rudolf Steiner darauf hin, daß sich in der Zukunft besonders bei den Menschen der östlichen Länder eine Fähigkeit ergeben wird, die er die Fähigkeit des „eugenetischen Okkultismus" nannte. Hier scheint mir ein Weg angedeutet, der sich aus einem spirituellen Menschenbild ergibt. Möglicherweise weist die gesamte Diskussion über Schwangerschaftsabbruch darauf hin, daß wir vor der Geburt dieser Fähigkeit stehen. Rudolf Steiner: „Eugenetische Fähigkeit nenne ich die Heraushebung der Menschenfortpflanzung aus der bloßen Willkür und dem Zufall."

Diese Aussage Rudolf Steiners möge der Leser bitte im Gesamtzusammenhang nachlesen, da die Tragweite der Entwicklung der Fähigkeit des eugenetischen Okkultismus und ihre Zusammenhänge hier nicht weiter ausgeführt werden können.[4] *(Siehe dazu auch den Artikel von Thomas Höfer in diesem Heft: "Bürgerliche Weltsicht und Anthroposophie", S.42 ff., Red.).*

Das Problem der Abtreibung bzw. des Schwangerschaftsabbruchs steht für den Anthroposophen zwischen zwei wesentlichen Fragestellungen:

1. der Frage des vorgeburtlichen Lebens und
2. dem Freiheitsproblem.

Die Befürworter der Straffreiheit des Schwangerschaftsabbruchs gehen vorwiegend vom Standpunkt der individuellen Freiheit aus; die katholische Kirche vom Gesichtspunkt der Würde allen menschlichen Lebens. Die anthroposophisch orientierte Geisteswissenschaft bezieht beide Gesichtspunkte mit ein und verweist zudem darauf, daß der Mensch ein vorgeburtliches und ein nachtodliches Leben hat. Jedoch sind auch innerhalb der Anthroposophenschaft die Haltungen zur Frage des Schwangerschaftsabbruchs durchaus unterschiedlich. Die Fähigkeit des eugenetischen Okkultismus ist weitgehend unbekannt und interessiert bisher nur kleine anthroposophische Gruppen.

„Stimmen der Zeit"

In der Zeitschrift *Stimmen der Zeit* konnte man im Jahre 1983 zwei Artikel des katholischen Frauenarztes Dr. Hermann Hepp lesen. In dem ersten behandelt Hepp das Thema Schwangerschaftsabbruch. Er weist auf die Gesetzeslage und den Sinn dieser Gesetze hin.

„Die ... Aussage des Bundesverfassungsgerichts impliziert inhaltlich, daß jeder Schwangerschaftsabbruch, aus welchen Rechtfertigungsgründen bzw. Indikationen auch immer, eine geplante und bewußte Tötung eines Menschen ist."

Hepp weist darauf hin, daß die Diskussion dadurch verschärft wird, daß eine Reihe anderer Fragen wie die der kindlichen Indikation mit hereinspielen. Man kann auch die Frage der In-vitro-Befruchtung nicht aus der Diskussion herauslassen. Aufgrund der verschiedenen Probleme zieht Hepp folgendes Fazit:

„Ich habe eingangs betont, daß ich auf die in der ‚kindlichen' Indikation zum Schwangerschaftsabbruch immanente und bedrängende Frage der Selektion außer dem Gefühl des Zurückgeworfenseins auf die persönliche Gewissensentscheidung – wobei Gewissen kein abstrakter Begriff ist – keine Antwort habe. Ich weiß um die letzte Verantwortlichkeit, die den handelnden Arzt in auswegloser Situation niemals frei von objektiver Schuld läßt. Nach meinem Berufsverständnis ist entscheidend, daß der Arzt in seinem Auftrag und Tun die Empfindsamkeit für dieses objektive Mitschuldigwerden im Mitleiden bewahrt. Ob dies genügt? Ich weiß nur mit Gewißheit: Will die Medizin und das ärztliche Tun uns nicht entgleiten, ist es hohe Zeit, in der geistigen Auseinandersetzung mit diesem Problem fortzufahren. Hierzu benötigen wir die Stimmen der Geisteswissenschaft – der Philosophie, der Schöpfungstheologie, der Historie. Medizin ist und muß sein, ob uns das gefällt oder nicht, auch und immer mehr Geisteswissenschaft.

Denn wir stürzen in Systeme des Denkens, nach denen die Medizin rechtlich darf, was sie kann, und in Zukunft tun muß, was sie kann. Wir müssen jedoch mit jedem neuen Schritt jene Grenze suchen, wo die Medizin der Utopien, die inhumane Medizin, beginnt."[5]

In derselben Zeitschrift kommt Hepp zu dem Ergebnis, daß die In-vitro-Befruchtung nicht weiter von der katholischen Kirche abzulehnen sei.

„Die lehramtliche Position der katholischen Kirche lehnt bislang *jede* extrakorporale Befruchtung als in sich widersittlich ab. Im Zentrum der Argumentation steht die aus der Diskussion um die Empfängnisregelung tradierte Zeugungslehre, die die Durchbrechung der naturgegebenen Koppelung von liebender Vereinigung und Zeugung ablehnt (wobei zu beachten wäre, daß auch natürlicherweise der Zeugungsvorgang selbst nicht synchron der liebenden Vereinigung sich vollzieht). Liebe allein ohne wenigstens Offenheit für Zeugung sei der Menschennatur widersprechend. Es muß zumindest nachdenklich stimmen, daß dieses Kernargument im Fall der IVF (In-vitro-Fertilisation, A.W.) nicht, wie bei der Argumentation gegen jede künstliche Antikonzeption, der Verhinderung von Leben, sondern der Zeugung menschlichen Lebens im Plan liebender Elternschaft dienen soll. Es bleibt unbestritten, daß mit der IVF unter Einbeziehung eines Dritten in die psychologische und personale Identität eines Paares eingegriffen wird. Jedoch ist nicht alles, was künstlich ist, auch im sittlichen Sinn unnatürlich (Gründel, 1982). Ich meine, daß in einer ganzheitlichen Sicht des Menschen bzw. des sich liebenden Paares, dessen Liebe nur durch künstliche Befruchtung ihre Vollendung erreichen kann, die homologe In-vitro-Befruchtung im Sinn einer Ultima ratio bejaht werden muß."[6]

Es gibt eine Diskussion innerhalb der katholischen Kirche über diese Themen. Auch Eugen Drewermann hat dafür gesorgt, daß diese Diskussion weiter belebt wird, wenn er auch nicht gerade Dank dafür aus den eigenen Reihen erntet. Nach Drewermann hat die katholische Kirche im 19. Jahrhundert die Arbeiterschaft verloren, im 20. Jahrhundert die Jugend und wird im 21. Jahrhundert die Frauen verlieren. Die Haltung der katholischen Kirche zur Abtreibungsfrage und zur Frage der Empfängnisverhütung, aber auch das Nichtzulassen von Frauen zum Priesteramt haben diesen Konflikt geradezu vorprogrammiert. So Eugen Drewermann in einem Interview im 3. Programm des Deutschen Fernsehens am 17.02. 1992.

Den kontrovers zu Hepps Ausführungen über die In-vitro-Befruchtung vertretenen Standpunkt, der leider die alleinige Lehrmeinung der katholischen Kirche ist, findet sich in den „Verlautbarungen des Apostolischen Stuhls" (Nr.74):

„Es ist unmoralisch, menschliche Embryonen zum Zweck der Verwertung als frei verfügbares 'biologisches Material' herzustellen ... Es entspricht ... nicht der Moral, in vitro hervorgebrachte menschliche Embryonen bewußt dem Tod auszusetzen ... Einige Versuche, in das chromosomale oder das genetische Gut einzugreifen, sind nicht therapeutischer Natur, sondern zielen auf die Produktion menschlicher Wesen, die nach dem Geschlecht oder anderen vorher festgelegten

Eigenschaften ausgewählt werden. Diese Manipulationen stehen im Gegensatz zur personalen Würde des menschlichen Wesens, seiner Integrität und seiner Identität."[7]

Ihre Grundhaltung zur Frage der Abtreibung beschreibt eine kirchenamtliche Verlautbarung folgendermaßen:

„Die Kirche hat die Aufgabe, in Staat und Gesellschaft darauf hinzuwirken, daß die Rechte gesichert werden, die für die Menschenwürde und für ein menschliches Zusammenleben unverzichtbar sind. Dabei ist die Kirche verpflichtet, sich zugunsten des schwächsten Gliedes in der menschlichen Gesellschaft, des ungeborenen Kindes, einzusetzen. Das Ungeborene ist auf umfassenden Schutz, auf mütterliche und väterliche Fürsorge angewiesen. Der Einsatz für das Leben des Ungeborenen verlangt das entschiedene Eintreten für die Personwürde der werdenden Mutter. Beide haben Anspruch auf Schutz und Unterstützung. Das eine kann nicht gegen das andere aufgerechnet werden, vielmehr muß es Ziel sein, das Recht des Kindes und den Anspruch auf Personwürde der Mutter miteinander zu verbinden."[8]

Auch wenn man verstehen kann, daß die katholische Kirche sich in solch wesentlichen Fragen unserer heutigen Gesellschaft als eine lebenserhaltende Institution versteht, so ist doch stark zu kritisieren, wie wenig sich diese Verlautbarungen um die heutige soziale Wirklichkeit bekümmern. Es finden sich in den verschiedenen Publikationen kaum Worte, die auch nur auf den Versuch hindeuten, Menschen – besonders Frauen –, die sich in äußersten existentiellen Problemen befinden, zu begreifen. Es wird ein Standpunkt vertreten, der unverrückbar scheint und alles verdammt, was eine andere Haltung einnimmt. Besonders der deutsche Erzbischof Dyba tut sich durch verbale Entgleisungen hervor, die ihm kürzlich eine Strafanzeige einbrachten.

Das Problem des Schwangerschaftsabbruchs und die Frage der päpstlichen Unfehlbarkeit

In seinem berühmt gewordenen Buch „Unfehlbar – eine Anfrage" leitet der Tübinger Theologe Hans Küng seine Haltung zur Frage der päpstlichen Unfehlbarkeit mit einem Kapitel über die Entstehung der Enzyklika „Humanae vitae" (Über das menschliche Leben) ein. Küng beschreibt, wie es gerade die päpstliche Unfehlbarkeit[9] ist, die die katholische Kirche in solcherart starre Haltungen hineintreiben *muß*, da jede neue Lehramtsaussage den früheren nicht widersprechen darf.

„Je mehr der Papst sein Lehramt ernst zu nehmen versucht, um so mehr scheint dies auf Kosten der Glaubwürdigkeit dieses Lehramtes und des inneren Zusammenhalts der Kirche zu geschehen. Die päpstlichen Lehräußerungen erscheinen vielen als von enger römischer Theologie und Ideologie inspirierte Parteidokumente ..."[10]

Die Geschehnisse im Zusammenhang mit der Entstehung der betreffenden Enzyklika des Papstes Paul VI. beschreibt Küng folgendermaßen:

„1. Die Progressiven hatten geltend gemacht, eine neue geschichtliche Situation erlaube eine neue Lehraussage. Es hatte sich seit 1930 (Enzyklika 'Casti connubii') immerhin in der Welt vieles geändert, psychologisch, soziologisch, medizinisch (nicht zuletzt die Pille).

Die Konservativen bestreiten keineswegs alle Unterschiede. Doch ihr entscheidender Einwand: grundsätzlich theologisch habe sich die Situation nicht verändert. Und das Argument der Konservativen ist überzeugend: schon 1930 seien grundsätzlich dieselben Gründe für die Empfängnisverhütung von der Anglikanischen Bischofskonferenz, der Lambeth-Konferenz, angeführt worden (und daß es nicht nur um die Pille geht, darüber war man sich in der Kommission einig). Und gerade gegen diese Auffassung sei damals die Enzyklika 'Casti connubii' geschrieben worden. Die grundsätzlich gleichen Gründe wie heute seien also damals schon vorgebracht *und* vom kirchlichen Lehramt abgelehnt worden. So führt das 'Minderheitsgutachten' aus: 'Denn in der Tat ist die Lehre von 'Casti connubii' feierlich der Doktrin der Lambeth-Konferenz von 1930 entgegengesetzt worden, und zwar von der Kirche 'von Gott selbst zur Lehrerin und Wächterin der Unversehrtheit und Ehrbarkeit der Sitten eingesetzt ... zum Zeichen ihrer göttlichen Sendung ... durch Unseren Mund' ... Einige, die für eine Änderung kämpfen, sagen, die Lehre der Kirche sei für jene Zeit nicht falsch gewesen. Jetzt müsse sie jedoch wegen der veränderten historischen Situation geändert werden. Aber das scheint etwas zu sein, das man nicht behaupten kann, denn die Anglikanische Kirche hat genau das aus den gleichen Gründen gelehrt, was die katholische Kirche feierlich bestritten hat, was sie aber jetzt zugeben würde. Sicherlich würde eine solche Art zu sprechen für das Volk unverständlich sein und als gleisnerischer Vorwand erscheinen.'

Mit anderen Worten: Das in der katholischen Theologie seit dem 19. Jahrhundert – unter dem Einfluß Newmans und der katholischen Tübinger Schule, besonders Johann Adam Möhlers – reichlich praktizierte und strapazierte Entwicklungsschema versagt hier völlig. Hätten die progressiven Theologen Paul VI. eine Formel anbieten können, nach der eine heute positive Lehre nur als die 'Entwicklung' der negativen Lehre Pius' XI. von 1930 erschiene, nach der also Paul VI. heute nur deutlicher (explizit) sagt, was auch Pius XI. schon undeutlich (implizit) sagte, dann – daran zweifeln wir keinen Moment – hätte Paul VI. sich *für* die Empfängnisverhütung ausgesprochen! Denn dann wäre ja die Kontinuität der katholischen Lehre und besonders der letzten drei Päpste gewahrt gewesen; man hätte keinen Irrtum, sondern nur eine Unvollkommenheit, Vorläufigkeit oder ähnliches zugeben müssen; und mit der Kontinuität wäre auch die Autorität des Lehramtes abgesichert, bzw. wieder einmal mehr triumphal bestätigt worden.

Aber gerade dies ging offenkundig nicht. Es läßt sich in der Tat selbst mit allen Kniffen theologischer Dialektik nicht glaubhaft machen, daß das *Verbot* der Empfängnisverhütung durch Pius XI. 1930 implizit, einschlußweise, undeutlich schon die *Erlaubnis* der Empfängnisverhütung durch Paul VI. 1968 ist. Kurz: Zwischen Pius XI. und Paul VI. gäbe es dann keine Evolution, sondern Kontradiktion, keine Kontinuität, sondern Diskontinuität. Und gerade das wollte Paul VI. um der Kontinuität der katholischen Lehre und der Autorität des Lehramtes willen auf keinen Fall zugeben. Und es muß ihm immerhin zugestanden werden, daß ihm die progressive Mehrheit der Kommission keine Hilfe geboten hat, um über dieses mindestens in der Linie traditioneller römischer Dogmatik entscheidende Hindernis hinwegzukommen. Auch nicht durch das zweite Argument.

2. Die Progressiven hatten geltend gemacht, die Enzyklika 'Casti connubii' Pius' XI. sei schließlich keine *unfehlbare* Lehräußerung gewesen. Und insofern könne man zur Not einen Irrtum des Lehramtes ohne tödliche Gefahr für dessen Autorität zugeben. Es seien ja auch schon früher dem Lehramt Irrtümer unterlaufen, selbst in der Ehemoral.

Die Konservativen bestreiten keineswegs alle Irrtümer des kirchlichen Lehramtes. Aber die angeführten Beispiele, so wenden sie ein, seien anderer, wesentlich geringerer Qualität gewesen: die Galilei-Verurteilung hätte eine periphere Frage (Weltbild) betroffen, die Exkommunikation des ostkirchlichen Patriarchen Photius, die Paul VI. nach 900 Jahren zurückgenommen hat, wäre nur ein Exzeß gewesen in der Art und Weise des Vorgehens. In der jetzt anstehenden Frage hingegen ginge es, falls man das zugeben müsse, um einen äußerst schwerwiegenden Irrtum in Sittendingen (in moribus): 'Wenn erklärt würde, Empfängnisverhütung sei nicht in sich schlecht, dann müßte aufrichtigerweise zugegeben werden, daß der Heilige Geist 1930 (Enzyklika Casti connubii), 1951 (Ansprache Pius' XII. an die Hebammen) und 1958 (Ansprache an die Hämatologen-Gesellschaft im Todesjahr Pius' XII.) den protestantischen Kirchen beigestanden hat und daß er Pius XI., Pius XII. und einen großen Teil der katholischen Hierarchie ein halbes Jahrhundert lang nicht vor einem sehr schweren Irrtum geschützt hat, einem höchst verderblichen für die Seelen; denn es würde damit unterstellt, daß sie höchst unklug Tausende menschlicher Akte, die jetzt gebilligt würden, mit der Pein ewiger Strafe verdammt hätten. Es darf in der Tat weder geleugnet noch ignoriert werden, daß diese Akte aus denselben letzten Gründen anerkannt würden, die die Protestanten angeführt haben, und die sie (Päpste und Bischöfe) verurteilten oder mindestens nicht billigten.'

Die Konservativen bestreiten auch nicht, daß die Enzyklika Pius' XI. an sich keine unfehlbare Lehräußerung sei. Aber diese Diskussion lenke nur vom wesentlichen Streitpunkt ab: von der Wahrheit der Unsittlichkeit jeglicher Empfängnisverhütung, wie sie – und dies ist entscheidend – gestützt und verbürgt wird durch den Konsens des gesamten Lehramtes, der Päpste und der Bischöfe mindestens in den letzten Jahrzehnten bis zu der (für die Römer 'wirren') Zeit des Vatikanum II. Erdrückend ist tatsächlich die Dokumentation, die die konservative Minderheit, die über das (sonst niemandem zugängliche) Archiv des Sanktum Offizium verfügt, aus den feierlichen Verlautbarungen der Päpste, der Bischofskonferenzen aller Kontinente und so vieler hervorragender Kardinäle und Bischöfe sowie der allgemeinen Lehre der Theologen aufführt, um zu beweisen, daß es nach dem allgemeinen Konsens des kirchlichen Lehramtes mindestens in unserem Jahrhundert (und daß zur Aufrechterhaltung geistliche Zwangsmittel eingesetzt wurden, ist nicht neu!) um eine allgemeine und unter schwerer Sünde verpflichtende Lehre des kirchlichen Lehramtes geht: 'Unsere Frage ist eine Frage der Wahrheit dieser Aussage: Empfängnisverhütung ist immer ein schweres Übel. Die Wahrheit dieser Lehre stammt aus der Tatsache, daß sie mit solcher Beständigkeit, mit solcher Allgemeingültigkeit, mit solch verpflichtendem Zwang immer und überall als von den Gläubigen zu halten und zu befolgen vorgetragen wurde. Eine technische und juristische Untersuchung der Irreformabilität und Infallibilität von 'Casti connubii' (als ob die wahre Lehre nach Beseitigung dieses Hindernisses gefunden und gelehrt werden könne) lenkt von der zentralen Frage ab und nimmt ihre Antwort vorweg.'

Mit anderen Worten: Die kuriale Gruppe argumentierte gar nicht mit einer bestimmten Enzyklika oder päpstlichen Ansprache, sie argumentierte also nicht mit dem sogenannten *außer*ordentlichen Lehramt (magisterium extraordinarium). Sie argumentierte mit dem alltäglichen Lehrkonsens des Papstes und der Bischöfe, also mit dem sogenannten *ordentlichen*, alltäglichen Lehramt (magisterium ordinarium). Es gibt viele Dinge (wie zum Beispiel im strikten Sinne die Existenz Gottes oder in der Moral das Verbot des Tötens Unschuldiger), die nie durch das außerordentliche Lehramt des Papstes oder eines ökumenischen Konzils definiert worden sind, und die doch ganz allgemein als katholische Glaubenswahrheiten gelten. In der römischen Schulsprache: Es kann etwas auf die Autorität des alltäglichen Lehramtes hin de fide catholica sein, also zum katholischen Glauben gehören, ohne deswegen de fide definita zu sein, ohne also durch ein feierliches Glaubensurteil des außerordentlichen Lehramtes (Definition eines Papstes oder Konzils) definiert zu sein.

So ist denn auch nach römischer Theorie das Verbot der Empfängnisverhütung weder durch einen Papst noch durch ein Konzil als unfehlbare Glaubenswahrheit definiert worden. Und trotzdem gehört es – weil es eben wie aufgewiesen schon immer oder mindestens seit einem halben Jahrhundert bis zum Konzil übereinstimmend vom ordentlichen Lehramt des Papstes und der Bischöfe gelehrt wurde – zum allgemeinen unfehlbaren katholischen Glauben."[10]

Ich zitiere diese ganze Passage aus dem auch heute noch sehr lesenswerten Buch Küngs hier deshalb so ausführlich, weil durch sie beispielhaft die selbstgestrickte Unbeweglichkeit der katholischen Kirche deutlich wird. Die ganze Dramatik dieser innerkirchlichen Auseinandersetzung führt tief in Fragen eines modernen Menschenbildes hinein. Die Kirche kann nicht überzeugen, sie kann nur moralisch belehren und gegebenenfalls verurteilen. Ihr Menschenbild, das im wesentlichen auf Aristoteles und Thomas von Aquin zurückgeht, ist erstarrt.

Diesem Menschenbild muß ein spirituell begründetes gegenübergestellt werden, das den menschlichen Geist nicht nur als einen Teil des menschlichen Seelenwesens begreifen kann, sondern dieses geistige Wesen namens „Mensch" in seinem Ewigkeitswert erkennt. Aus der Erkenntnis des wahren Menschenwesens können sich möglicherweise ganz andere Auffassungen zu der hier dokumentierten Situation ergeben.

Zwischen der einen extremen Position zur Frage des Schwangerschaftsabbruchs, die im Menschen nur „Material" sehen kann, den Fötus als einen Fleischklumpen begreift, und der anderen, katholischen, die zwar hohe moralische Werte verteidigt, den Menschen aber auch nur eingeschlossen zwischen Geburt, Himmel und Hölle begreift und auch wenig konkrete Hilfen für heute aufbrechende innere Fragen der Menschen geben kann, liegen viele Zwischentöne.

Eine Anschauung, die das spirituelle Menschenbild vertritt, das aus der Geisteswissenschaft heraus entwickelt werden kann, ist in der öffentlichen Diskussion bisher kaum aufgetreten. Nur aus einer solchen heraus werden wir jedoch dem sich entwickelnden Menschenwesen gerecht.

Die anthroposophisch orientierte Geisteswissenschaft steht im Hinblick auf diese aktuellen Fragen selbst noch in einem Erkenntnisprozeß darinnen. Niemand kann Rezepte geben, die die Probleme lösen können, vor die uns die Frage des Schwangerschaftsabbruchs stellt. Es sollte niemand so tun, als hätte er ein solches Rezept. Auch die katholische Kirche nicht.

Anmerkungen:

1. Aus: Pastoralkonstitution – Die Kirche in der Welt von heute. In: Karl Rahner/Herbert Vorgrimler: Kleines Konzilskompendium. Sämtliche Texte des Zweiten Vatikanums. Freiburg [15]1981, S.449

2. Die Broschüren „Schwangerschaftskonflikte – Wie hilft die Kirche?", „Argumente für das Leben" und „Dem Leben eine Chance geben" sind kostenlos erhältlich beim Bischöflichen Generalvikariat, Pressestelle, Postfach 1 47, D-6400 Fulda

3. Stichwort „Kreatianismus" aus: Karl Rahner/Herbert Vorgrimler: Kleines Theologisches Wörterbuch. (Mit kirchlichem Imprimatur). Freiburg/Basel/Wien [12]1980, S.247

4. Rudolf Steiner: Die soziale Grundforderung unserer Zeit – In geänderter Zeitlage. GA 186, Dornach [2]1979, 01.12.1918, S.72 ff.

5. Hermann Hepp: Schwangerschaftsabbruch. In: Stimmen der Zeit, München Nr.1/1983, S.3 ff.

6. Hermann Hepp: In-vitro-Befruchtung. In: Stimmen der Zeit. München Nr.5/1983, S.299

7. Verlautbarungen des Apostolischen Stuhls Nr.74 vom 10.03.1987. Hg. vom Sekretariat der Deutschen Bischofskonferenz; Kaiserstraße 163, D-5300 Bonn 1, S.18 f.

8. Aus: Reihe „Die deutschen Bischöfe" (Hg. vom Sekretariat der Deutschen Bischofskonferenz, s.o.), Nr.38 vom 24.11.1986, S.15

9. Zur Frage der päpstlichen Unfehlbarkeit siehe: Arfst Wagner: Das Dogma der Unfehlbarkeit. In: FLENSBURGER HEFTE Nr.14 – Erneuerung der Religion. Flensburg [4]1990, S.148 ff.

10. Hans Küng: Unfehlbar – eine Anfrage. Frankfurt/Berlin/Wien 1980, S.19 ff.

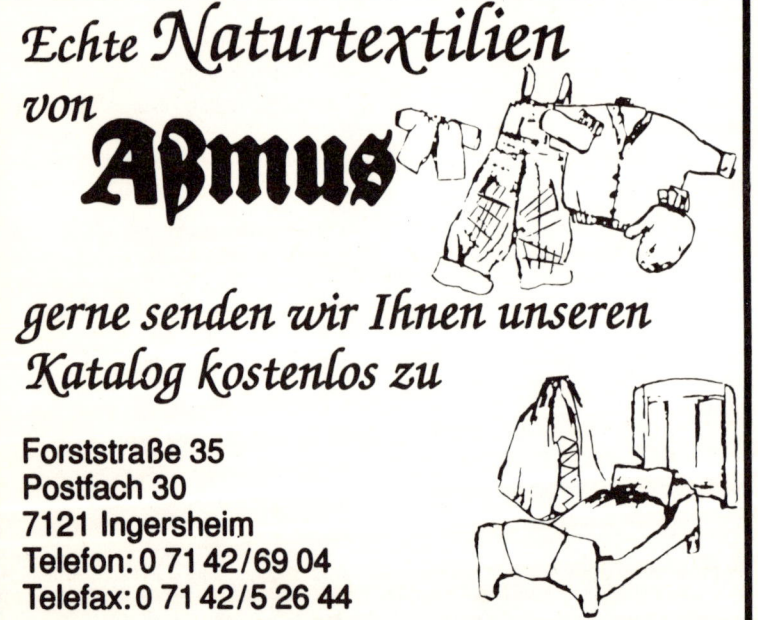

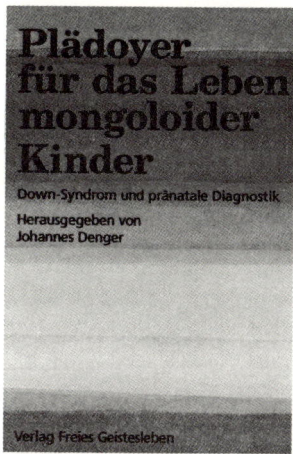
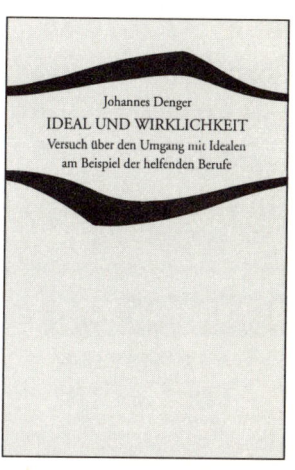
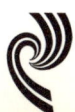

Die Dokumente in diesem Buch reichen weit über die Zeit der Memminger Prozesse hinaus und gewinnen im geeinten Deutschland eine besonders aktuelle Dimension!

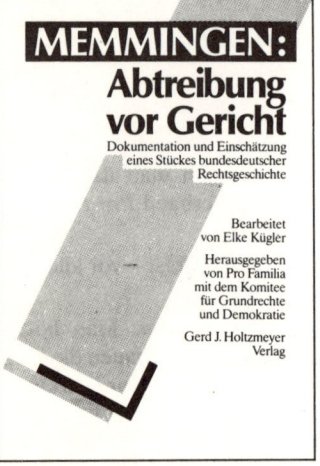

MEMMINGEN:
Abtreibung vor Gericht
Dokumentation und Einschätzung
eines Stückes bundesdeutscher
Rechtsgeschichte

Bearbeitet
von Elke Kügler

Herausgegeben
von Pro Familia
mit dem Komitee
für Grundrechte
und Demokratie

Gerd J. Holtzmeyer
Verlag

Memmingen bleibt das Synonym für ein mißlungenes Gesetzeswerk (§218) und seine Folgen. In den bevorstehenden Diskussionen um eine neue „gesamtdeutsche" Regelung werden die Dokumente in diesem Buch eine gewichtige Rolle spielen.

Holtzmeyer Verlag

**224 Seiten, DM 20,–
ISBN 3-923722-36-2**

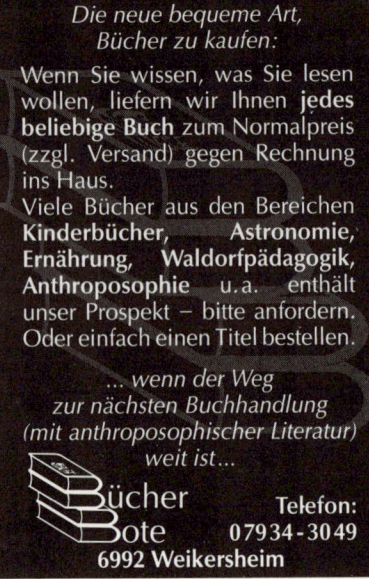

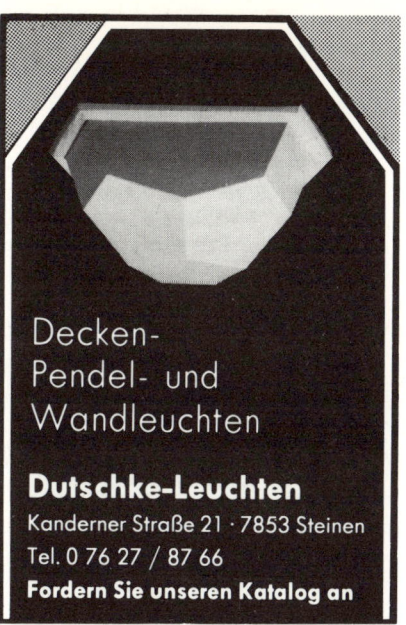
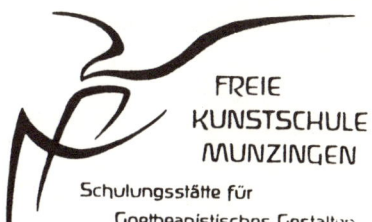

Studienhaus
Hof Sonneborn e. V.

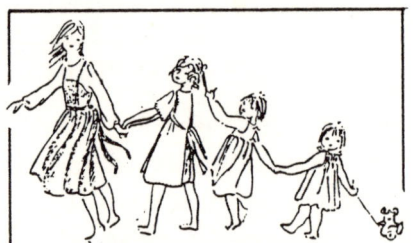